W0222982

Knaur

Dr. med. Deepak Chopra
Dr. med. David Simon | Vicki Abrams

Die Reise ins Leben

Für alle Menschenkinder,
die die Zukunft unserer Welt
in ihren unschuldigen Händen halten.

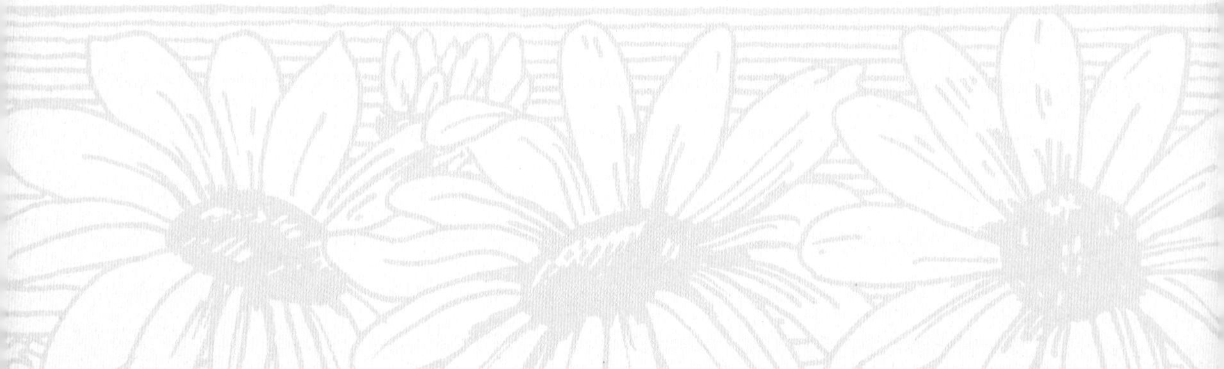

Knaur

Dr. med. Deepak Chopra
Dr. med. David Simon | Vicki Abrams

Die Reise ins Leben

Schwangerschaft und Geburt bewusst erleben

Aus dem Amerikanischen von Sabine Dietrich

Naturheilkunde · Ernährung · Ayurveda · Meditation · Yoga

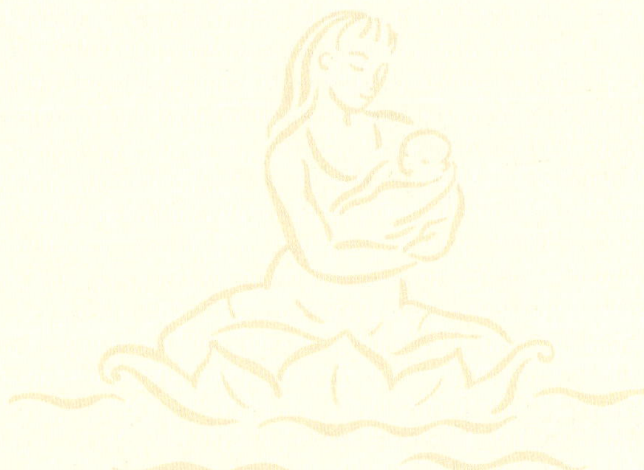

Der Begleiter zur
Schwangerschaft und Geburt.
Mit den wichtigsten Informationen
der Naturheilkunde,
der Ernährung,
der Meditationstechnik
zu Ayurveda
und Yoga

EINFÜHRUNG
Schwangerschaft bewusst erleben 7

KAPITEL 1
Ein Kind entsteht 17

KAPITEL 2
Die Beziehung im Mutterleib 35

KAPITEL 3
Essen für zwei 53

KAPITEL 4
So bleiben Sie im Gleichgewicht 69

KAPITEL 5
Wie Sie mit den Veränderungen umgehen 91

KAPITEL 6
Liebende Partner 107

KAPITEL 7
Das Wunder der Geburt 123

KAPITEL 8
Was Mutter und Kind nährt 163

KAPITEL 9
Das Einmaleins der Vaterschaft 185

SCHLUSSGEDANKE
Mit jedem Kind heilen wir die Welt ein bisschen mehr 199
Glossar 202
Literatur 205
Register 206
Impressum 208

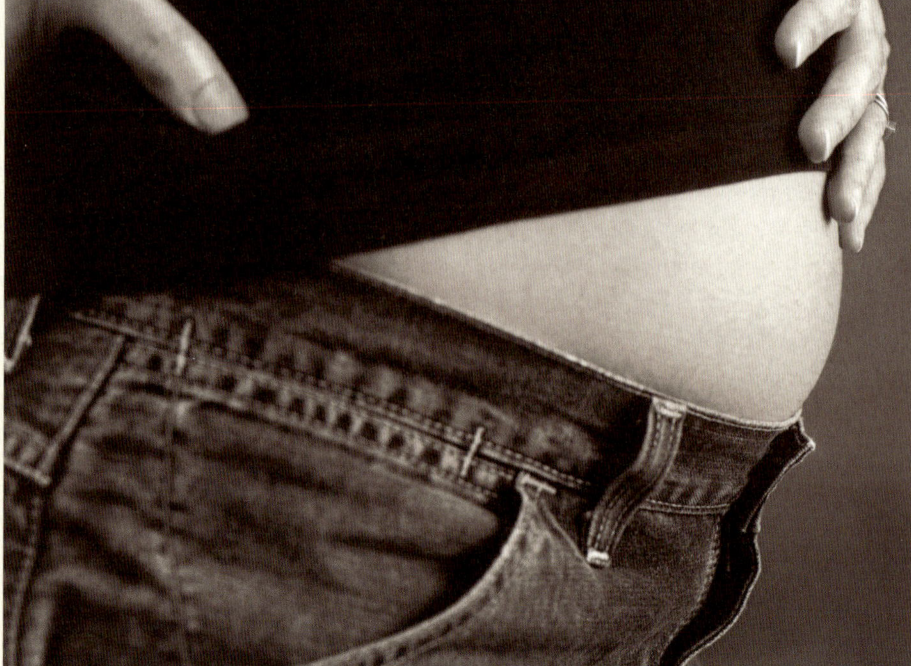

Wenn der Geist klar ist,
sehen Sie durch einen Menschen hindurch
bis in sein Herz.

Steven Levine

EINFÜHRUNG

Schwangerschaft bewusst erleben

* * *

Der schöpferische Impuls des Lebens ist die mächtigste Kraft im Universum. Er ist ein unerklärliches Mysterium, bedeutender als die Materie, subtiler als jeder Gedanke, und er überdauert alle Zeiten. Seit Anbeginn der Menschheit versuchen wir zu erklären, wie aus unbelebten Elementen neues Leben entsteht. Obwohl unser genetischer Code mittlerweile entschlüsselt wurde, ist das Leben nach wie vor ein großes Geheimnis.

Uralten Weisheiten und Traditionen zufolge schufen uns archetypische Götter und Göttinnen nach ihrem Abbild, um durch uns weiterzuleben und damit wir sie als ihr Ebenbild verehren. Wissenschaftler erforschen jene organisierenden Prinzipien, die Atome zu Molekülen werden lassen, Moleküle zu komplexen biochemischen Strukturen und diese wiederum zu sich selbst reproduzierenden Systemen. Existieren die verschiedenen Lebensformen, um DNA-Moleküle zu reproduzieren? Oder ist es umgekehrt, und die DNA-Moleküle sollen die Reproduktion der Lebensformen sichern? Egal, ob man das Universum als etwas Persönliches oder Unpersönliches ansieht, ob man es aus spiritueller oder wissenschaftlicher Sicht betrachtet: Man kann nur staunen über die lebendige Kraft, die neues Leben zeugt.

Mit jedem einzelnen Menschen erschafft sich das Universum neu. Geburt und Tod sind in der endlosen Schöpfungsgeschichte so etwas wie Klammern, die den Beginn und das Ende eines Satzteils kennzeichnen. Die Geburt eines jeden Menschen verspricht Abenteuer, Dramen, Liebe und Verlust. Während des Schöpfungsvorgangs ergießt sich der universelle Ozean vorübergehend in einzelne Flüsse, die zurück zur Quelle streben. Empfängnis und Geburt eines Kindes sind die ersten Seiten einer neuen Geschichte – die ersten Schritte auf seinem Weg in dieser Welt der unbegrenzten Möglichkeiten.

Unser Buch *Die Reise ins Leben* feiert die Geburt – und ehrt so jede einzelne Blüte, die der Lebensbaum hervorbringt. Magie und Mystik des Schöpfungsprozesses ermöglichen es jedem einzelnen Menschen und jeder neuen Generation, die gesamte Evolution des Lebens noch einmal im Schnelldurchlauf zu passieren und gleichzeitig immer neue Ausdrucksformen für unsere Existenz zu finden. Sobald Ihr Baby seinen ersten Atemzug macht und die Nabelschnur durchtrennt ist, wird es zu einem eigenständigen Individuum. Es ist nun von Ihrem Körper getrennt und beginnt seine Lebensreise, um sich selbst zu entdecken. Wir wissen intuitiv und aus der Forschung, dass ein Baby lange vor der Geburt seine eigene Persönlichkeit zu erkunden beginnt.

Das Gefühl Ihres Kindes für sich selbst entsteht bereits im Mutterleib. Sobald sich seine Sinnesorgane entwickeln, empfängt und antwortet es auf subtile Klänge, Empfindungen und auf das, was es in Ihrem Körper sieht, schmeckt und riecht. Wie Sie die Welt interpretieren, sickert über Ihren Körper zu Ihrem ungeborenen Kind durch. Es lernt, eigene Erfahrungen mit Gefühlen und Emotionen zu assoziieren, und empfindet auch schon selbst Wohl- und Unbehagen. In jenen neun Monaten, in denen Ihr Kind mit Ihnen als seinem Mutterschiff verbunden ist, greift es ununterbrochen auf die Datenbank zurück, in der Sie Ihre Eindrücke von der Welt gespeichert haben. Ihr Baby lernt so, sensorische Impulse mit Gefühlen zu verknüpfen, und erkennt daraus jene, die es nähren, und solche, die schädlich sind. Mit dem Lernen beginnen wir also eindeutig schon vor der Geburt.

Dieses Buch wurde für schwangere Frauen und deren Partner geschrieben, für Frauen, die sich ein Kind wünschen, und für all jene, die miterleben möchten, wie das Wunder des Lebens sich in unserer Welt entfaltet. Wir haben auch für jene Informationen aufgenommen, die von Berufs wegen mit den Problemen von Kindern in unserer modernen Gesellschaft zu tun haben. Für Lehrer, Berater, Therapeuten und alle, die im Gesundheitswesen tätig sind, ist das Buch von unschätzbarem Wert. Es geht hier nicht nur um die Gesundheit des Fetus; wir glauben vielmehr, dass unser Wissen den Gesundheitszustand der ganzen Gesellschaft verbessern kann. Was uns an Leid, Depressionen und Kriminalität umgibt, zeigt ganz deutlich, dass wir die Balance zwischen Körper, Geist und Seele verloren haben. Dieser Verlust tritt oft bereits ganz zu Anfang unseres Lebens, noch vor der Geburt ein. Im Augenblick der Empfängnis wird in uns der Same dafür gesät, einen ausgeglichenen Gesundheitszustand und die Ganzheit von Körper, Geist und Seele anzustreben, oder aber dieses unserem Wesen ursprünglich innewohnende, aber sehr empfindliche Gleichgewicht zu verlieren.

Mit diesem Buch sind wir viele Jahre schwanger gegangen. Im Chopra Center betreuen wir Menschen mit den unterschiedlichsten Gesundheitsstörungen und Krankheiten; dabei haben wir gelernt, dass sich Erfahrungen im physischen Körper manifestieren. Je nachdem, welche Wahl wir treffen, können wir unseren Körper heilen. Viele unserer Patienten und Gäste wünschten sich, sie hätten als Kinder gelernt, ein ausgeglichenes Leben zu führen. Umfangreiche Forschungsarbeiten machten uns bewusst, dass ein Lebewesen bereits im Mutterleib etwas über das Leben und die Welt lernt und dass sich die Entscheidungen seiner Eltern dauerhaft auf das werdende Leben auswirken. Um unser Wissen praktisch anzuwenden, entwickelten wir ein Programm zur Geburtsvorbereitung mit dem Titel »Magischer Anfang« und bildeten weltweit Experten in Pränatalmedizin und Geburtshilfe darin aus. Unsere Erfahrungen mit werdenden Eltern, die an den Kursen zur Geburtsvorbereitung im Chopra Center teilnahmen, gaben uns das sichere Gefühl, dass die in diesem Buch vorgestellten Grundlagen und Übungen die Schwangerschaft und die Geburt für Eltern und Kind in ein noch tiefgreifenderes Erlebnis verwandeln.

Erfahrungen aus der Zeit weit vor der Geburt beeinflussen und formen die Persönlichkeit eines Menschen. Ein Baby kann schon im Mutterleib Anzeichen von Stress entwickeln. Auch Gefühle und Wünsche entstehen aufgrund von Erfahrungen des Babys im Uterus. Wissenschaftler haben bewiesen, dass sich selbst die geringste Erfahrung in Körper und Geist niederschlägt – sowohl vor wie nach der Geburt. Nährende Erfahrungen von der Empfängnis an führen zu körperlicher und geistiger Gesundheit, während schädliche Einflüsse Krankheit zur Folge haben.

Gesundheit ist nicht nur die bloße Abwesenheit von Krankheit; man versteht darunter einen Zustand des Wohlgefühls, der Körper, Geist, Gefühle und Spiritualität umfasst. Man kann sogar noch weiter gehen und Gesundheit als einen erhöhten Bewusstseinszustand definieren, der uns anerkennen lässt, dass die unserem Leben zugrunde liegende Intelligenz für alle Lebewesen gilt. Ein völlig gesunder Mensch ist nicht in der Lage, sich selbst oder andere zu verletzen. Um diesen Zustand zu erreichen, ist es wichtig, dass wir uns von Lebensbeginn an geliebt, genährt, sicher, zufrieden und glücklich fühlen. Vom Augenblick der Empfängnis an erlebt das ungeborene Baby die Gedanken und Handlungen seiner Mutter mit, denn Körper und Geist sind untrennbar miteinander verbunden. Jedem Gedanken folgt ein Molekül. Gedankenimpulse bewirken die unmittelbare Ausschüttung einer ganzen Reihe von neurochemischen Botenstoffen. Diese Stoffe kommunizieren im ganzen Körper mit Zellen und Gewebe. Das ungeborene Kind ist Teil des mütterlichen Körpers. Deshalb verwandeln sich die Gedanken, Emotionen und Gefühle der Mutter in entsprechende Moleküle und erreichen so den Körper des Ungeborenen.

Sie und Ihr Baby teilen miteinander unaufhörlich die Moleküle und Erfahrungen des jeweils anderen. In Form von chemischen Botenstoffen kommunizieren Sie auf verschlüsselte Weise mit Ihrem ungeborenen Kind und tauschen auf der Herzensebene wie auch auf der geistigen Ebene ständig Informationen aus. Ein erfülltes Gefühlsleben beginnt also schon zum Zeitpunkt der Empfängnis. Wofür Sie sich als Mutter entscheiden, ist maßgeblich für einen geglückten Start ins Leben, die beste Wahl treffen Sie in einem erweiterten Bewusstseinszustand. Wir hoffen, mit diesem Buch allen Eltern vermitteln zu können, dass all ihre Entscheidungen, Interpretationen und Erfahrungen vor, während und nach der Schwangerschaft entscheidend dazu beitragen, dass ihre Kinder gesund und glücklich heranwachsen. Indem Sie das Nährende wählen, gehen Sie sicher, dass Ihr Baby alles Nötige bekommt, um sich körperlich, geistig und seelisch gesund zu entwickeln.

In diesem Buch verweisen wir regelmäßig auf die tiefgründigen Einsichten und alten Weisheiten des Ayurveda. Diese Heilweise entwickelte sich vor etwa 5 000 Jahren in Indien und erinnert uns daran, dass der Mensch ein spirituelles Wesen ist. In Würdigung dieser Weisheit ist es uns möglich, Empfängnis, Schwangerschaft und das Großziehen unserer Kinder als eine heilige Verantwortung zu erkennen. Wir richten unser Augenmerk aber auch auf bemerkenswerte Informationen aus der modernen Wissenschaft, die eindeutig nachgewiesen hat, dass wir schon lange vor unserem ersten Atemzug lernen und Erfahrungen sammeln. Wenn wir diese beiden unterschiedlichen Sichtweisen integrieren, haben wir die passenden Werkzeuge, um sicherzugehen, dass wir unsere Kinder mit unseren Gedanken, Worten und Handlungen nähren. Wir sind spirituelle Wesen, die gelernt haben, sich in physischer Form zu manifestieren. Während eines Lebens verkleiden wir uns zwar als Individuum, doch unserer wahren Natur nach sind wir grenzenloses Bewusstsein, reines Potenzial und reiner Geist. Wer ein Kind zeugt und damit eine Seele in sein Leben einlädt, übernimmt damit die heilige Verantwortung, einen göttlichen Impuls zu lieben und zu nähren, der sich als Mensch manifestiert. Wir sind alle Ausdruck der einen Existenz; wenn wir ein Kind zeugen, erschaffen wir damit letztlich auch einen Teil von uns selbst neu. Mit der Liebe und Aufmerksamkeit, die wir unseren Kindern schenken, dehnen wir die nährende Liebe auf sie aus, die wir für uns selbst empfinden. Wollen wir eine gewaltfreie Welt schaffen, so müssen wir schon dem Ungeborenen im Mutterleib diese reine und nährende Liebe zuteil werden lassen.

Unsere Welt ist komplex und entwickelt sich dynamisch weiter. Wir können jederzeit auf Situationen und Umstände verweisen, die Anlass zu großer Hoffnung oder großer Verzweiflung geben. Auf diesem Planeten gibt es Regionen, die in Kreativität, Fülle und Spiritualität erblühen. In anderen Gegenden wiederum greifen Armut, Gewalt und Leiden um sich. Wie auch immer die Situation geartet sein mag:

Wir können sicher sein, dass sich alle Hoffnungen in die Zukunft darin begründen, wie wir unsere Kinder nähren. All unser Wissen haben wir von früheren Generationen ererbt, und wir können nun auswählen, was wir an die nächste Generation weitergeben. Vererben wir unseren Kindern unbewusst jene Konflikte und Missverständnisse, die uns selbst schon mit in die Wiege gelegt wurden, dann verpassen wir die Chance, durch sie die Welt zu verändern. Erweitern wir dagegen unser Bewusstsein und fördern wir Mitgefühl, Einheit und Liebe, können wir diese Welt auf wunderbare Weise umgestalten. Letzteres stellt sicher, dass sich unsere Kinder als jene großartigen spirituellen Wesen erfahren, die sie wirklich sind.

Als liebende Eltern wünschen wir alle unseren Kindern von ganzem Herzen, dass sie glücklich sind. Diesen Wunsch würdigen wir in unserem Ratgeber für bewusste Elternschaft. Wir laden Sie ein, mit uns die Hoffnung zu teilen, dass alle Kinder ein beseeltes Leben führen dürfen - und hoffen, dass Sie mithilfe dieses Buchs daran mitwirken, eine gesündere, liebevollere Welt zu erschaffen.

Führen Sie ein Schwangerschafts-Tagebuch

Jede Reise birgt in sich das Potenzial, Sie über die Grenzen Ihres Verstandes hinweg an einen Ort tief im Innern Ihres Herzens zu bringen. Bei der Lektüre dieses Buches werden Sie viele Übungen finden, die Ihr persönliches Wachstum anregen sollen. In einigen Kapiteln sind Übungen zum Tagebuchführen, Zeichnen und Visualisieren beschrieben; sie alle sollen Sie auf spielerische Weise dazu anleiten, in sich zu gehen und sich selbst zu erkunden.

Unserer Ansicht nach kann die Zeit der Schwangerschaft eine Zeit des tiefen spirituellen Erwachens sein, denn Sie lauschen dem intuitiven Wissen, das in Ihrem Körper und Geist schlummert. Wir empfehlen Ihnen, dass Sie sich in Ihrer Schwangerschaft jeden Tag etwas Zeit nehmen und ein paar Zeilen - oder auch mehr - über Ihre Gefühle zu Papier bringen. Lassen Sie auch jene Tage nicht aus, an denen es Ihnen zunächst so erscheint, als gäbe es nichts Erwähnenswertes zu notieren. Einige Frauen reservieren sich jeden Tag eine ganz bestimmte Zeit zum Schreiben, andere wiederum tragen immer ein Tagebuch bei sich, um sich genau dann Notizen zu machen, wenn sie das Bedürfnis haben oder die Muse sie küsst. Nutzen Sie Ihr Tagebuch zum Ausdruck Ihrer Erfahrungen. Vielleicht fühlen Sie sich auch dazu inspiriert, Bilder hineinzuzeichnen oder etwas hineinzukritzeln. Bleiben Sie einfach offen für alles, was Ihnen in den Sinn kommt.

Die Tagebuchaufzeichnungen helfen Ihnen, Einblick in Ihre Gedanken- und Gefühlswelt zu gewinnen. Wenn Sie in sich hineinhorchen, verbinden Sie sich mit Ihrem Baby und mit Wesensanteilen tief in Ihnen selbst. Das Schreiben kann Sie auch dabei unterstützen, mehr in der Gegenwart zu leben. Viel zu oft richten die Menschen den Blick nach außen, um mehr darüber zu erfahren, wer sie eigentlich sind. Sie erhoffen sich von Lehrern, Vorträgen und Workshops Antworten auf Fragen über ihre eigene Gefühlswelt. Durch Ihre Notizen können Sie Ihre eigene innere Weisheit anzapfen und stoßen auf Einsichten und Antworten, die in Ihnen schlummern. Wenn Sie sich auf diese Art und Weise um sich selbst kümmern, werden Sie sich der Entwicklung Ihres ungeborenen Babys viel mehr bewusst und können mitverfolgen, wie Sie als Mutter aufblühen.

Der folgende Text stammt von einer Frau im fünften Schwangerschaftsmonat, die ihr erstes Kind erwartete:

Mein lieber Engel,

den ganzen Tag schon spüre ich dich in meinem Bauch strampeln und spielen. Bei jeder Bewegung werde ich mir deiner bewusst. Immer wieder schließe ich meine Augen und widme dir all meine Aufmerksamkeit. Ich fühle mich dir schon tief verbunden – wie genau, das kann ich nur schwer beschreiben. Es fühlt sich an, als würde ich zur selben Zeit an dich denken, dich mir vorstellen, dich spüren und mit dir telepathisch verbunden sein. Das ist wirklich ein erstaunliches Gefühl.

Mein Bauch wird jeden Tag dicker. Ich genieße es, meinen nackten Körper im Spiegel zu betrachten. Dein Papa blickt mich verzückt an, und ich fühle mich dabei sinnlich und weiblich.

Dein Vater wird ein toller Papa werden. Du wirst ihn bestimmt lieb haben. Gestern hat er von mir, dir und sich selbst ein Bild gemalt. Wir strahlen alle übers ganze Gesicht, und du bist in der Mitte zwischen ihm und mir. Rund um uns herum hat er Worte notiert, die unsere unterschiedlichen Gefühle der vergangenen Monate beschreiben. Dazu gehören die Freude über deine Ankunft und unsere Sorgen über eine so große Veränderung in unserem Leben. Das Bild ist wirklich toll. Ich werde es rahmen lassen und in deinem Zimmer aufhängen.

In Liebe,
Mama

Schließen Sie Ihre Augen und richten Sie Ihre Aufmerksamkeit darauf, wie es sich anfühlt, ein Baby in Ihrem Körper heranwachsen zu spüren. Lassen Sie alles unzensiert aus sich herausfließen. Machen Sie sich keine Gedanken über Rechtschreibung oder Grammatik. Genießen Sie es!

> Zuhören ist eine Form der Akzeptanz.
> Stella Terrill Mann

Zünden Sie ein Weihrauch-Räucherstäbchen oder eine duftende Aromakerze an. Legen Sie Ihre Lieblingsmusik auf. Vielleicht stoßen Sie auf verborgene Gefühle, die Sie sich nie zuvor eingestanden haben. Einige dieser Gefühle kommen vielleicht sogar völlig überraschend. Seien Sie einfach offen, und notieren Sie alles, was Ihnen in den Sinn kommt.

Beim Zeichnen gewinnen Sie Einblick in Ihr Inneres

Mit Bildern und Zeichnungen haben Sie ein machtvolles Mittel an der Hand, um Ihre Gefühle und Erfahrungen auszudrücken und so Zugang zu sich selbst zu finden. Durch Bilder können Sie die Umwege von Gesprochenem oder Geschriebenem abkürzen, was Ihnen direkten Zugang zu Gedanken und Gefühlen über Ihre Schwangerschaft, die Geburt und das ungeborene Kind gewährt. Viele Frauen tun sich schwer mit dem Malen oder Zeichnen – wir möchten Sie ermutigen, es trotzdem einfach mal auszuprobieren. Vielleicht haben Sie als Kind gerne gemalt, dann aber damit aufgehört, weil sie nicht so begabt waren, wie Sie es sich wünschten. Doch Zeichnen und Malen ist ein erstaunlicher Weg zu persönlichem Wachstum. Erlauben Sie sich einfach, nicht perfekt zu sein. Gestatten Sie Ihrer Kreativität, sich durch Ihre Hände Ausdruck zu verschaffen. Seien Sie wild und frei. Entdecken Sie in sich die kindliche Freude am Malen und Zeichnen wieder. Holen Sie Ihre Wachsmalkreiden heraus, Kreide, den Farbkasten und Ton. Verbannen Sie Ihren inneren Kritiker und freuen Sie sich am Spiel. Besorgen Sie sich ein Tage- oder Notizbuch, das viel Platz bietet zum Schreiben, Malen und Zeichnen. So können Sie alles zu Papier bringen, was Ihnen spontan einfällt. Halten Sie immer einige Bleistifte, Buntstifte und Marker griffbereit. Sobald Sie zu Einsichten gelangen und Ihre Kreativität ins Fließen kommt, notieren Sie sich sofort die Gedanken und Bilder.

Kreatives Visualisieren

Mit offenen Augen
sehen die Menschen Landschaften in der äusseren Welt.
Mit geschlossenen Augen
sehen sie die Landschaften vor ihrem geistigen Auge.
Die Menschen verbringen Stunden mit dem Betrachten von Landschaften in der Aussenwelt,
doch in den inneren Landschaften
gibt es genauso viel zu sehen.

Michael und Nancy Samuels

Kreatives Visualisieren ist ein Prozess, mit dem man Sinneserfahrungen auf den Bildschirm des eigenen Bewusstseins projiziert. Die in unserem Buch beschriebenen Übungen zum kreativen Visualisieren ermöglichen es Ihnen, tiefen Kontakt zu Ihrem eigenen Körper und Ihrem ungeborenen Kind aufzunehmen. Auch Stress während der Schwangerschaft lässt sich damit vermindern.

Jeder von uns verfügt über innere Erfahrungen, die von außen nicht sichtbar sind; Bilder, Gedanken und Erinnerungen strömen den ganzen Tag über durch unser Bewusstsein. Für gewöhnlich bezeichnen wir diesen Vorgang als Visualisieren, allerdings kann daran jeder unserer fünf Sinne beteiligt sein. Neben visuellen Bildern können Sie Klänge, Empfindungen, verschiedene Geschmäcker und Gerüche heraufbeschwören. Wenn Sie beispielsweise nach Ihrem Elternhaus gefragt werden, erinnern Sie sich vielleicht daran, welche Form Ihr Klavier hatte, an Ihr weiches Lieblingskissen oder an den feinen Duft der Leckereien, die Ihre Mutter zubereitete. Möglicherweise erscheinen bei der Erinnerung an einen besonderen Umstand oder ein spezielles Ereignis ganze Szenarien vor Ihrem geistigen Auge. Körper und Geist reagieren auf innere Erfahrungen in derselben Weise wie auf äußere Eindrücke. Das autonome Nervensystem des Menschen reguliert alle unfreiwilligen physiologischen Körperfunktionen wie Puls, Blutdruck, Hormonspiegel und das Immunsystem. In psychologischen Studien wurde schon oft nachgewiesen, dass dieses autonome Nervensystem auf Ereignisse, die man sich vorstellt oder an die man sich erinnert, genauso reagiert, als wären sie tatsächlich um uns herum in Formen und Phänomenen greifbar. Wenn sich jemand lebhaft vorstellt, wie er am Strand ausspannt, dann produziert sein Körper dieselben chemischen Botenstoffe, als verbrächte er tatsächlich einen Tag am Wasser. Wenn Sie sich an ein schwieriges Ereignis erinnern, reagieren Puls, Blutdruck, Atmung und Stoffwechsel darauf so, als befänden Sie sich wirklich in einer stressigen Lage. Mithilfe des kreativen Visualisierens können Sie das schönere Ereignis wählen und finden Zugang zu Ihrer eigenen Kraft, um sich zu heilen, zu zentrieren und zu entspannen.

Wir glauben an die Kraft des Visualisierens. Regelmäßig laden wir Sie in unserem Buch ein, dieses Talent zu fördern, und wie bei jedem Talent macht auch hier Übung den Meister. Wir ermutigen Sie, sich vorzustellen, wie Ihr Kind in Ihrem Körper heranwächst, oder daran zu denken, wie Sie in den Wehen liegen. Durch das kreative Visualisieren fördern Sie den Kontakt zu dem Ungeborenen lange, bevor Sie es in Ihren Armen halten. Wer seine Vorstellungskraft nutzt, entdeckt dabei, dass er in der Lage ist, so gut wie alles Gewünschte zu erschaffen.

Die Schwangerschaft ist ein Weg, der Sie über Ihre persönlichen körperlichen und geistigen Grenzen hinausführt. Er wird Ihr Mitgefühl beleben und Ihnen die tiefgreifendsten Wahrheiten Ihrer Seele eröffnen. In diesem Buch geht es darum, das eigene Herz zu berühren und einen ganz individuellen Pfad einzuschlagen. Jeder Schritt auf dem Weg ist einzigartig für Sie. Genießen Sie diese Reise.

* * *

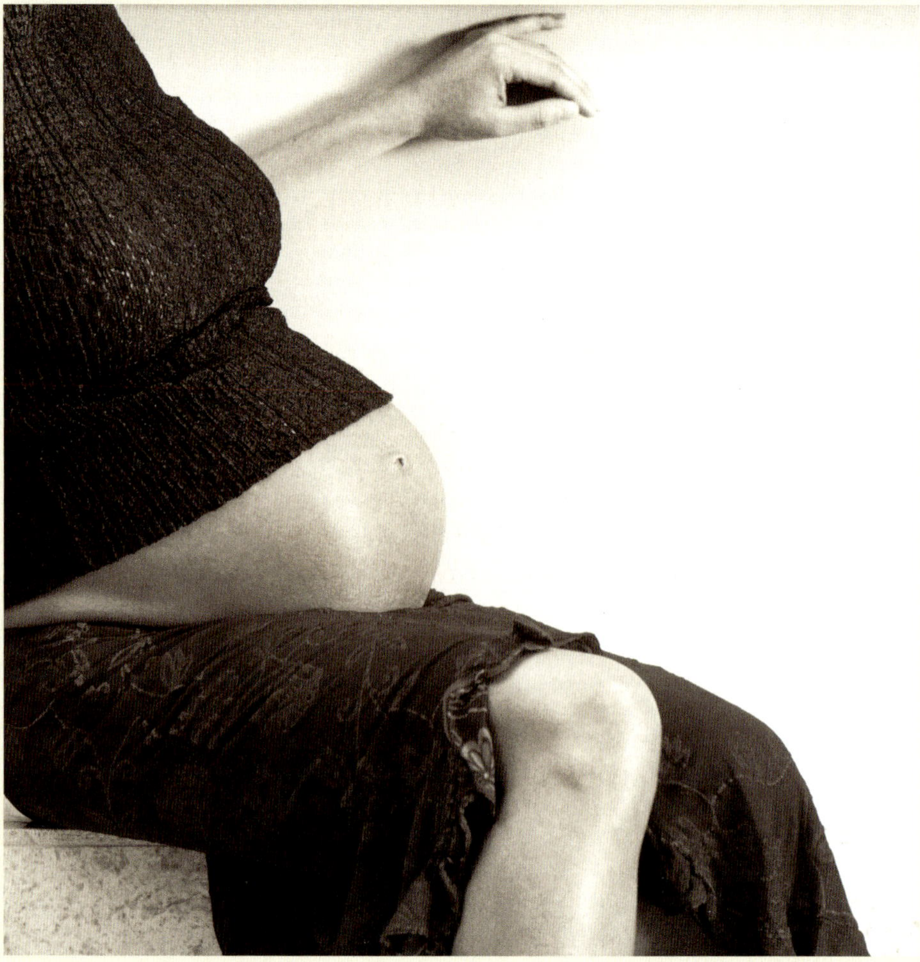

Der Körper einer Frau, die ein Kind empfängt,
ist wie ein Kanal,
durch den das Göttliche sich materialisiert.
Der Eisprung ist Naturgesetz,
die Empfängnis ein Gesetz Gottes.

Edgar Cayce

KAPITEL 1

Ein Kind entsteht

* * *

Wann beginnt das Leben? In einigen spirituellen Traditionen betrachtet man den Ursprung des Lebens als jenen Moment, in dem eine Seele beabsichtigt, als Mensch auf die Welt zu kommen. Für andere ist der Anfang das Blitzen in den Augen eines künftigen Elternteils, das sich ein Kind wünscht. Biologen und Priester streiten sich vielleicht darüber, ob das Leben mit der Empfängnis beginnt oder nicht. Normalerweise gilt der Tag, an dem das Baby geboren wird, als Anfang eines neuen Lebens. Was auch immer Sie persönlich als den Ursprung des Lebens definieren, so ist in jedem Fall die heilige Reise von Eizelle und Samenzelle, die verschmelzen und ein einzigartiges Individuum hervorbringen, so großartig und wunderbar wie die Schaffung des Universums selbst. Geist und Moleküle verbinden sich und manifestieren so ein neues Leben. Die Blaupause für den Körper eines Menschen liegt verschlüsselt in jeder Zelle eines Menschen vor. Eine Zelle enthält 46 Chromosomen und mehr als 30 000 Gene. Diese Gene bestehen aus DNA und liefern den Bauplan für jene Proteine, die schließlich die chemischen Stoffe, Gewebe und Organe einer Person schaffen. Sie sind zuständig für die Haarstruktur Ihres Babys, für seine Hautfarbe und zu einem gewissen Grad auch für seine typischen Charaktereigenschaften. Seit der Entschlüsselung des menschlichen Genoms verstehen wir besser als je zuvor, wie die DNA unsere körperlichen wie auch psychischen Strukturen und die Veranlagung für bestimmte Krankheiten beeinflusst. Dennoch sind wir immer noch weit davon entfernt, das Mysterium zu enthüllen, wie nur wenige genetische Informationen den Schlüssel für die unfassbare biologische Vielfalt auf diesem Planeten bilden können.

Bei jedem Menschen steuert das Ei der Mutter die Hälfte der 46 Chromosomen bei und die Samenzelle des Vaters die andere Hälfte. Die Verschmelzung und Mischung des genetischen Potenzials der Mutter mit dem des Vaters lässt Leben in erstaunlicher Vielfalt entstehen. Nach der ayurvedischen Lehre sind diese Urzellen, auch als *Shukra* bekannt, die Essenz der biologischen Intelligenz und die wichtigste Basis eines Lebewesens.

Bei der ersten Menstruation enthalten die Eierstöcke einer jungen Frau zehntausende von potenziellen Eizellen. Von Beginn der Periode bis zum Eintritt der Menopause durchlaufen jeden Monat eine Reihe dieser Eizellen einen Reifungsprozess, doch für gewöhnlich reift nur eine Eizelle ganz heran und wird in die Eileiter entsandt. Im Laufe der fruchtbaren Jahre einer Frau erreichen nur etwa 400 Eizellen diesen Reifegrad und haben damit die Chance, zur Keimzelle für ein neues Leben zu werden.

Die Eizelle, auch Ovum genannt, ist die größte Zelle im Körper einer Frau und sie wiegt etwa 100 000-mal mehr als ein Spermium. Sie enthält genug Nährstoffe, um vom Eisprung bis zur Einnistung in der Gebärmutterschleimhaut davon zu zehren. Diese Zeitspanne umfasst normalerweise etwa fünf Tage, sofern das Ei unterwegs befruchtet wird.

Spermazellen beinhalten das genetische Material des Vaters und werden von der Pubertät an das ganze Leben über in den Hoden des Mannes produziert. Jeden Tag reifen Millionen neuer Samenzellen heran, wobei der größte Teil davon in den Hoden verbleibt. Bei der Ejakulation ergießen sich etwa 300 Millionen winzige Spermien in etwa einem Teelöffel Samenflüssigkeit. Nur etwa drei Millionen Samenzellen gelangen über die Vagina in den Uterus, Die meisten davon gehen verloren oder machen schlapp, sodass weniger als 300 Spermien die Eileiter erreichen, wo sie eine reife Eizelle erwartet.

Für eine Samenzelle sind die gut 30 Zentimeter Wegstrecke vom Gebärmutterhals bis zur Eizelle länger als ein Marathon, und sie braucht etwa zehn Stunden, um ihr Ziel zu erreichen. Meist findet die Befruchtung kurz nach Eintritt der Eizelle in den Eileiter statt. Nur Samenzellen, die den richtigen Eileiter wählen, erreichen ihr Ziel. Sie umkreisen ihn und heften sich an seine äußere Schicht an. Die letzten Konkurrenten geben nun wirkungsvolle Enzyme aus ihren Köpfen ab, mit deren Hilfe sie mikroskopisch kleine Öffnungen durch die äußere Schutzschicht der Eizelle fräsen. Nur eine einzige Samenzelle darf in das Ei eindringen; unmittelbar danach schließt es seine Tore für alle anderen Mitstreiter. Das siegreiche Spermium legt Schwanz und Kopf ab, während sich seine Gene mit denen der Eizelle ausrichten. Die nachfolgenden Samen, die mit ihren Köpfen bereits die äußere Eischicht durchdrungen haben, wedeln immer noch mit ihren Schwänzen. Dies bewirkt, dass das mittlerweile befruchtete Ei sich dreht und sich somit in Richtung Gebärmutter in Bewegung setzt. Ei- und Samenzelle, die ursprünglich jede ihre eigene Energie und Intelligenz besaßen, verschmelzen somit und beginnen ihr Leben als neue Einheit – als Keimzelle für ein einzigartiges Individuum.

Innerhalb der nächsten vier bis sechs Tage wandert die befruchtete Eizelle den Eileiter hinunter. Unterwegs teilt sie sich mehrmals und nimmt dabei das Aussehen einer Maulbeere an. Einige der äußeren Zellen bereiten sich auf die Formung der Plazenta vor, während die inneren Zellen sich in unterschiedliche Zellen teilen, die schließlich Ihr Kind bilden. Hat das kleine Bündel die Gebärmutter erreicht, besteht die ursprünglich befruchtete Eizelle schon aus etwa hundert Zellen und heißt nun *Blastozyste.*

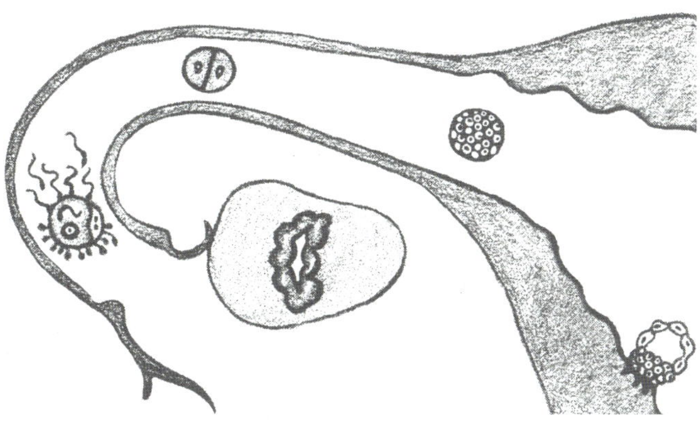

Während dieser Zellverdopplungen bereitet sich die Gebärmutterschleimhaut auf die Einnistung vor. Von den Eierstöcken produzierte Hormone stimulieren die Drüsen und Blutgefäße der Gebärmutterschleimhaut, damit diese weich und geschmeidig wird. Die äußeren Schichten der Blastozyste haben die Fähigkeit, sich bei ihrer Ankunft im Uterus in der üppigen Gebärmutterschleimhaut einzunisten. Hier beginnt der Embryo, Körper, Geist und Seele durch Andocken an die Mutter zu nähren. Wie Eltern oft bemerken, kommt es nicht selten vor, dass ihre Kinder dieses Verfahren über Jahrzehnte hinweg beibehalten.

Der ayurvedischen Heilkunst zufolge verfügt jede lebende Zelle über einen Funken Bewusstheit. Sobald sich der Embryo zu formen beginnt, vereinigen sich Bewusstseinsfunken in den einzelnen Zellen und entfachen so das Bewusstsein für sich selbst in Ihrem ungeborenen Kind. Diese Flamme des Bewusstseins, die der

Ayurveda als *Agni* bezeichnet, scheint mit zunehmender biologischer Reifung immer heller. Das Feuer wird geschürt von der essenziellen Lebenskraft, bekannt als *Prana*, während *Ojas*, die Essenz biologischer Unversehrtheit, dafür sorgt, dass die sich entwickelnden Zellen ein geschlossenes, einheitliches System bilden. Aus spiritueller Sicht sind diese drei Urkräfte – Agni, Prana und Ojas (Feuer, Atem und Erde) – die drei wesentlichen Lebensbausteine. Diese grundlegenden Energien nähren Intelligenz, Vitalität und Liebesfähigkeit. Die Lebenskraft, die der Seele Ihres Kindes innewohnt, beginnt sich im Augenblick seiner Empfängnis auszudrücken, vielleicht auch schon zuvor.

Die Melodie des Lebens

Warum entsteht Leben? Nach dem Ayurveda lässt die universelle Intelligenz neues Leben einfach deshalb entstehen, um vielfältige Ausdrucksformen hervorzubringen, die dazu in der Lage sind, über die Mysterien des Universums nachzudenken und sie wertzuschätzen. Aus dieser Sicht stellt sich das Leben als kosmische Maskerade dar, die zum Ziel hat, das Verborgene aufzudecken. Zu Beginn des Lebens erscheint einer bewussten Mutter die Verkleidung ziemlich transparent, und sie erkennt die tiefe spirituelle Verbindung zwischen ihrer eigenen Seele und der ihres Kindes. Vom Zeitpunkt der Empfängnis an besteht ihre wichtigste Rolle darin, ihr Kind zu nähren, damit es seine von Grund auf spirituelle Natur wiederentdecken kann.

In einigen Traditionen glaubt man, diese Verbindung zwischen Mutter und Kind gehe der Empfängnis voraus.

So sind beispielsweise bei bestimmten afrikanischen Stämmen die Menschen der Auffassung, dass die spirituelle Geburt eines Kindes beginnt, sobald seine mögliche Mutter zum ersten Mal an das Kind denkt. Sie zieht sich dann an einen ruhigen Ort zurück und horcht nach der ganz eigenen Melodie des Kindes. Sobald sie sie vernimmt, kehrt sie zurück nach Hause und bringt sie ihrem Mann bei. Bei der Vereinigung summen sie die Melodie als Einladung an diese Seele, in ihr Leben zu treten. Sobald die Frau schwanger ist, singt sie die Melodie ihrem ungeborenen Baby regelmäßig vor und lehrt sie zur Vorbereitung auf die Niederkunft auch ihren Hebammen. Diese stimmen die Melodie an, während die Frau in den Wehen liegt und auch bei der Geburt selbst. Das Kind lernt diese Melodie; sie begleitet das Kind sein ganzes Leben hindurch. Es singt dieses Lied als Ausdruck der Freude in glücklichen Tagen und als Trost in Zeiten der Trauer.

Neues Leben entsteht

Sobald die Blastozyte sich in der nährstoffreichen Gebärmutterschleimhaut einnistet, produzieren einige ihrer Zellen einen wichtigen chemischen Stoff namens *humanes Choriongonadotropin* oder HCG. Diese Substanz regt die Produktion von Progesteron und Östrogen in den Eierstöcken an, die den Uterus so lange mit Nährstoffen versorgen, bis die Plazenta in der Lage ist, diese chemischen Stoffe selbst in ausreichender Menge herzustellen. Bereits acht Tage nach der Empfängnis ist HCG im Blut einer schwangeren Frau nachweisbar, und ab dem elften Tag ist der Wert bei fast jeder Schwangeren messbar. Die Grundlage aller Schwangerschaftstests ist der Nachweis dieses Stoffes im Blut oder Urin. Ein Blutwert unter 5 gilt als negativ, ein Wert über 25 als positiv. HCG-Werte können zwischen der achten und zehnten Schwangerschaftswoche auf einen Spitzenwert von 250 000 ansteigen und dann bei Erreichen des zweiten Schwangerschaftsdrittels langsam abfallen.

Wir können nur staunen über jene Intelligenz, die dafür sorgt, dass sich aus einem Haufen offensichtlich identischer Zellen ein komplexes menschliches Wesen entwickelt. Wo sind die Gesetze niedergeschrieben, welche diesen Tanz des Lebens choreografieren? Sie sind niedergeschrieben in den Erfahrungen aus den Jahrmillionen der Evolution. Wir können zwar beschreiben, was geschieht, können die Bedingungen festlegen, nach denen dieses Geschehen bei der In-vitro-Befruchtung oder beim Klonen abläuft, doch wir können nie ganz und gar nachvollziehen, warum jede Zelle weiß, welche Gene sie zum Leben erwecken und welche sie ruhen lassen soll. Wir können nicht erklären, wie makellose Paare von Augen, Ohren, Armen und Beinen zeitgleich entstehen. Wir können auch nicht erklären, wie unterschiedliche Teile des Nervensystems »wissen«, wie sie sich über weite Strecken hinweg miteinander verbinden und wichtige Informationen weiterleiten. Das Zusammenspiel des Lebens wird von einer tieferen, gleichsam geheimnisvollen wie unverständlichen Existenzebene aus gesteuert. Jedem menschlichen Wesen wohnt somit ein wahrhaft magischer Anfang inne.

Die fünf Sinne des Fetus

Eine ständige Zellaktivität kennzeichnet die ersten Schwangerschaftsmonate und legt somit den Grundstein für die Bildung von Geweben, Organen und der Körpersysteme Ihres Babys. Bereits fünf Wochen nach der Empfängnis haben sich die wichtigsten Bestandteile des Nervensystems herausgebildet. Dazu zählen der Ansatz für das Gehirn, das Rückenmark und die sensorische Ausrüstung zum Hören, Fühlen, Sehen, Tasten und Riechen. Mit dem Entstehen neuen Lebens bilden sich somit rasch die anatomischen Grundlagen heraus, die zum Wahrnehmen und Deuten der Welt erforderlich sind.

Das hört Ihr Kind im Mutterleib

Das akustische System, das Ihr Baby in die Lage versetzt zu hören, besteht aus drei unterschiedlichen Teilen – dem Außen-, Mittel- und Innenohr. Das Außenohr entwickelt sich aus kleinen Knospen, die sich schrittweise zur Ohrmuschel Ihres Babys herausformen. Das Mittelohr wird gebildet durch die Verbindung von drei winzigen Knochen, die die vom Außenohr empfangenen Schwingungen an das Innenohr weiterleiten. Das Innenohr wiederum ist ein bemerkenswerter Apparat, der die Tonhöhe und Lautstärke von Klangwellen in bestimmte elektrische Impulse verwandelt, die ihrerseits diese Informationen an das Hörzentrum im Gehirn weiterleiten. Die Ausrüstung, die Ihr Ungeborenes braucht, um in die Welt hinauszuhorchen, ist bis zum Beginn des zweiten Schwangerschaftsdrittels bereits sehr gut entwickelt.

Zu den frühesten Berichten über die akustische Wahrnehmung der Außenwelt zählt eine Stelle im Neuen Testament (Lukas 1,44). Elisabeth, die Johannes erwartet, erzählt der schwangeren Maria: »In dem Augenblick, als ich deinen Gruß hörte, hüpfte das Kind vor Freude in meinem Leib.« Eine ganze Reihe aktueller Studien bestätigt, dass ein Fetus bereits mit 18 oder 20 Wochen die Geräusche seiner Umgebung hören kann und auf sie reagiert. Man mag vielleicht annehmen, dass die Gebärmutter ein ruhiger Ort ist, doch in Wirklichkeit ist sie reich an Geräuschen und Empfindungen. Winzige, im Uterus einer Schwangeren platzierte Mikrofone beweisen, dass eine Vielzahl hörbarer Vibrationen in die Gebärmutter eindringt. Der Herzschlag und die Geräusche aus dem Verdauungstrakt der Mutter liefern zusammen mit dem Rauschen des Blutes, das durch die Adern und Venen strömt, ein stetes Hintergrundgeräusch. Der Rhythmus und die Tonhöhe menschlicher Stimmen sind im Mutterleib deutlich wahrnehmbar. Ein Erwachsener, der den Gesprächen lauscht, die über ein winziges, in der Gebärmutter platziertes Mikrofon aufgenommen wurden, versteht mehr als die Hälfte der von einem Mann gesprochenen und mehr als ein Drittel der von einer Frau gesprochenen Worte, wenn er bzw. sie vor der Schwangeren steht. Das ungeborene Kind kann die Stimme der

Mutter jedoch am leichtesten erkennen. Anders als Geräusche von außen, die zu einem gewissen Grad abgeschwächt ankommen, wird die Stimme der Mutter sogar noch leicht verstärkt. Wenn Sie singen, so erreicht die Lautstärke in Ihrer Gebärmutter mehr als 80 Dezibel, was dem Läuten des Telefons oder dem Geräusch des Staubsaugers entspricht. Der Fetus hört die Stimme der Mutter als Klang wie auch als Schwingung, die Organe, Gewebe und Knochen durchdringt. Ein Ungeborenes erkennt die Stimme seiner Mutter also bereits lange vor seiner Geburt.

Ein Baby lernt, die Geräusche im Mutterleib mit Empfindungen von Wohl- und Unbehagen zu assoziieren. Auch über den Gefühlszustand der Mutter weiß der Fetus Bescheid. Unterhält sich die Mutter auf liebende, nährende Weise mit jemandem oder hört sie schöne Musik, dann setzt ihr Gehirn Botenstoffe frei, die diese ruhige, behagliche Stimmung widerspiegeln. Diese chemischen Stoffe wandern durch den Blutkreislauf von Mutter und Kind, die über die Nabelschnur miteinander verbunden sind, und stellen so die Verbindung zwischen den Gefühlen von Mutter und Kind her. Ist die Mutter dagegen in einen hitzigen Streit verwickelt, durchfluten Stresshormone ihren Körper, die beim Fetus Unbehagen auslösen können. Man kann sich leicht vorstellen, wie unwohl sich ein Ungeborenes fühlt, das regelmäßig schädlichen Geräuschen ausgesetzt ist, dessen Mutter Herzrasen hat und Stresshormone produziert. Das ungeborene Kind aktiviert seine eigene Kampf- oder Flucht-Reaktion, doch unglücklicherweise kann es der Störquelle weder entrinnen noch mit ihr ringen. Der Samen für Angst, Besorgnis und Feindseligkeit wird schon im Mutterleib gesät. Das künftige Kind lernt dort, Geräusche mit inneren Empfindungen zu assoziieren. Deshalb sollten Sie alles tun, um wiederkehrende erschreckende Geräusche zu vermeiden, Lärmbelästigung hat negative Auswirkungen auf Mutter und Kind. Wissenschaftliche Studien zeigen, dass Mütter, die direkt in der Einflugschneise eines stark frequentierten, städtischen Flughafens leben, weniger wachstumsfördernde Hormone produzieren und wahrscheinlich kleinere Babys auf die Welt bringen als Frauen, die gleich weit vom Flughafen entfernt wohnen, aber nicht direkt in der Einflugschneise. Ähnliches stellte man auch bei Frauen fest, die in Fabriken mit gleich bleibend hohem Lärmpegel arbeiten. Soweit Sie die Wahl haben, sollten Sie sich und Ihr Kind so wenig wie möglich diesen stressigen Schwingungen aussetzen.

Andererseits wäre es unrealistisch zu erwarten, dass Sie die ganze Schwangerschaft über unerfreuliche Geräusche völlig vermeiden können. Sie müssen sich nicht sofort Sorgen um Ihr Ungeborenes machen, sobald Sie sich aufregen, eine Meinungsverschiedenheit mit jemandem haben oder laute Rockmusik hören. Das

Leben bringt unweigerlich laute Momente mit sich, die man weder vermeiden kann noch vermeiden sollte. Wir möchten Sie einfach dazu ermutigen, sich bewusst zu machen, dass das Lebewesen in Ihrem Leib Ihr Leben akustisch verfolgt. Umgeben Sie sich also wo immer möglich mit nährenden, angenehmen Geräuschen, denn Ihr ungeborenes Kind erlebt gleichzeitig mit Ihnen alles, was Ihnen widerfährt.

Das fühlt Ihr Kind im Mutterleib

Wir gehen über zwei verschiedene, jedoch miteinander verbundene Systeme auf Tuchfühlung mit der Welt. Wir verfügen über ein somatästhetisches System, das Informationen über Berührung, Druck, Temperatur und Schmerz gewinnt, und wir haben ein Vestibularsystem, das uns vermittelt, wie unsere Position im Raum gerade ist. Die grundlegende anatomische Architektur, die uns zum Wahrnehmen der Welt über den Tastsinn befähigt, ist beim Ungeborenen schon ungefähr in der 15. Schwangerschaftswoche ausgebildet. Ihr Kind entwickelt in der Haut und in den Gelenken eine Vielzahl von sensorischen Rezeptoren, über die sein Gehirn mehr über die Beschaffenheit, Intensität, Lage und Temperatur von allem erfährt, was es berührt oder wovon es berührt wird.

Das Vestibular- bzw. Gleichgewichtssystem hilft uns, in Bezug auf unsere Umgebung die richtige Position einzunehmen. Da wir auf einem Planeten leben, der der Schwerkraft unterliegt, müssen wir uns stets darüber im Klaren sein, wo oben und unten ist. Ein Menschenkind kann zwar die ersten sechs Monate nicht ohne Unterstützung aufrecht sitzen und auch erst mit gut einem Jahr ohne fremde Hilfe stehen und gehen, doch das für diese grundlegenden Funktionen nötige Gleichgewichtssystem bildet sich bereits in der 14. Schwangerschaftswoche heraus.

Babys im Mutterleib reagieren, wenn ihr Tastsinn angesprochen wird. Man kann beobachten, dass ein Fetus im Laufe des fünften Schwangerschaftsmonats sein eigenes Gesicht berührt und am Daumen sowie an seinen anderen Fingern lutscht. Druck durch äußeres Massieren führt dazu, dass Aktivität und Herzschlag des Kindes sich ändern, und nach sechs Monaten im Mutterleib kann das Ungeborene auf Berührungen wie ein einjähriges Kind reagieren. Ungeborene Babys können auch schon Temperaturwechsel und Schmerz spüren. Wird beispielsweise kaltes Wasser in die Fruchtblase injiziert, bewegt sich das Kind so weit wie möglich davon weg. Wird das ungeborene Kind bei einer Amniozentese von einer Nadel gepiekst, reagiert es in einer Art und Weise, die vermuten lässt, dass es Unbehagen verspürt und die schmerzhafte Störung nicht gerade schätzt.

Mittlerweise ist bewiesen, dass sich ein Kind im fünften Schwangerschaftsmonat im Raum zu orientieren beginnt. Studien belegen, dass sich Ungeborene durch das Strampeln im Mutterleib in eine bequemere Lage bringen. Das Baby ändert seine Lage, wenn auch die Mutter ihre Position wechselt. Bei abrupten Bewegungen der Mutter bewegt sich auch das Kind plötzlich, und selbst sein Puls bleibt nicht gleich. Indem das Kind seine Bewegungen der normalen mütterlichen Aktivität anpasst, entwickelt es ein Steuerungssystem, das es auf sein Leben außerhalb des Mutterleibs vorbereitet. Wenn Sie sich selbst beim Tanzen oder Yoga bewusst bewegen, fördern Sie bei Ihrem heranwachsenden Baby die Entwicklung gesunder neuronaler Verbindungen zwischen Gliedmaßen, Rumpf und Gehirn.

Wir können zwar nicht mit letzter Gewissheit sagen, dass Ihr Ungeborenes Freude daran findet, wenn Sie Ihren Bauch massieren lassen oder in bestimmten Yogapositionen Ihren Rücken dehnen. Doch immerhin badet der Fetus in den beruhigenden Botenstoffen, die Ihr Körper freisetzt. Von bewusster Bewegung profitieren also sowohl Sie als auch Ihr ungeborenes Kind.

Das sieht Ihr Kind im Mutterleib

In der Gebärmutter ist es ziemlich dunkel; trotzdem dringt noch etwas Licht bis zu ihr durch. Bereits in der vierten Schwangerschaftswoche sind die Augenstrukturen in ihrem Frühstadium zu erkennen, und bis zum Ende des ersten Schwangerschaftsdrittels sind die Augen des Ungeborenen mit allen wichtigen Bestandteilen ausgestattet. Das Sehvermögen entfaltet sich im Laufe der gesamten Schwangerschaft und darüber hinaus in seiner ganzen Komplexität; die Fähigkeit eines Neugeborenen, visuelle Informationen zu verarbeiten, ist erst einige Monate nach der Geburt voll entwickelt.

In der 20. Schwangerschaftswoche beginnen sich die Augenlider des Fetus zu öffnen, und es gilt als so gut wie sicher, dass zwischen zwei und zehn Prozent des sichtbaren Außenlichtes die ansatzweise ausgebildeten Augen eines Fetus erreichen. Bescheint man den Bauch einer Schwangeren mit grellem Licht, so zeigt das Ungeborene mehr motorische Aktivität und einen beschleunigten Pulsschlag. Auf indirekte Weise spielt auch das, was Sie anschauen, eine wichtige Rolle, wenn es um die visuelle Stimulierung Ihres ungeborenen Kindes geht. Bilder aus den Medien, die Gewalt zeigen, regen die Ausschüttung von Stresshormonen in Ihrem Körper an, die auch Ihr Baby erreichen. Schöne, gefällige Bilder bewirken physiologische Veränderungen, die einen entspannenden und ausgleichenden Effekt haben. Auch hier kann es natürlich nicht das Ziel sein, dass Sie mit Scheuklappen herumlaufen. Wir möchten Sie einfach dazu ermutigen, sich regelmäßig wohltuende Bilder zu Gemüte zu führen.

Das schmeckt Ihr Kind im Mutterleib

Die Geschmacksknospen Ihres Kindes haben sich bereits in seiner zwölften Lebenswoche als Fetus herausgebildet und sind bis zu Beginn des zweiten Schwangerschaftsdrittels voll entwickelt. Zuerst findet man sie im gesamten Mundraum, doch schließlich konzentrieren sie sich auf die Zunge und den Gaumen. Bis zur zwölften Woche haben sich die Geschmacksknospen mit Nervenfasern verbunden, nach 15 Schwangerschaftswochen sind sie voll funktionsfähig.

Studien belegen, dass ein Ungeborenes eine größere oder kleinere Menge Fruchtwasser schluckt, je nachdem, welcher Geschmack darin vorherrscht. Offenbar mögen Babys bereits im Mutterleib Süßes. Einschlägige Studien haben gezeigt, dass Babys mehr Fruchtwasser schlucken, wenn diesem eine gesüßte Lösung beigemengt wurde. Beim Einspritzen von bitteren Substanzen dagegen schlucken sie deutlich weniger Fruchtwasser. Der Fetus ist auch in der Lage, saure und salzige Aromen herauszuschmecken. Wir sind also schon von einem sehr frühen Entwicklungsstadium an dazu fähig, wohl schmeckende von unangenehmen Substanzen zu unterscheiden.

In Kapitel 3 werden wir noch ausführlich darauf eingehen, dass der sicherste Weg zu einer optimalen Ernährung unter anderem darin besteht, während der Schwangerschaft jeden Tag Speisen aus den sechs Grundgeschmacksrichtungen zu sich zu nehmen. Ihr ungeborenes Kind bekommt nämlich über Sie nicht nur seine Nahrung, sondern es ist tatsächlich bereits in der Lage, wie Sie Geschmack an gewissen Dingen zu finden.

Das riecht Ihr Kind im Mutterleib

Erwachsene nehmen die Welt der Gerüche über winzige spezialisierte Rezeptoren in den Nasenhöhlen auf, welche die Luft auf geruchsintensive Moleküle hin überprüfen. Der Zellapparat zum Erschnuppern der Aromen bildet sich bereits in der vierten Schwangerschaftswoche heraus und ist nach der ersten Schwangerschaftshälfte voll entwickelt. Natürlich werden Sie sich fragen, ob es denn auch für Ihr Kind im Mutterleib etwas zu riechen gibt. Die Antwort lautet: Ja. Das Fruchtwasser enthält nämlich eine breite Palette duftender Substanzen, die je nach Ernährung von Tag zu Tag variieren. Frühgeborene reagieren auf eine ganze Anzahl von Gerüchen, und auch die Föten vieler Säugetierarten zeigen eine Reaktion, wenn dem Fruchtwasser aromatische Stoffe beigemengt werden. Die Aromen bestimmter Gewürze wie Curry und Knoblauch sickern bis ins Fruchtwasser durch. Bei der Geburt riechen manche Babys deshalb nach dem Gewürz aus einem Gericht, das die Mutter am Tag zuvor gegessen hat.

Babys erinnern sich an die Gerüche und Geschmäcke aus dem Mutterleib. Studien zeigen, dass neugeborene Säugetiere vom Nager bis zum Menschen eine gewisse Vorliebe für jene Substanzen hegen, deren Düfte sie bereits vor der Geburt kennen gelernt haben. Junge Ratten bevorzugen Getränke mit Apfelsaft, wenn sie dem Apfelaroma bereits im Mutterleib ausgesetzt waren. Neugeborene Menschenkinder bevorzugen noch Tage nach der Geburt den Geruch ihres eigenen Fruchtwassers. Hat ein Neugeborenes nach der Geburt die Wahl zwischen der ungewaschenen Mutterbrust, die ganz ähnlich riecht wie das Fruchtwasser, oder einer gewaschenen Brust, so nuckeln mehr als 75 Prozent der Kinder an der Brust mit dem gewohnten Fruchtwasseraroma. Wie bei allen anderen Sinneswahrnehmungen dringen zu Ihrem Kind im Mutterleib genau jene Gerüche durch, die auch Sie aufnehmen. In Kapitel 2 gehen wir näher darauf ein, wie Sie mit diesem Wissen Ihr eigenes Wohlergehen und das Ihres Kindes fördern können.

Wie die Schwangerschaft Ihr Bewusstsein erweitert

In der Zeit der Schwangerschaft eröffnet sich Ihnen die Chance zu mehr Bewusstheit und Reflexion. In diesem Zustand können Sie sich auf Ihr inneres Befinden einstellen und nehmen so sich selbst, Ihr Ungeborenes und jeden Moment Ihres Lebens bewusster wahr. Nehmen Sie sich die Zeit, um still zu werden und tief in sich hineinzuhorchen. Sie werden wahrnehmen, auf welch subtile Weise Sie und Ihr Ungeborenes auf das reagieren, wofür Sie sich gerade entscheiden. Indem Sie sich auf die Erfahrungen mit Ihren eigenen Sinnen einstellen, schalten Sie automatisch einen Gang zurück und werden auch im Alltag viel gegenwärtiger. Sie gewinnen Klarheit über Ihr Leben und erfahren inneren Frieden. Dies beeinflusst ganz entscheidend die Art und Weise, in der Ihr ungeborenes Baby seine ersten Erfahrungen mit der Welt macht.

ÜBUNG: BEWUSSTES WAHRNEHMEN

Setzen oder legen Sie sich hin, und schließen Sie Ihre Augen. Atmen Sie ein paar Mal tief ein und aus, und konzentrieren Sie sich auf Ihren Körper. Sehen Sie sich dort in Ihrem Inneren um. Fühlen und sehen Sie den Raum. Beachten Sie die verschiedenen Schattierungen, die Farbnuancen und die unterschiedlichen Gewebearten in sich.

Folgen Sie Ihrem Atem auf dem Weg durch Ihren Körper. Spüren Sie seine Schwingung und hören Sie auch auf seinen Klang. Lauschen Sie diesem Klang während der nächsten Atemzüge. Versinken Sie immer tiefer in sich selbst. Spüren Sie Ihren Herzschlag und das pulsierende Leben in sich. Erlauben Sie Ihrem Herz, Ihr Baby bei jedem Einatmen zärtlich zu umschmeicheln. Bei jedem Ausatmen stellen Sie sich vor Ihrem geistigen Auge vor, wie Ihr Kind im Mutterleib heranwächst. Atmen Sie Zärtlichkeit ein, und atmen Sie ein immer deutlicheres Bild von Ihrem Baby aus. Würdigen Sie sich für Ihren Teil an der Entstehung dieses kleinen Wesens. Atmen Sie Freude ein für das Wunder, das sich in Ihrem Körper abspielt. Beim Ausatmen spüren Sie die Liebe für dieses neue Lebewesen, das sich in Ihnen entwickelt.

Die Reise ins Leben

Wir haben die Entwicklung der Sinnesorgane besonders ausführlich beschrieben, weil es wichtig ist, dass wir unsere ungeborenen Kinder nicht als isolierte, passive Zellhaufen betrachten, sondern als Wesen, die von Anfang an empfindungsfähig sind, die von dem, was sie in ihrem Umfeld hören, fühlen, sehen, schmecken und riechen, schon früh beeinflusst werden. Da Ihr Baby nur sehr beschränkt auf seine Erfahrungen Einfluss nehmen kann, liegt es in Ihrer Verantwortung, jene Eindrücke zu wählen, die so nährend und so wenig schädlich wie möglich sind. Sie bestimmen das Rohmaterial, aus dem die Seele Ihres Kindes seinen Körper, seine Sinne und seinen Geist kreiert.

Die schrittweise Entwicklung des kindlichen Körpers ist Ausdruck der synchronen Intelligenz der Natur. Die Entwicklung der rechten Körperhälfte löst nicht automatisch die Entwicklung der linken Hälfte aus; vielmehr steuert eine tiefer liegende Intelligenz die Entstehung symmetrischer Teile. Diese Intelligenz ist unabhängig von Ursache und Wirkung, Zeit und Raum, Anfang und Ende. Ob Sie diese Kraft nun Natur nennen, Geist oder Gott: Ihre Fähigkeit, die Formlosigkeit in Form zu kleiden, ist magisch und wundersam zugleich.

Betrachten wir einige Meilensteine, die ein befruchtetes Ei auf seiner außergewöhnlichen Reise ins Leben durchläuft:

Tage 1 bis 14: Dies ist die Zeit zwischen dem ersten Tag Ihrer letzten Menstruation und dem Tag des Eisprungs.

Ende der zweiten Woche: Das Sperma des Vaters befruchtet die Eizelle der Mutter im Eileiter.

3. Woche: Die befruchtete Eizelle teilt sich mehrmals und nistet sich in der Gebärmutterschleimhaut ein.

4. Woche: Der Embryo teilt sich in drei verschiedene Schichten auf: Aus der äußeren Schicht entwickeln sich Haut, Nervensystem, Haare und Nägel. Aus der mittleren Schicht entwickeln sich Muskeln, Knochen, Herz und Blutgefäße. Aus der inneren Schicht entwickeln sich Verdauungs- und Harntrakt. Über die Nabelschnur bekommt der Embryo Nahrung und Sauerstoff aus der Plazenta zugeführt. Alles, was der Embryo bzw. Fetus bis zur Geburt braucht, wandert über diese Schnur hin und zurück. Die Plazenta kann zwar viele, aber doch nicht alle Substanzen des mütterlichen Körpers herausfiltern. Viele Drogen und Giftstoffe können die Plazenta als Barriere überwinden und in den Körper Ihres Kindes eindringen.

6. Woche: Der Embryo ist zwar erst einen halben Zentimeter groß, doch sein kleines Herz schlägt schon. Es sind auch schon die Ansätze für Augen, Arme und Füße zu erkennen.

8. Woche: Der Embryo heißt ab jetzt Fetus, was auf Lateinisch so viel heißt wie »Junges«. Er wiegt noch nicht mal 15 Gramm. Jetzt bildet sich sein Verdauungstrakt heraus, und über die Ansätze seines Kreislaufsystems befördert das Blut bereits Sauerstoff und Nährstoffe in seine Zellen.

10. Woche: Der Fetus ist jetzt etwa 2,5 Zentimeter groß, seine Augen, Ohren, Finger und Zehen sind nun deutlich erkennbar. Die inneren Organe haben bereits ihre Arbeit aufgenommen, und im Gehirn des Fetus entstehen jede Minute sage und schreibe 250 000 neue Zellen.

12. Woche: Das Gesicht des Ungeborenen hat jetzt schon sehr menschliche Züge, auch Näschen und Kinn haben sich entwickelt. Es ist nun bereits über

7,5 Zentimeter groß und wiegt knapp 60 Gramm. Der Fetus kann schon seine Finger abbiegen und strecken. In diesem Stadium ist das Geschlecht des Kindes zu erkennen.

16. Woche: Auf dem Kopf sprießen feine Härchen (Lanugo). Das Baby bewegt sich nun schon aktiv und macht mit seinem Mund Saugbewegungen. Seine Knochen werden härter und seine Muskeln entwickeln sich.

20. Woche: Winzige Finger- und Zehennägel bilden sich heraus. Der ganze Kindskörper ist mit feinen Härchen bedeckt. Die Mutter kann jetzt die Bewegungen des Kindes spüren. Mit einem Stethoskop kann man die Herztöne hören. Das Baby ist nun gut 20 Zentimeter groß.

24. Woche: Das Baby wiegt etwa 500 Gramm und misst etwa 30 Zentimeter. Seine Augenbrauen und Wimpern haben sich herausgebildet. Auch die winzig kleinen Luftsäckchen in der Lunge sind fast funktionsfähig.

28. Woche: Die Lunge des Babys ist zwar noch nicht voll ausgereift, doch sie hat sich schon so weit entwickelt, dass das Kind außerhalb des Mutterleibs überleben kann. Es kann nun seine Augenlider öffnen und schließen. Es wiegt schon über 1 000 Gramm und ist etwa 38 Zentimeter groß.

32. Woche: Die Knochen sind gut entwickelt, aber noch etwas weich. Das Kind atmet in seinem ganz eigenen Rhythmus. Das Nervensystem reift immer weiter heran, und der Körper lernt, seine Temperatur zu regulieren. An den entsprechenden Stellen sammelt sich nun Körperfett an.

36. Woche: Der Fetus misst nun zwischen gut 40 und knapp 50 Zentimeter. Sein Gewicht liegt zwischen 2 500 und 3 000 Gramm. Im Falle einer Frühgeburt hat das Kind in diesem Stadium eine hohe Überlebenschance.

38. bis 40. Woche: Das Baby ist voll entwickelt und kann sein Leben außerhalb des Mutterleibs beginnen.

Das Wunder der Schöpfung

In nur 40 Wochen lässt die Natur in Ihnen ein vollständig neues Wesen heranreifen. Während der Schwangerschaft ist Ihr Körper das Universum Ihres ungeborenen Babys. Sie sind die Flüsse, das Sonnenlicht, die Erde, die Atmosphäre und der Himmel für dieses Wesen, das in Ihnen wächst. Körper, Geist und Seele Ihres Kindes sind aufs Engste mit Ihnen verbunden. Zusammen bringen Sie den schöpferischen Fluss des Lebens zum Ausdruck.

In jedem Augenblick badet Ihr Baby in den Klängen und Schwingungen Ihres Herzschlags und Ihres Atems. Es spürt den Stress, die Spannungen und Ängste der Mutter ebenso wie ihre Freude, ihr Glück und ihren inneren Frieden. Immer wenn Sie sich bewegen, lachen, weinen, essen, sich entleeren oder ausruhen, reagiert Ihr Ungeborenes darauf. Das Potenzial Ihres Kindes ist in jeder seiner Zellen angelegt. Ihr Körper als seine Umwelt kann das Kind in seinem Wachstum fördern oder hindern. Nehmen Sie diese Verantwortung mit Freude an. Wenn Sie für Ihr ungeborenes Kind eine gesunde Wahl treffen, nährt das auch Sie. Ihre Schwangerschaft kann für Sie und Ihr Kind ein Anfang voller Magie sein.

ÜBUNG: REISE IN DIE GEBÄRMUTTER

Setzen Sie sich bequem hin und schließen Sie Ihre Augen. Atmen Sie sanft ein und aus. Zentrieren Sie Ihr Bewusstsein ganz auf Ihr Körperinneres. Spüren Sie, wie Sie der Sauerstoff beim Einatmen nährt und belebt. Fühlen Sie, wie diese Luft Ihren Körper erfüllt und bis in Ihren weichen Bauch strömt. Empfangen Sie die Gefühle und das Nährende mit jedem Atemzug. Beim Ausatmen entlassen Sie diese Luft wieder ins Universum. Atmen Sie in den nächsten Minuten während der ganzen Übung so weiter. Beim Einatmen füllen Sie Ihren Bauch mit Luft an; beim Ausatmen entlassen Sie sie ins Universum – jeder Atemzug nährt dabei Sie und Ihr Baby.

Bringen Sie Ihr Bewusstsein nun in Ihren Unterleib. Stellen Sie sich vor, Sie gleiten durch Uteruswand und Fruchtblase und treiben in Ihrer Gebärmutter umher. Visualisieren Sie, wie Sie immer tiefer in das Fruchtwasser eintauchen und dort zusammen mit Ihrem Baby umhertreiben. Spüren Sie die wohlige Wärme der Flüssigkeit und dass sie genau die richtige Temperatur für Ihr Kind hat. Während Ihre Augen durch den halbdunklen Raum Ihrer Gebärmutter wandern und Sie weiter ein- und ausatmen, merken Sie, wie es sich anfühlt, in Ihrem Körper zu sein. Das empfindet auch Ihr Kind im Mutterleib.

Betrachten Sie die Oberflächenstrukturen im Inneren der Gebärmutter, und finden Sie den Ort, an dem die Plazenta mit der Uteruswand verbunden ist. Nehmen Sie sich einen Augenblick Zeit, um dieses Organ wertzuschätzen, denn es ist die Nahrungsquelle für Ihr Kind. Spüren Sie, wie es mithilft, das Kind am Leben zu erhalten. Während Sie sich weiter umsehen, richten Sie Ihre Aufmerksamkeit auf die Nabelschnur, die von der Plazenta ausgeht. Sie ist quasi die Versorgungsader für Ihr Baby. Lassen Sie Ihr Bewusstsein an dieser Schnur entlangwandern, bis Sie erkennen, wo sie in den Bauch Ihres Babys mündet. Betrachten Sie nun Ihr Kind – es lebt und wächst in Ihrem Körper heran. Fühlen Sie sich ihm ganz nah. Betrachten Sie eine kleine Weile dieses winzige Wesen, das in Ihrem Körper eine erstaunliche Metamorphose durchläuft. Ist es nicht unglaublich, wie diese kleine Person sich verwandelt und in Ihnen heranwächst? Sie sind für Ihr Kind das gesamte Universum. Erfahren Sie sich als seine Mutter – und stellen Sie sich vor, wie es wohl sein wird, wenn Sie ihm zum ersten Mal in die Augen schauen. Wie mag es sich anfühlen, es in den Armen zu halten? Vergegenwärtigen Sie sich, dass Ihr Körper das Kind in gerade diesem Augenblick umsorgt.

Nun kommen Sie mit Ihrer Aufmerksamkeit zurück zu Ihrem Atem. Spüren Sie, wie die Luft in Ihren Körper und wieder herausströmt. Achten Sie darauf, wie sich Ihr Bauch bei jedem Atemzug hebt und senkt. Nehmen Sie wahr, wie es sich anfühlt, wenn die Luft im Raum Sie umströmt. Bewegen Sie nun langsam und sacht Ihren Körper so, wie es Ihnen gut tut. Wenn Sie bereit dazu sind, öffnen Sie die Augen.

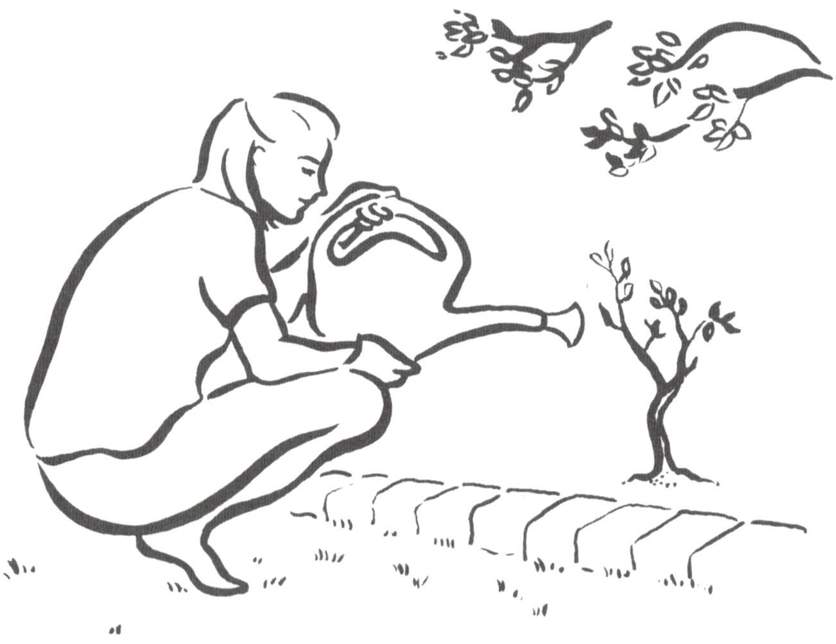

Nehmen Sie sich einige Minuten Zeit und notieren Sie in Ihrem Tagebuch, wie es sich anfühlt, ein Kind in seinem Körper wachsen zu spüren. Vielleicht können Sie vor Ihrem geistigen Auge sogar ein Bild von Ihrem Baby entstehen lassen und davon eine Zeichnung anfertigen.

Aufmerksames Handeln

- Legen Sie Ihre Hände den ganzen Tag über ein paar Mal auf Ihren Bauch, und senden Sie Ihrem ungeborenen Baby liebende Gedanken.
- Machen Sie sich jeden Tag Notizen über Ihre Erfahrungen.
- Pflanzen Sie zu Beginn Ihrer Schwangerschaft einen Baum oder Strauch als Symbol für das Wachstum Ihres Kindes im Mutterleib. Später können Sie sich gemeinsam mit Ihrem Kind um die Pflanze kümmern.

* * *

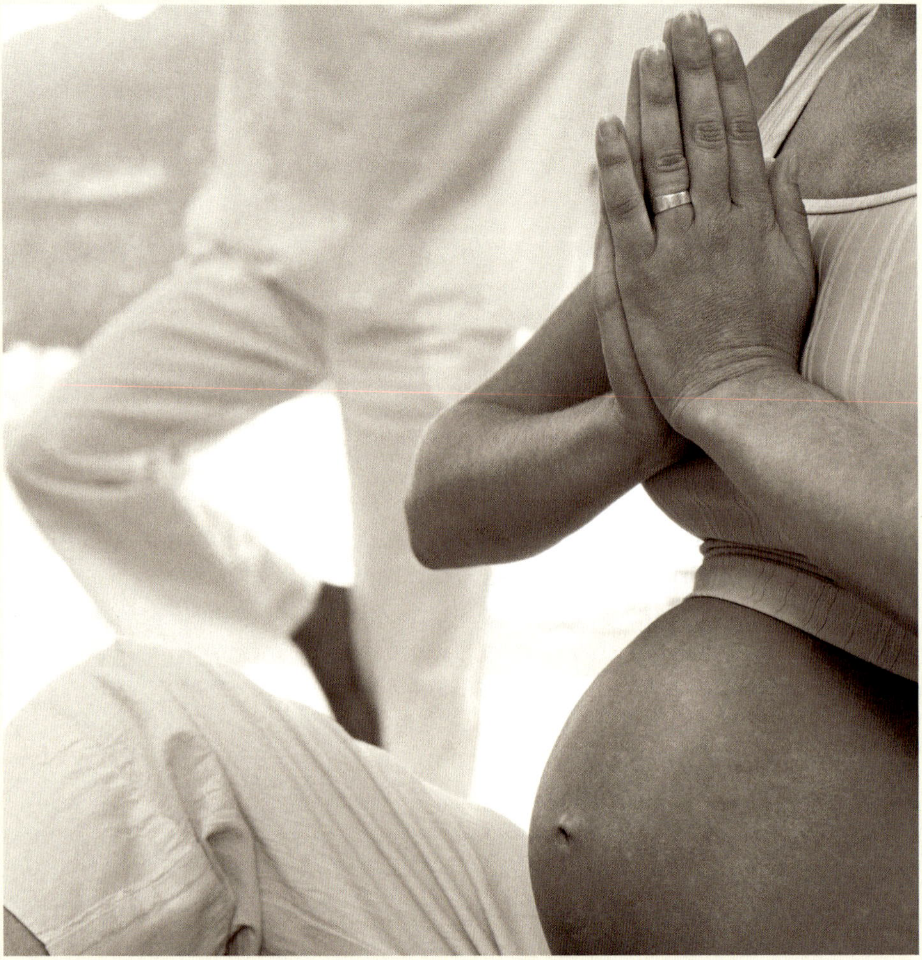

Allmächtiger, der Du bist so alt und unergründlich
wie die Erde selbst,
der Du existierst ohne Name und Form,
der Du erscheinst als Brahman, Abraham und Schöpfer.
Du kommst zu uns und schenkst uns ein Kind.
Wir danken Dir millionenfach dafür,
dass Du Dich in jedem Samenkorn der Schöpfung manifestierst.

Deepak Chopra

KAPITEL 2

Die Beziehung im Mutterleib

* * *

Im Ayurveda gibt es das Sprichwort »Du wirst zu dem, was du siehst«. Im Westen kennen wir die Weisheit »Du bist, was du isst«. Diese Sprichwörter stammen zwar aus verschiedenen Kulturkreisen, doch im Grunde sagen sie dasselbe aus. Unsere Erfahrungen formen uns. Was Sie hören, fühlen, sehen, schmecken oder riechen, formt in jeder Sekunde Ihre Persönlichkeit. Körper und Geist entstehen aus der Summe Ihrer Erfahrungen.

Um seine Vergangenheit zu verstehen, braucht man nach der ayurvedischen Lehre nur seinen Körper zu betrachten, so, wie er gerade ist. Und dieser Gedankengang lässt sich noch weiter fortführen. Wenn Sie wissen wollen, wie Ihr Körper künftig aussehen wird, dann brauchen Sie nur an die Erfahrungen zu denken, die Sie jetzt gerade machen. Jeder Impuls aus einer Erfahrung verstoffwechselt sich in die Moleküle Ihres Körpers. Es ist offensichtlich, dass unser Körper aus der Nahrung besteht, die wir zu uns nehmen. Und genauso integriert er auch das in die Moleküle Ihres Körpers, was Sie hören, fühlen, sehen und riechen. Ihr Körper ist also ein lebendiges Informations- und Intelligenzfeld.

In den vergangenen Jahren haben Neurobiologen wissenschaftliche Erklärungen für diesen Prozess geliefert. Dank fortschrittlicher Techniken wie Brain-Mapping und Aufnahmen mithilfe der Positron-Emissions-Tomografie (PET) wissen wir, dass jeder Sinneseindruck und die damit verbundene Gefühlsreaktion zu Veränderungen in der Frequenz und chemischen Zusammensetzung des Körpers führt. Alle Sinneseindrücke sind Körper und Geist entweder zu- oder abträglich. Selbst Erfahrungen, die Sie sich nur vorstellen, können sich nachhaltig auf den Körper auswirken. Probieren Sie es aus:

- Stellen Sie sich vor, Sie hören einen Notarztwagen im Einsatz vorbeifahren.
- Stellen Sie sich vor, Sie lauschen einem Violinkonzert von Bach.
- Stellen Sie sich vor, eine Biene sticht Sie.
- Stellen Sie sich vor, Sie halten ein Baby in Ihren Armen.

- Stellen Sie sich vor, Sie werden Zeuge eines Autounfalls.
- Stellen Sie sich vor, Sie sehen einen spektakulären Sonnenuntergang.
- Stellen Sie sich vor, Sie schlucken bittere Medizin.
- Stellen Sie sich vor, Sie beißen in eine süße, saftige Mango.
- Stellen Sie sich vor, welchen Geruch ein Stinktier absondert.
- Stellen Sie sich vor, wie eine hawaiische Blume duftet.

Jede dieser Empfindungen, ob angenehm oder unangenehm, erfunden oder real, verändert Ihren Körper. Werden die Sinne auf angenehme Weise stimuliert, setzt Ihr Körper gesundheitsfördernde Stoffe frei. Bei schädlichen oder negativen Eindrücken werden Stresshormone in Umlauf gebracht. Diese unterschiedlichen Stoffe können Ihren Körper nähren oder an ihm zehren. Ihr Nervensystem spielt dabei eine entscheidende Rolle. Es ist ein ganz erstaunlicher Apparat, der die Energien und Informationen, die Sie über Ihre Sinne aufnehmen, identifiziert, filtert und interpretiert – und entsprechend reagiert. Wenn Sie ein Neugeborenes schreien hören, verarbeitet Ihr Gehirn das sensorische Rohmaterial, identifiziert es als Schreien, deutet es als Ausdruck des Unbehagens und löst in Ihnen eine Reaktion aus. Diese neurophysiologischen Veränderungen wirken sich auf jede Zelle Ihres Körpers aus. Ihre Wahrnehmung, Ihre Emotionen und Gefühle produzieren chemische Botenstoffe, die Ihren Körper beeinflussen.

Ihre Gedanken und Worte sind also buchstäblich Fleisch geworden. Bei Stress setzen Sie Stoffe frei, die die Botschaft des Stresses verschlüsselt in sich tragen, und jede Zelle in Ihrem Körper empfängt diese Botschaft. Sind Sie dagegen fröhlich, produziert Ihr Körper Endorphine und Enzephaline, natürliche Glückshormone. Im Zustand innerer Ruhe und Ausgeglichenheit gleichen die freigesetzten Botenstoffe jenen Substanzen, die in Beruhigungsmitteln enthalten sind. Ihr Körper bringt also Ihre Erfahrungen zum Ausdruck.

In der Schwangerschaft bekommt Ihr ungeborenes Kind auf der Zellebene Ihre Erfahrungen und Empfindungen mit. Wie schon im ersten Kapitel besprochen, gibt es im Gebärmutterinneren viel zu hören und zu fühlen. All Ihre Eindrücke von der Welt dringen zu Ihrem Baby durch. Ihr ungeborenes Kind ist ein reaktionsfreudiges und anpassungsfähiges kleines Wesen. Es nimmt seine Umwelt viel bewusster wahr und reagiert direkter auf sie, als Wissenschaftler noch bis vor kurzem annahmen. Kursieren im Körper nicht allzu viele Stresshormone, dann arbeitet das Nervensystem des Babys gleichmäßig. Sind Sie ruhig und zentriert, kann Ihr Kind im Einklang mit seinem eigenen Biorhythmus wachsen und gedeihen.

Adrenalin, Noradrenalin, Oxytocin, Serotonin und die meisten anderen Botenstoffe werden über die Plazenta weitergeleitet und beeinflussen den Fetus. Sie lösen eine ganze Reihe von Reaktionen in Ihrem Körper und dem Ihres Kindes aus. Studien mit Ultraschallüberwachung zeigen, dass das Kind einer schwangeren Frau mit erhöhtem Puls und Strampeln reagiert, sobald die werdende Mutter eine stressige Situation erlebt und besorgt ist.

Bewusstheit ist der wichtigste Faktor, um Ihrem Kind eine nährende Umgebung zu schaffen. Statt unbewusst und wie auf Autopilot geschaltet zu leben, sollten Sie die Chance nutzen, die sich Ihnen durch die Schwangerschaft bietet: Nehmen Sie Ihre Umgebung und deren Auswirkungen auf Sie und Ihr ungeborenes Kind wahr. Lernen Sie, sich selbst zu nähren, indem Sie positive Erfahrungen suchen und Negatives möglichst meiden. Das erreichen Sie, indem Sie Ihren Körper mit jedem Ihrer fünf Sinne bewusst im Gleichgewicht halten.

ÜBUNG: DIE FÜNF SINNE STIMULIEREN

Halten Sie einen Augenblick inne und richten Sie Ihre Aufmerksamkeit auf das, was Sie um sich herum sehen. Nehmen Sie Farbe, Größe und Form der Gegenstände um sich herum wahr. Auch die Beschaffenheit der Objekte ist von Bedeutung. Schließen Sie nun Ihre Augen und erforschen Sie die Klänge und Geräusche um sich herum. Achten Sie auf jede Kleinigkeit. Spüren Sie dann, welche Stimulationen Ihre Haut über den Tastsinn gerade erfährt. Spüren Sie die Kleidung auf Ihrem Körper und wie Ihre Füße den Boden berühren. Streicheln Sie sanft über Ihren Arm und werden Sie sich der Empfindungen gewahr, die diese Berührung in Ihrem Körper auslöst. Atmen Sie tief ein und erschnuppern Sie, welcher Duft in der Luft liegt. Befeuchten Sie Ihre Lippen, ergründen Sie die Geschmäcke und Empfindungen im Mund. Durch diese Aufmerksamkeitsübung beleben Sie alle fünf Sinne.

Im alten Indien bekam einmal eine Gruppe von Medizinstudenten die Aufgabe herauszufinden, welche Dinge nach ayurvedischer Lehre keinen therapeutischen Nutzen brachten. Nur ein Student mit dem Namen Jivaka kehrte mit leeren Händen zurück. Er sagte, dass alles, worauf er seine Aufmerksamkeit richte, Körper und Geist beeinflusse. Das Singen der Vögel, eine Brise, die sein Gesicht umweht, das

Betrachten eines Sonnenuntergangs, der Geschmack eines Gewürzes, der Duft einer wohl riechenden Blume – all diese Erfahrungen hatten bei ihm einen therapeutischen Effekt und konnten deshalb als eine Art Medizin betrachtet werden. Jivaka hielt die Abschiedsrede seines Jahrgangs und wurde der Leibarzt des Buddha.

So nähren Sie sich und Ihr Kind mit Klängen

Die Klänge und Geräusche Ihrer Umgebung spielen eine wichtige Rolle für das Gleichgewicht Ihres Biorhythmus. Nährende Klänge sind für Sie genauso wichtig wie physische Nahrung. »Denken ist eine subtilere Form von Hören« – das wusste schon der Philosoph Martin Heidegger. Wir hören die von uns gedachten Gedanken, und wenn diese stark genug sind, fühlen wir sie auch. Gefühlte Gedanken heißen auch Emotionen. Denken Sie nur an das Wort *Mutter*. Zuerst hören Sie den Gedanken als Klang. Fast im selben Augenblick merken Sie, dass Sie die Emotion fühlen können, die das Wort *Mutter* in Ihnen auslöst. Wenn Sie nun Ihre Augen schließen und sich das Wort *Mutter* noch einmal vor Ihrem geistigen Auge vorstellen, dann können Sie ein mehr oder weniger deutliches Bild heraufbeschwören, das Ihr Geist mit dem Wort *Mutter* assoziiert.

Diese gedachten Klänge können die Empfindungen aller fünf Sinne in Ihnen heraufbeschwören. Denken Sie zum Beispiel an das Wort *Zitrone*. Wenn Sie ein Bild von dieser sauren Frucht vor sich entstehen lassen, dann zieht sich in Ihnen vielleicht schon alles zusammen, denn der Begriff allein ruft Ihnen bereits das benannte Objekt, seinen Geschmack und Ihre Reaktion darauf ins Gedächtnis. Der Gedanke nimmt Form an, und das Wort wird Wirklichkeit.

Versorgen Sie deshalb Ihr ungeborenes Kind regelmäßig mit einer gesunden Dosis nährender Klänge. Nehmen Sie sich Zeit und hören Sie inspirierende Musik. Der so genannte Mozarteffekt besagt, dass das Hören von klassischer Musik in der Schwangerschaft ein Kind intelligenter werden lässt. Über diese These lässt sich zwar streiten, doch es gibt gesicherte Informationen darüber, dass Musik Körper, Geist und Seele in Einklang bringt. Studien zeigen, dass sich mit gefälligen Klängen der Blutdruck senken, die Immunabwehr stärken und Angst verringern lässt.

Legen Sie sich eine eigene Auswahl mit heilender Musik zu. Nach der ayurvedischen Lehre gibt es drei verschiedene Arten, wie Sie aus dem Gleichgewicht geraten können. Übermäßige geistige Aktivitäten führen zu Ängstlichkeit und Schlaflosigkeit. In diesem Fall ist das *Vata* bzw. das Luft-Element im Ungleichgewicht. Ein zweites Ungleichgewicht resultiert aus einer hitzigen Art; man fühlt sich leicht irritiert, frustriert und ärgerlich. Dann ist das *Pitta* bzw. Feuer-Element aus dem Lot geraten. Oder man wird träge und stagniert, was zu Lethargie und Müdigkeit führt, dann befindet sich nach den Regeln des Ayurveda das *Kapha* bzw. Erd-Element nicht im Gleichgewicht.

Mithilfe von Musik können Sie in jedem dieser Gefühlszustände wieder ins Gleichgewicht kommen. Wenn Ihnen angst und bange ist oder Sie Probleme haben, wenn Ihr Geist in Aufruhr ist und Sie nachts nicht durchschlafen lässt, dann hören Sie liebliche, beruhigende Musik. Sind Sie reizbar und schlecht gelaunt, dann legen Sie Musik auf, die Ihr hitziges Gemüt zu besänftigen vermag. Fühlen Sie sich müde und lustlos, dann sollten Sie kräftigende Klänge auswählen, die Sie wieder aktiv werden lassen. Diese Melodien sind die idealen Begleiter beim Entspannen, beim Baden oder wenn Sie sich massieren lassen. Wenn Sie Ihre Lieblingsstücke dann zu anderen Zeiten hören, wecken Sie damit die Erinnerung an jene angenehmen und entspannenden Augenblicke, was Ihnen auch in der Schwangerschaft und während der Geburt hilft. Konkrete Anregungen für Musikstücke, die den drei ayurvedischen Elementen zugeordnet sind, finden Sie auf der folgenden Seite.

Auch die Geräusche der Natur wirken sich ausgleichend auf Körper und Geist aus und helfen Ihnen, tief im Inneren Frieden zu finden. Gehen Sie dort spazieren, wo Sie jene Klänge hören, die Sie an die zeitlose Intelligenz der gesamten Schöpfung und damit an das werdende Leben in Ihnen erinnern. Lauschen Sie, wie die Blätter im Wald rauschen, die Wellen des Ozeans gegen das Ufer branden, das Wasser in einem Fluss dahinströmt, ein Wasserfall sich in Kaskaden ergießt oder die Vögel an einem warmen Sommertag zwitschern. Nehmen Sie sich die Zeit, um den Klängen der Natur zu lauschen.

Bereits in der 16. Schwangerschaftswoche beginnt das Kind, auf Klänge ausserhalb des Mutterleibs zu reagieren. Mit 24 Wochen, wenn sich die Ohrstrukturen voll entwickelt haben, lauscht es seiner Umgebung schon fast den ganzen Tag.

Beeinflussen Sie aktiv, welche akustischen Erfahrungen Ihr ungeborenes Kind macht, indem Sie sich bewusst dazu entscheiden, sich und den Fetus mit nährenden akustischen Reizen zu umgeben. Bitten Sie auch Ihren Ehemann oder Partner, daran teilzuhaben. So kann er Ihnen und Ihrem Baby zum Beispiel Gedichte vorlesen oder Geschichten erzählen. Studien belegen, dass Neugeborene in den ersten

Stunden nach der Geburt auf die beruhigende Stimme des Vaters reagieren, wenn der Vater bereits mit dem Kind im Mutterleib gesprochen hat.

Geben Sie Ihrem ungeborenen Kind einen Kosenamen und reden Sie oft mit ihm. Rezitieren Sie Liebesgedichte, lesen Sie ihm inspirierende Geschichten vor und singen Sie ihm Schlaflieder. Am besten hören Sie selbst Lieder, die nach alter Erfahrung den Geist beflügeln. Dazu zählen gregorianische, vedische, hebräische oder keltische Gesänge, außerdem die Melodien der amerikanischen Ureinwohner oder Musik aus Hawaii.

Denken Sie jeden Tag daran, für eine kleine Weile den Geräuschen in Ihrer Umgebung zu lauschen und Ihre Gefühle dabei wahrzunehmen. Ihr ungeborenes Kind reagiert auf direkte und indirekte Weise auf die Geräuschkulisse um Sie herum. Wenn Sie durch Musik ein Gefühl von Wohlbefinden in Ihrem Körper erzeugen, schaffen Sie auch eine nährende Umwelt für Ihr Kind.

Musik-Empfehlungen für die Schwangerschaft

VATA

Beruhigend und entspannend

• Bruce & Brian Becvar	*Magic of Healing - Vata*
• Aeoliah	*Angel Love*
• Steven Halpren & Master Charles	*Collaborations into the Moment*
• Master Charles	*Om Mani Padme Hum*

PITTA

Besänftigend und kühlend

• Bruce & Brian Becvar	*Magic of Healing - Pitta*
• Flute for the Spirit	*Inner Flute*
• Wind Chimes and Bells	*Bamboo Waterfall*
• Enya	*Waterworks*

KAPHA

Stärkend und energetisierend

• Bruce & Brian Becvar	*Magic of Healing - Kapha*
• Deva Premal	*The Essence*
• Krishna Das	*Live on Earth*
• Bruce Springsteen	*The Rising*

So nähren Sie sich und Ihr Kind durch Berührungen

Die Haut ist unser größtes Sinnesorgan, sie kann sehr viel zur Förderung der Gesundheit beitragen. Ihre Oberfläche verfügt über tausende von Nervenrezeptoren, die heilende Impulse an Körper und Geist senden. Über den Tastsinn können Sie diese heilende Wirkung für sich und Ihr ungeborenes Baby nutzen. Durch Berührungen werden nämlich Botenstoffe mit entspannender und gesundheitsfördernder Wirkung freigesetzt. Werden Sie sanft gestreichelt oder von einem Therapeuten berührt, dann werden Sie ruhiger, der Kreislauf stabilisiert sich, und Ihr Körper setzt Glückshormone frei. Diese chemischen Substanzen, die dem Wohlergehen sehr zuträglich sind, gelangen in den Blutkreislauf von Mutter und Kind. Auch Massagen fördern die Immunabwehr und senken so die Anfälligkeit der Mutter für Erkältungskrankheiten und Grippe, außerdem fühlen sie sich einfach wunderbar an. Wenn Sie sich wohl und entspannt fühlen, profitiert davon auch Ihr ungeborenes Kind. Beim Entspannen spüren Sie vielleicht, dass Ihr Baby vor Genuss strampelt oder auch friedlich schlummert.

Studien belegen, dass schwangere Frauen, die sich regelmäßig massieren lassen, besser schlafen und weniger unter Ängsten und depressiven Verstimmungen leiden. Auch die Geburt verläuft problemloser, und bei diesen Frauen kommt es seltener zu Frühgeburten. Es gilt auch als erwiesen, dass Kinder von Müttern, die in der Schwangerschaft regelmäßig in den Genuss von Massagen kamen, in den ersten Wochen nach der Geburt weniger Probleme haben.

ÜBUNG: BAUCHMASSAGE

Legen Sie mehrmals täglich die Hände auf Ihren Bauch und senden Sie Ihrem Kind liebevolle, positive Gedanken. Stellen Sie sich vor, wie Sie Ihr schlafendes Baby in den Armen halten oder wie es in Ihrem Bauch strampelt. Massieren Sie sanft Ihren Bauch, während Sie liebevoll mit Ihrem Kind sprechen. Verbinden Sie sich über den Tastsinn mit Ihrem Baby, noch bevor Sie es in Ihren Armen halten.

Nährende Berührungen

Lassen Sie sich während der gesamten Schwangerschaft immer wieder auf nährende Weise von Ihrem Ehemann oder Partner, von Familienmitgliedern und Freunden berühren. Suchen Sie sich einen Masseur, der Erfahrung mit Schwangeren hat. Die heilende und besänftigende Wirkung von Berührungen können Sie sich außerdem selbst jeden Tag in Form einer Massage angedeihen lassen. Nach der ayurvedischen Lehre zählt die tägliche Selbstmassage zu den wichtigsten Bestandteilen eines gesundheitsfördernden Tagesablaufs. Führen Sie jeden Tag vor dem Baden oder Duschen das unten beschriebene Massageritual aus. Wenn Sie Probleme mit dem Einschlafen haben, dann legen Sie die Massage und das heiße Bad mit Aromaölen auf den Zeitpunkt vor dem Zubettgehen. Legen Sie für die Massage ein Handtuch oder eine Matte unter, damit Sie nicht ausrutschen, und entfernen Sie das Öl von Ihren Fußsohlen, bevor Sie wieder herumlaufen.

Die subtile Wirkung verschiedener Massageöle kann dazu beitragen, Geist und Körper wieder in Einklang zu bringen. Wärmere und schwerere Öle wie Sesam-, Walnuss- und Mandelöl beruhigen den Geist bei Vata-Störungen. Kühlende Öle wie Kokosnuss-, Oliven- und Avocadoöl besänftigen die Reizbarkeit von Menschen mit Pitta-Störungen. Leichtere Öle wie Sonnenblumen-, Distel- und Senföl helfen, den Kreislauf anzukurbeln und Stauungen aufzulösen, die von Kapha-Störungen herrühren. Biologische Pflanzen-, Nuss- oder Samenöle schließlich nähren und besänftigen das Gewebe.

Auch die Art und Intensität der Massagegriffe wirkt sich auf das Ergebnis der Massage aus. Fühlen Sie sich ängstlich oder schlafen Sie schlecht, dann wenden Sie am besten kräftige, erdende Massagegriffe an. Für erhitzte, irritierte Gemüter eignet sich ein weicherer Griff. Und wenn Sie das Gefühl haben, dass Sie verstopft und aufgedunsen sind, dann massieren Sie sich wirklich kräftig. Hören Sie auf die Bedürfnisse Ihres Körpers und bleiben Sie während der Massage bewusst bei der Sache, dann können Sie nichts falsch machen.

Fünf- bis zehnminütige Selbstmassage

Erwärmen Sie die Ölflasche unter heißem Wasser. Geben Sie ein wenig Öl in die Hände und massieren Sie damit kräftig Ihre Kopfhaut. Behandeln Sie die gesamte Kopfhaut mit kleinen, kreisenden Bewegungen, so als würden Sie Ihr Haar shamponieren. Schließen Sie die Augen und genießen Sie die eintretende Entspannung.

Dann behandeln Sie Gesicht und Ohren. Massieren Sie sich zunächst sanft an der Rückseite der Ohren. Laut der ayurvedischen wie auch der traditionellen chinesischen Medizin enden an den Ohren zahlreiche empfindliche Nerven, die bis in den ganzen Körper reichen. Deshalb haben Massagen am Ohr eine besonders beruhigende Wirkung. Tragen Sie nun etwas mehr Öl auf Ihre Hände auf und streichen Sie mit sanften, kreisenden Bewegungen über Schläfen, Stirn, Augenbrauen, Nase, Wangen, Kinnpartie und Mund. Massieren Sie dann Ihren Hals vorne, hinten und an den Außenseiten.

Als Nächstes massieren Sie die Arme von oben nach unten, und zwar mit kreisenden Bewegungen an den Gelenken und mit Auf- und Abbewegungen an den langen Knochen: Tragen Sie das Öl mit kreisenden Bewegungen auf die Schultern auf, streichen an den Oberarmen auf und ab, mit kreisenden Bewegungen massieren Sie die Ellbogen, dann wieder auf- und abstreichend an den Unterarmen und kreisend an den Handgelenken. Schließlich massieren Sie jeden Finger von der Handinnenfläche aus bis in die Fingerspitzen.

Gehen Sie mit Ihrem Rumpf besonders liebevoll um. Streichen Sie in großen Kreisen über Brüste, Bauch und Unterleib. Beim Massieren des Bauches legen Sie

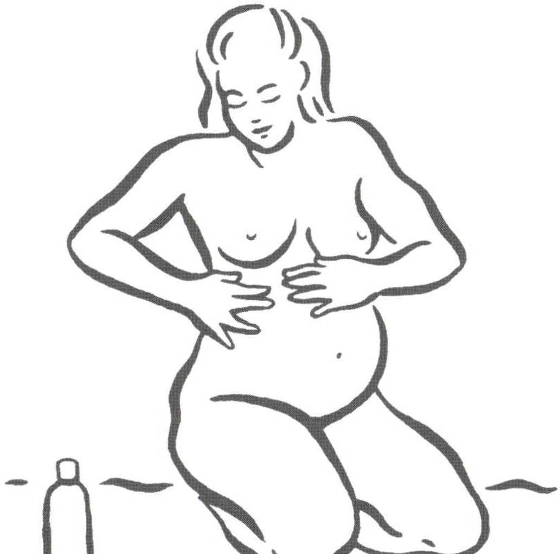

Ihre Hände auf den Unterleib und senden Liebe und Zärtlichkeit an Ihr heranwachsendes Kind. Tragen Sie das Öl nun etwas großzügiger auf und massieren Sie Ihren Rücken so gut wie möglich. Bitten Sie Ihren Partner, jene Stellen zu massieren, die Sie selbst nicht erreichen.

Schließen Sie die Behandlung an den Beinen und Füßen ab. Massieren Sie Ihre Beine genauso wie Ihre Arme. Sie beginnen mit kreisenden Bewegungen an den Hüften, fahren mit Auf- und Abbewegungen an den Oberschenkeln fort, umkreisen dann die Knie und streichen die Unterschenkel auf und ab. Die Knöchel massieren Sie ganz sanft im Kreis. Dann behandeln Sie die Füße mit kräftigen Auf- und Abbewegungen, streichen die Zehen aus und ziehen zum Schluss an jedem Zeh.

Falls möglich, lassen Sie das Öl nun einziehen. Eine dünne Ölschicht schützt und nährt die Haut und hilft ihr, die Muskeln tagsüber warm zu halten. Wenn Sie nach der Massage duschen, sollten Sie eine milde Seife benutzen.

Ein- bis zweiminütige Minimassage

Wenn Sie für eine komplette Körpermassage keine Zeit haben, sollten Sie sich zumindest diese Minimassage gönnen. Sie konzentriert sich auf Kopf und Füße, die beim Massieren am wichtigsten sind.

Reiben Sie Ihre Kopfhaut mit warmem Öl ein. Dabei wenden Sie die oben beschriebenen sanften, kreisenden Bewegungen an. Massieren Sie dann mit der Handinnenfläche Ihre Stirn von einer Seite zur anderen, danach behandeln Sie Ihre Schläfen ebenfalls sanft mit kreisenden Bewegungen. Nun massieren Sie liebevoll Ihre Ohrmuscheln, dann Ihren Hals vorne und hinten.

Nehmen Sie etwas mehr Öl und behandeln Sie anschließend beide Füße nacheinander jeweils mit beiden Händen. Arbeiten Sie zuerst das Öl mit Ihren Fingerspitzen in die Zehen ein und massieren Sie dann Ihre Fußsohlen mit kräftigen Auf- und Abbewegungen der Handinnenflächen. Danach bleiben Sie ein paar Sekunden entspannt sitzen und lassen das Öl in die Haut einziehen. Zum Schluss waschen Sie sich oder duschen wie gewohnt.

Massage des Damms

Der Damm zählt zu den Strukturen rund um den Beckenboden und erstreckt sich vom Schambein vorne bis zum Steißbein am Ende der Wirbelsäule. Das weiche Gewebe rund um den Damm wird bei der Geburt elastisch und weich, doch Sie sollten bereits vier bis sechs Wochen vor dem errechneten Niederkunftstermin damit beginnen, diesen Bereich sanft mit Öl zu massieren und ihn so auf die Geburt vorbereiten. Damit verringern Sie das Risiko eines Dammrisses oder einer Verletzung. Außerdem heilt das Gewebe nach der Geburt wieder leichter, und Sie machen sich bereits jetzt mit dem Gefühl vertraut, dass sich der Damm dehnt. Massieren Sie den Damm einmal täglich.

Entspannen Sie sich, nehmen Sie ein warmes Bad oder wärmen Sie den Damm mit warmen Kompressen vor. Reiben Sie das Öl ins Gewebe zwischen Vagina und After ein. Führen Sie einen Finger drei bis vier Zentimeter in die Vagina ein und dehnen Sie vorsichtig und gefühlvoll das Gewebe. Sie können auch zwei Finger oder beide Daumen einführen. Dehnen Sie so lange, bis Sie ein leichtes Ziehen oder Brennen spüren, dann halten Sie die Dehnung zwei bis drei Minuten und massieren den Dammbereich sanft.

So nähren Sie sich und Ihr Kind mit dem, was Sie sehen

Sie sind für Ihr Kind das Fenster zur Welt. Alles, was Sie sehen, beeinflusst Ihren Körper und Ihr Ungeborenes. Wenn Sie Ihrem Partner liebevoll in die Augen schauen und Sie dabei angenehme Gefühle haben, dann leiten Sie diese Empfindungen an Ihr Kind weiter. Wenn Sie sich am Spiel von Kindern erfreuen oder Zeuge eines atemberaubenden Sonnenuntergangs werden, dann bewegt sich etwas in Ihnen. Studien zeigen, dass visuelle Erfahrungen die Ausschüttung von Botenstoffen im Körper auslösen, die uns aufheitern oder depressiv machen können. Bei Medizinstudenten, denen man Videos mit Gewaltszenen zeigte, arbeitete das Immunsystem nicht mehr so gut. Beim Betrachten von Bildern mit gefühlvollen Handlungen wurde das Immunsystem stimuliert. Wer darauf achtet, was er sieht, beeinflusst damit die Chemie seines Körpers. Vermeiden Sie so weit wie möglich nervenaufreibende visuelle Erfahrungen wie zum Beispiel Grusel- oder Gewaltfilme oder befremdliche Fernsehshows. Wählen Sie erfreuliche visuelle Eindrücke aus.

Achten Sie beim morgendlichen Aufwachen auf die Dinge um Sie herum, die Ihnen als Erstes ins Auge fallen. Sind die ersten optischen Eindrücke des Tages für Sie erfreulich oder eher nicht?

Bleiben Sie den ganzen Tag über der Bilder gewahr, die Sie sehen. Machen Sie sich bewusst, wie diese auf Sie wirken. Vor dem Zubettgehen betrachten Sie den

Himmel mit Mond und Sternen und der ganzen Galaxie. Tauchen Sie bei diesem Anblick in die entsprechenden Körperempfindungen ein. Schließen Sie Ihre Augen, und achten Sie nun auf Ihren Gefühlszustand.

Bauen Sie aufmunternde visuelle Impressionen in Ihren Tagesablauf ein. Spazieren Sie durch Gärten und verbringen Sie Zeit am See oder Strand. Achten Sie darauf, jeden Tag etwas Zeit in der Natur zu verbringen. Wenn Sie durch die Natur streifen, dann erfreuen Sie sich am Anblick üppiger Pflanzen und prachtvoller Bäume. Betrachten Sie die Farben, Formen und die Beschaffenheit von allem um Sie herum. Menschen, Gegenstände und Ereignisse »da draußen« werden so Teil dessen, was wir »da drinnen« sind.

Menschen sind visuell ausgerichtet. Die Art, wie wir das Gesehene deuten, beeinflusst ganz erheblich unser Wohl- oder Unbehagen. Im Mutterleib sind die Erfahrungen des Babys zwar noch begrenzt, doch es gibt Anhaltspunkte dafür, dass ein Neugeborenes visuelle Informationen bereits kurz nach der Geburt aufnehmen und verarbeiten kann.

Mit 13 Wochen sind die Augen des Fetusses bereits gut entwickelt. Seine Augenlider bleiben nun geschlossen bis zum siebten Schwangerschaftsmonat, in dem sie sich wieder öffnen.

In den 1970er-Jahren führte der Forscher T. G. R. Bower eine faszinierende Studie durch, die bewies, dass nur wenige Stunden alte Neugeborene lieber in das Gesicht der Mutter sahen als in das einer anderen Frau. Für diese Studie wurden einem Kind, das an einem Schnuller nuckelte, auf einem Videoschirm jeweils zwei Frauengesichter gezeigt. Saugte das Neugeborene auf die eine Art, erschien eine unbekannte Frau. Saugte es auf eine andere Art, erschien das Bild der Mutter. Nach einer gewissen Zeit des Schauens und Saugens saugten die Neugeborenen mehr in der Art, die das Gesicht der eigenen Mutter auf dem Bildschirm erscheinen ließ. Es stellt sich die Frage, ob ein Baby sich das Gesicht seiner Mutter aufgrund der Klänge und Empfindungen im Mutterleib vorzustellen beginnt. Vielleicht geschieht dies so, als würden wir als Erwachsene uns vorstellen, wie die Person aussieht, mit der wir gerade telefonieren oder deren Stimme wir im Radio hören. Wir verwandeln das Gehörte in Bilder und vielleicht macht es das Ungeborene genauso. Es gibt viele Gründe dafür, weshalb Sie so oft wie möglich das sehen sollten, was Sie auch für Ihr Kind als förderlich empfinden, und sich keinen Bildern aussetzen sollten, vor denen Sie Ihr Kind schützen möchten. Das trägt zum Wohle Ihres Babys bei.

So nähren Sie sich und Ihr Kind durch das, was Sie schmecken

Wir alle haben einen ganz natürlichen Drang, die Welt zu erforschen, indem wir Dinge in den Mund stecken, um ihnen durch Probieren auf den Grund zu gehen. Kleinkinder geben dieser Neigung in der oralen Phase nach. Über die Jahrmillionen der Evolution hinweg haben Menschen auf diese Weise gesunde, nährende Nahrungsquellen aufgespürt. Mit unserem Geschmackssinn beurteilen wir das nährende Potenzial von allem, was den Mund passiert. Bereits der Geschmack gibt Hinweise darauf, ob ein Lebensmittel unser Wohlergehen fördert oder nicht. Hat eine potenzielle Nahrungsquelle einen angenehmen Geschmack, wird dem Gehirn dadurch vermittelt, dass mehr davon dem Körper gut tut. Schmeckt sie schlecht, dann bedeutet dies, sie stehen zu lassen. Auf diese Weise haben Menschen auf der ganzen Welt und aus allen Kulturen nährende Lebensmittel identifiziert, die zu wichtigen Bestandteilen ihrer täglichen Nahrung wurden.

Neben dem Atmen ist Essen unsere wichtigste Körperfunktion. Unsere Geschmacksknospen haben ausgesprochen empfindliche Rezeptoren, die den Körper bei der Umwandlung von Nahrung in Energie unterstützen.

Oft ändern die Menschen ihre Ernährung. Sie halten sich an die neuesten Empfehlungen von Ernährungsexperten, die dazu raten, die Anteile an Kohlenhydraten, Proteinen und Fetten zu variieren. Aus ayurvedischer Sicht muss Ernährung jedoch kein schwieriges Thema sein. Die Natur hat unsere Nahrung in intelligente Päckchen aufgeteilt, die die nötige Energie liefern, um einen gesunden Körper zu schaffen und ihn auch gesund zu erhalten. Dieses Wissen ist für den guten Verlauf einer Schwangerschaft besonders wichtig. Deshalb haben wir dem Thema Ernährung ein eigenes Kapitel (Kapitel 3) gewidmet.

So nähren Sie sich und Ihr Kind durch das, was Sie riechen

Der Geruchssinn entwickelt sich als einer der ersten Sinne. Er ist eng verbunden mit Erinnerungen und Emotionen. Das feine Aroma von Plätzchen aus dem Ofen oder der betörende Duft von Flieder im Park kann in uns zahlreiche Bilder, Erinnerungen und Emotionen aus der Vergangenheit wachrufen. Wir sind uns dessen zwar nicht immer bewusst, doch das Gehirn nimmt sämtliche dufttragenden Moleküle in unserer Umgebungsluft wahr. Aromen liefern Informationen über die Umgebung und wirken sich ganz subtil auf unsere Stimmungen, unser Verhalten und unser Energieniveau aus.

Unser Gehirn verarbeitet und reagiert auf Geruchsinformationen über das limbische System. Dieser Schaltkreis koordiniert die grundlegenden physiologischen Funktionen, die Appetit, sexuelle Lust, Blutdruck, Puls, Schlafzyklen, Gedächtnis und Emotionen steuern. Der Geruchssinn spielt bei diesen Funktionen eine äußerst wichtige Rolle, da bei den meisten höher entwickelten Tierarten der Geruch dazu dient, um gesunde Nahrungsquellen und Partner für die Fortpflanzung zu finden, um Reviergrenzen zu markieren und zu erkennen, ob in der Nähe Feinde lauern. Menschen sind zwar weniger als viele andere Tiere auf ihren Geruchssinn ausgerichtet, doch auch wir reagieren noch sehr ursprünglich und deutlich auf unangenehme oder angenehme Gerüche.

Das olfaktorische System bildet sich in seinen Grundzügen bereits in der sechsten Schwangerschaftswoche heraus. Es ist zwar nicht bekannt, wie schnell und gut ein Fetus Gerüche tatsächlich wahrnehmen kann, doch wir wissen, dass ein Kind unmittelbar nach der Geburt bekannte Gerüche und Düfte identifizieren kann.

Jeden Tag erleben Sie die Welt über Ihren Geruchssinn. Schließen Sie einen Augenblick lang Ihre Augen und überlegen Sie, ob Sie sich die unterschiedlichen Gerüche ins Gedächtnis rufen können, von denen Sie heute umgeben waren. Vielleicht erinnern Sie sich an einige erfreuliche und andere weniger angenehme. Achten Sie dabei darauf, wie Sie sich fühlten, als Sie von diesen Gerüchen umgeben waren. Ganz allgemein kann man sagen, dass angenehme Aromen ausgleichend und anregend wirken, unerfreuliche Gerüche können aufregen, schlechte Laune verursachen oder an den Kräften zehren.

In der Schwangerschaft sollten Sie ganz bewusst ausgleichende, nährende Aromen für sich wählen. Es gibt zwei wichtige Methoden, wie Sie Aromen zur Förderung Ihres Wohlbefindens einsetzen können. Wenn Sie meditieren, in einer Yogastellung entspannen, sanfte Musik hören oder sich massieren lassen, dann versprühen oder verdampfen Sie beruhigende Düfte wie Lavendel, Geranie oder Wacholder im Raum. Mit der Zeit assoziiert Ihr Gehirn den Geruch mit der Erfahrung, sodass Sie in anderen Situationen nur den Duft einzuatmen brauchen, und schon fühlen Sie sich entspannter. Die zweite Art besteht darin, sich die besonderen therapeutischen Eigenschaften von ätherischen Ölen zu Nutze zu machen. Diese Öle werden aus den verschiedenen Bestandteilen von Blumen, Früchten, Kräutern und Bäumen gewonnen und wirken auf unterschiedliche Weise auf unser Nervensystem. Ätherische Öle werden manchmal auch als Pflanzenseele bezeichnet und spielen in den Heilsystemen auf der ganzen Welt eine wichtige Rolle. Im Ayurveda kommen Düfte wegen ihrer medizinischen und spirituellen Eigenschaften zum Einsatz. Wir empfehlen Ihnen, immer ein Fläschchen mit einem von Ihnen favorisierten ätherischen Öl dabeizuhaben, sodass Sie jederzeit von seinen therapeutischen Eigenschaften profitieren können.

In der Tabelle sind ätherische Öle mit beruhigender, besänftigender und kräftigender Wirkung für Körper und Geist aufgelistet, die Sie auch in der Schwangerschaft gefahrlos verwenden können. Dabei wird die Einteilung in die Gruppen durch die spezielle Wirkung der einzelnen Öle ergänzt.

Ätherische Öle

Öl	**Wirkung**
Beruhigend und erdend	
• Kamille	verdauungsfördernd
• Geranie	stimmungsaufhellend
• Lavendel	schmerzlindernd
• Vanille	schlaffördernd
Besänftigend und kühlend	
• Jasmin	stimmungsaufhellend, entzündungshemmend
• Neroli	verdauungsfördernd, erfrischend
• Patschuli	erdend, hautverjüngend
• Mandarine	beruhigend, besonders für das Nervensystem
Kräftigend und reinigend	
• Zimt	anregend, gegen Blähungen
• Ingwer	verdauungsanregend, gegen Übelkeit
• Wacholder	klärt den Geist, fördert das Grundvertrauen
• Muskatellersalbei	gegen Schwellungen, entgiftend

ÜBUNG: MIT AROMAÖLEN ENTSPANNEN

Wählen Sie aus den oben genannten ätherischen Ölen eines mit besänftigender Wirkung aus. Machen Sie es sich an einem Ort bequem, an dem Sie sich hinlegen und entspannen können, oder nehmen Sie ein heißes Bad. Zerstäuben Sie nun das ätherische Öl in der Luft oder geben Sie einige Tropfen davon in die Duftlampe oder mit etwas Sahne vermischt in das Badewasser.

Sobald Sie eine bequeme Position eingenommen haben, schließen Sie Ihre Augen und spüren Ihrem Atem nach. Achten Sie auf Ihre Körperempfindungen. Sie spüren, wie Sie bis in den Bauch hinab einatmen und wie der Duft des Öls Sie umschmeichelt. Atmen Sie ein. Der Duft lässt Sie immer tiefer entspannen. Spüren Sie, wie die Energie des Öls Spannungen oder Widerstände in Ihrem Körper auflöst. Atmen Sie Entspannung ein und Anspannung aus. Mit dem nächsten Atemzug wandern Sie mit Ihrem Bewusstsein zum Kronenchakra am höchsten Punkt des Kopfes. Beim Ausatmen entspannen Sie sich von dort aus über den ganzen Körper bis in die Zehenspitzen. Spüren Sie, wie sich Ihre Muskeln mit jedem Atemzug mehr entspannen. Fahren Sie damit einige Minuten lang fort: Atmen Sie bis zum höchsten Punkt an Ihrem Kopf ein und dann bis in die Zehen hinab aus.

Lenken Sie dann Ihre Aufmerksamkeit zu Ihrem Bauch und fühlen Sie das Kind darin. Atmen Sie das Gefühl von Frieden in Ihren Bauch und entspannen Sie beim Ausatmen zusammen mit Ihrem Baby.

Treffen Sie eine bewusste Wahl

Sie sind die Summe all Ihrer Entscheidungen. Was Sie auswählen, bestimmt grundlegend Ihre sensorischen Erfahrungen – also was Sie hören, fühlen, sehen, schmecken und riechen. Wenn Sie in Kontakt mit den inneren Erfahrungen stehen, die Sie über Empfindungen von der Welt gewonnen haben, sind Sie auch mit der Essenz Ihres Lebens in Kontakt. Jede Erfahrung wirkt sich auf Ihren Körper aus. Alles, was Ihnen in Ihrem Leben widerfahren ist, wird vom Körper aufgezeichnet, und so verändert sich Ihr Körper mit jeder neuen Erfahrung. Je bewusster Sie also Ihre Erfahrungen auswählen, desto bewusster erschaffen Sie sich Ihren Körper.

Schwangerschaft ist nicht einfach etwas, was mit Ihnen geschieht; in dieser Zeit entfaltet sich das Leben auf wundersame Weise in Ihnen, und Sie wirken daran mit. Neun Monate lang sind Sie die Umwelt für Ihr ungeborenes Kind, und jede Ihrer Erfahrungen betrifft auch Ihr Baby. Tief in Ihrem Inneren wissen Sie das zwar schon, weil auch Sie dies schon als Ungeborenes im Mutterleib erlebten. Nun können Sie diese Informationen ganz bewusst auf geistiger Ebene erfassen. Nutzen Sie sie, um Ihrem Kind einen magischen Anfang zu ermöglichen.

Aufmerksames Handeln

- Lesen Sie Ihrem Baby täglich erhebende Geschichten oder Liebesgedichte laut vor und hören Sie schöne, entspannende Musik.
- Massieren Sie sich jeden Tag vor dem Baden oder Duschen mit Öl.
- Verdampfen Sie beim Musikhören, Baden oder Meditieren ein ätherisches Öl, und schaffen Sie so eine Assoziation zwischen dem Duft und dem entspannten Bewusstseinszustand.

* * *

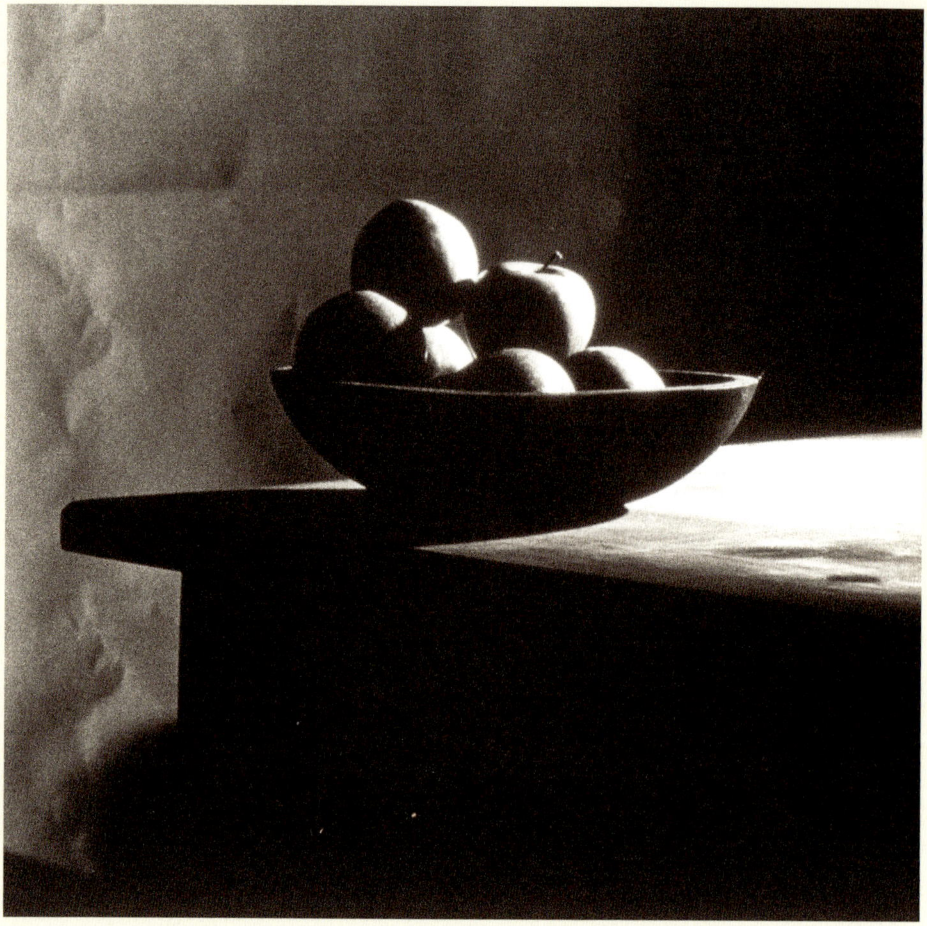

Aus der kosmischen Intelligenz entstand das Weltall,
aus dem Weltall die Luft,
aus der Luft das Feuer,
aus dem Feuer das Wasser,
aus dem Wasser die Pflanzen,
aus den Pflanzen unsere Nahrung
und aus der Nahrung entwickelte sich der menschliche Körper,
Kopf, Arme, Beine und Herz.

Taittiriya Upanishad

KAPITEL 3

Essen für zwei

* * *

Von frühester Kindheit an werden wir mit Informationen rund um das Thema Essen regelrecht bombardiert. Zusätzlich zu dem, was uns unsere Eltern vermitteln, werden wir mit Werbung aus Fernsehen, Radio, Zeitschriften und Zeitungen überschüttet, die zum Ziel hat, unsere Essgewohnheiten zu beeinflussen. In Anbetracht dieser Flut an Ratschlägen verwundert es nicht, dass viele nicht mehr so recht wissen, was sie nun eigentlich essen sollen. Es erstaunt auch nicht, dass Übergewicht in unserer Gesellschaft epidemische Ausmaße angenommen hat und viele Menschen den Kontakt zu ihrer naturgegebenen Körperintelligenz verloren haben.

Nach der ayurvedischen Lehre wirkt die Weisheit der Natur in jeder Körperzelle, und wer auf die Botschaften des Körpers hört, der ernährt sich automatisch gesund und ausgewogen. Im Ayurveda geht man also davon aus, dass die Natur direkt zu uns spricht. Unsere Sinne entstanden, damit wir die nährenden Dinge in der Welt erkennen. Unsere Fähigkeit, mögliche Nahrungsquellen zu schmecken, zu riechen und zu sehen, weist uns auf ganz natürliche Art den Weg, welche Nahrung wir bevorzugen und welche wir reduzieren sollten. Wenn Sie bewusst auf den Geschmack, die Aromen und Farben in der Nahrung achten, dann gehen Sie damit sicher, dass Sie jene Produkte zu sich nehmen, die Sie für sich und die Gesundheit Ihres ungeborenen Kindes benötigen.

Die Ayurveda lehrt also, dass Ernährung mehr umfasst als nur das, was Sie an Proteinen, Kohlenhydraten und Fetten zu sich nehmen. Ernährung ist der Vorgang, durch den Mutter Natur Energie und Informationen in Pflanzen, Getreide, Früchte und Nüsse packt, welche Menschen und Tiere wiederum in die Energien und Informationen ihres Körpers verstoffwechseln. Grundsätzlich ist Nahrung zu Materie verdichtetes Sonnenlicht.

In einer alten vedischen Lobpreisung heißt es: »Nahrung ist Brahman«, was so viel bedeutet wie »Nahrung ist Intelligenz«. Wenn wir Nahrung zu uns nehmen, die aus der Verbindung von natürlichem Sonnenlicht, fruchtbarem Boden, reinem Wasser und sauberer Luft entstand, dann nähren wir damit Körper, Geist und Seele. Wir erkennen automatisch den Zusammenhang zwischen Nahrung und unseren Herzen und Seelen. Das bezeugt auch unsere Sprache, in der Geschmäcke und einzelne Nahrungsmittel oft Metaphern sind für Gefühle und Emotionen. Wir verwenden Ausdrücke wie »süße Liebe«, »in den sauren Apfel beißen« oder »scharfer Ton«. Unsere wahren Emotionen beschreiben wir als »Bauchgefühle« und sagen unseren Kindern, sie seien »zum Fressen« süß.

Man kann es schon fast magisch nennen, wie der Körper sich aus Nahrung erschafft. Im Ayurveda heißt es, der Körper sei von Nahrung umhüllte DNA. Die DNA von Ihnen und Ihrem Partner verbindet sich zu Ihrem Baby und bildet die Grundlage, um Energie und Informationen aus der Umwelt in den physischen Körper Ihres Kindes einzuweben. Wenn Sie sich zum Beispiel ein mehrgängiges italienisches Menü schmecken lassen, dann enthalten Minestrone, Knoblauchbrot, Pasta, Tomatensauce und Tiramisu Energie in Form von Kalorien und Informationen in Form von Vitaminen, Mineralien, Spurenelementen und natürlichen Stoffen. Sie verdauen diese Energie und Information, nehmen sie auf und verstoffwechseln sie zur Intelligenz Ihres Körpers.

Gleichzeitig filtert Ihr ungeborenes Kind die Nahrungsinformationen aus Ihrem Blutstrom heraus und verstoffwechselt sie in seinem sich entwickelnden Körper. Die Karotinmoleküle aus der Möhre in Ihrer Suppe werden so Bestandteil der Augennetzhaut Ihres Kindes. Essenzielle Fettsäuren aus dem Olivenöl in der Tomatensauce bilden die Zellwände seiner Leber. Der Körper Ihres Kindes setzt sich also aus der Nahrung zusammen, die Sie zu sich nehmen. Das ganze Leben über sollte man sich gesund, ausgewogen und schmackhaft ernähren, doch in der Schwangerschaft ist das natürlich ganz besonders wichtig. Zum Glück ist das mit ein klein wenig Aufmerksamkeit leicht möglich. Die Grundregeln sind ganz einfach: Essen Sie über den Tag verteilt Nahrungsmittel aus den sechs Geschmacksrichtungen, die Ihre Geschmacksknospen unterscheiden können, und von den sieben Hauptfarben, die Ihre Augen sehen können. Wer auf die sechs Geschmacksrichtungen und sieben Farben achtet, ernährt sich lecker und vollwertig.

Die sechs Geschmacksrichtungen

Aus ayurvedischer Sicht kann jede potenzielle Nahrungsquelle einer oder mehreren von sechs Geschmacksrichtungen zugeordnet werden. Diese sind: süß, sauer, salzig, scharf, bitter und herb/zusammenziehend. Die Grundregel besteht darin, täglich Nahrungsmittel aus allen Geschmacksrichtungen zu sich zu nehmen, und zwar ganz egal, ob Sie nun schwanger sind oder nicht. Wenn Sie dies befolgen, stellen Sie sicher, dass das Verhältnis zwischen Kohlenhydraten, Proteinen und Fetten ausgeglichen ist und Sie eine ausreichende Menge an lebenswichtigen Vitaminen und Mineralien aufnehmen. Abwechslung ist also der Schlüssel zu einer gesunden, ausgewogenen Ernährung. Im Folgenden betrachten wir die einzelnen Geschmacksrichtungen des Ayurveda im Detail.

Süß

Wer auf seinen Körper hört, der fühlt sich in der Schwangerschaft automatisch zu süßen Speisen hingezogen. Das heißt nicht, dass Sie große Mengen von raffiniertem Zucker zu sich nehmen sollen. Jedes nährende, sättigende Lebensmittel enthält auch süße Bestandteile. Süße kommt typischerweise in Nahrungsmitteln vor, die Körpermasse aufbauen. Eine große Zahl der süßen Nahrungsmittel liefert viel Energie, aber wenig Information, das gilt vor allem, wenn der Anteil an raffiniertem Zucker oder an Weißmehl hoch ist. Die Energie von Nahrungsmitteln wird in Kalorien gemessen, die sich in Kohlenhydraten, Eiweiß (Protein) und Fett befinden: Ein Gramm Kohlenhydrat und Eiweiß enthält etwa vier Kalorien, während ein Gramm Fett neun Kalorien enthält.

Zu den im oben beschriebenen Sinne süßen Nahrungsmitteln zählen Milch, Käse, Butter, Nüsse, Tofu, Brot, Pasta, Getreide, stärkehaltige Gemüsesorten, süße Früchte, Öle sowie alle tierischen Produkte. Abgesehen von ihrem aufbauenden Effekt, wirken süße Nahrungsmittel besänftigend und machen das Gewebe weich. Werfen Sie in der Schlange an der Kasse einen Blick in Ihren Einkaufswagen, und Sie werden sehen, dass die süßen Nahrungsmittel den Hauptbestandteil einer gesunden Ernährung ausmachen. Eine gesunde, ausgewogene Mischung an Nahrungsmitteln ist in dieser Kategorie besonders wichtig, damit Ihr Kind auch die nötige Menge an Eiweißen, essenziellen Fettsäuren und Kalorien bekommt.

Sauer

Der saure Geschmack kommt vor allem in organischen Säuren vor. Zu den Vertretern des Sauren gehören Zitronen- und Ascorbinsäure, die in Zitrusfrüchten, Beeren und Tomaten vorkommen, Milchsäure, die in Käse und Joghurt enthalten ist, sowie Essigsäure, die in süßsauren Lebensmitteln und Salatdressings vorkommt. Saure Speisen sind verdauungsfördernd, regen den Appetit an und helfen mit, dass die Nahrung zügig den Verdauungstrakt passiert. Zu einer gesunden Ernährung gehört also, regelmäßig Saures zu sich zu nehmen, vor allem in Form von Früchten, Beeren und Tomaten. Süße Früchte wie Äpfel, Aprikosen, Trauben, Pflaumen und Ananas geben Ihnen ebenfalls Saures. In sauren Früchten steckt ein hoher Anteil an Vitamin C und Flavonoiden, die die gesunde Zellentwicklung fördern und das Immunsystem stärken.

Salzig

Vor Jahrmillionen entsprangen wir dem Meer. Das Salzige erinnert an das Meer, und daher haben wir einen natürlichen Impuls, unsere Nahrung mit Salz anzureichern. In der westlichen Welt bekommen Sie wahrscheinlich eher zu viel als zu wenig Salz ab. Allerdings könnte unser Körper seine Funktionen ohne eine tägliche Ration Natriumchlorid nicht aufrechterhalten. Neben Tafelsalz, das Sie nur sparsam verwenden sollten, kommt Salz auch in Sojasauce, Meeresfrüchten und Algenprodukten vor. Salzige Nahrungsmittel speichern Wasser im Körper, fördern die Verdauung und wirken leicht beruhigend und abführend.

Scharf

Ein scharfer Geschmack verbirgt sich meist hinter Ausdrücken wie »kräftig« oder »würzig«. Die Schärfe stammt aus den ätherischen Ölen, die die Schleimhäute stimulieren und die reich an Antioxidanzien sind. Der scharfe Geschmack regt die Verdauung an, lindert Übelkeit, reinigt die Nasennebenhöhlen und die Atemwege und wirkt leicht abführend.

Viele Nahrungsmittel enthalten Schärfe - zum Beispiel Zwiebeln, Lauch, Knoblauch, Frühlingszwiebeln, Schnittlauch, Rettich und Chilischoten. Viele von ihnen senken den Cholesterinwert im Blut und den Blutdruck und stärken die Immunabwehr. Auch zahlreiche Küchengewürze wie Nelken, Zimt, Cayennepfeffer, schwarzer Pfeffer, Thymian, Oregano, Rosmarin, Basilikum und Muskatnuss sind leicht bis mittelscharf, fördern den Geschmack der Speisen und sind zusätzlich gesundheitsfördernd. Im Westen fehlt es der täglichen Nahrung tendenziell eher an Schärfe. Es ist jedoch belegt, dass es gut für unsere Geschmacksknospen und den Körper ist, den Speisen etwas Würze zu verleihen.

Bitter

Der bittere Geschmack findet sich in grünen und gelben Gemüsesorten. Wir empfinden sie als bitter, weil sie spezielle Rezeptorzellen auf der Zunge stimulieren, die die Werte bestimmter Stoffe in der Nahrung überwachen. Viele der wichtigsten gesundheitsfördernden Pflanzenbestandteile, die auch als Phytonährstoffe (»phyto« ist das griechische Wort für »Pflanze«) oder sekundäre Pflanzenstoffe bezeichnet werden, haben einen bitteren Geschmack. Dazu zählen Substanzen wie Flavonoide, Polyphenole und Terpene, die Krankheiten abwehren, das Immunsystem stärken und das Wachstum fördern.

Zu den bitteren Nahrungsmitteln gehören Brokkoli, Mangold, Auberginen, Spinat und Zucchini. Grüne Blattgemüse gelten als bitter, ebenso viele bekannte Küchen- und Medizinkräuter wie Dill, Bockshornklee, Salbei und Kamille. Der bittere Geschmack regt die Verdauung an und entgiftet den Körper.

Herb/zusammenziehend

Herbe Nahrungsmittel bewirken, dass sich die Schleimhäute zusammenziehen und leicht austrocknen. In der westlichen Ernährungslehre kommt das Herbe als separate Geschmacksrichtung normalerweise gar nicht vor, doch die chemischen Stoffe, die das Zusammenziehen der Schleimhäute verursachen, wirken sich auf vielerlei Weise positiv auf die Gesundheit aus. Zu den herben Nahrungsmitteln zählen saure Äpfel, Spargel, grüne Paprika, Preiselbeeren, Granatäpfel und Spinat, aber auch Bohnen und andere Hülsenfrüchte. Die herben Linsen, Kichererbsen, Sojabohnen und getrocknete Erbsen liefern ausgezeichnete pflanzliche Eiweiße, hochwertige Kohlenhydrate und Ballaststoffe. Sie enthalten auch viel gesundes Kalzium, Magnesium und Folsäure.

Zu Beginn des 20. Jahrhunderts nahmen die Amerikaner und ebenso die Europäer noch viel mehr pflanzliche Eiweiße in Form von Nüssen, Bohnen und Erbsen zu sich als heute. Im Verlauf der vergangenen hundert Jahre haben wir in den westlichen Industrienationen einen Großteil dieser pflanzlichen Eiweiße durch tierische Eiweiße ersetzt. Diese veränderte Ernährung enthält uns nicht nur wertvolle Vitamine, Mineralien und Nährstoffe vor, sondern sie erhöht auch das Risiko von Herz- und Krebserkrankungen. Es gilt mittlerweile als erwiesen, dass Sie sich gesund erhalten, wenn Sie tierische Proteine in Ihrer Nahrung reduzieren und stattdessen auf qualitativ hochwertiges pflanzliches Eiweiß zurückgreifen.

Die ganze Farbpalette unserer Nahrung

Sekundäre Pflanzenstoffe sind nicht nur verantwortlich für den Geschmack und Geruch des Essens, sie bestimmen auch seine Farbe. In seinem spannenden Buch *Die Farben-Diät* erinnert uns David Heber daran, dass unsere Nahrung mit jeder weiteren Farbe auch an Nährwert gewinnt. Nehmen Sie sich deshalb vor, so farbenfroh wie möglich zu essen und dabei auf all die wunderbaren Gemüse- und Obstsorten sowie Bohnen- und Getreidevarianten zurückzugreifen, die es gibt. Dann profitieren Sie auch von der gesundheitsfördernden Intelligenz, mit der die Natur die Nahrungsmittel ausgestattet hat. Im Laufe der Evolution hat es sich unter anderem deshalb durchgesetzt, dass Sie die sieben Farben des Regenbogens sehen können, damit Sie eine saftige, reife, rote Erdbeere von einer unreifen unterscheiden können und eine köstliche sonnengelbe Banane von einer grünen. Im Westen ernähren wir uns normalerweise hauptsächlich von braunen und beigen Nahrungsmitteln, und das ist optisch wie ernährungsphysiologisch ziemlich nichtssagend. Nachfolgend sind Nahrungsmittel aus jeder Farbgruppe aufgeführt. Bestimmt fällt Ihnen auf, dass wir von Natur aus viele rote, orange, gelbe und grüne Nahrungsmittel zu uns nehmen, aber dass man sich schon etwas mehr Mühe geben muss, um ein Nahrungsmittel aus dem blau/violetten Farbspektrum zu finden. Bereichern Sie Ihre Nahrung um möglichst viel Buntes – das macht sie auch reicher an Nährstoffen.

Treiben Sie es beim Essen ruhig bunt!

Farbe	**Beispiele**
Rot	Erdbeeren, rosa Grapefruits, Wassermelonen, rote Paprikaschoten, Tomaten, Rote Bete, Radieschen, rote Zwiebeln, Rotkohl
Orange	Orangen, Honigmelonen, Aprikosen, Mangos, Möhren, Kürbis, Süßkartoffeln
Gelb	gelbe Fruchtsäfte, Pfirsiche, Bananen, Zwiebeln, gelbe Paprikaschoten, Hirse, Mais
Grün	helle Weintrauben, Brokkoli, Zucchini, Spinat, Wirsing, Grünkohl, Rosenkohl, grüne Erbsen, grüne Bohnen, Mangold, grüne Salatsorten
Blau/ Violett	blaue Fruchtsäfte, Blaubeeren, blaue Weintrauben, Brombeeren, Pflaumen, Auberginen, schwarze Bohnen, Grünkohl

Ausgewogene Ernährung in der Schwangerschaft

Die Zeit der Schwangerschaft eignet sich am allerwenigsten für eine einseitige Ernährung. Ganz egal, was Sie sonst zu sich nehmen - jetzt sind Sie dazu verpflichtet sicherzustellen, dass die gewählten Nahrungsmittel Sie und Ihr ungeborenes Kind mit allem Nötigen versorgen. Eine der wesentlichen Umstellungen der beginnenden Elternschaft ist es, dass Sie die persönlichen Grenzen zum Wohle des Nachwuchses ausdehnen. Vielleicht müssen Sie Ihre Nahrung nun um bestimmte Lebensmittel ergänzen oder aber wählerischer sein bei dem, was Sie zu sich nehmen, damit Ihr Baby einen gesunden Körper entwickelt. Sehen Sie diese Veränderungen als Chance, Ihre Flexibilität zu trainieren - eine Eigenschaft, die sich auch bei der Kindererziehung bewährt.

Es gibt ein paar Grundregeln für die Ernährung in der Schwangerschaft. Sie können sie kreativ umsetzen, behalten Sie aber immer im Hinterkopf, dass Ihre Nahrung auch die Ihres ungeborenen Babys ist.

1. Nehmen Sie nahrhafte Speisen zu sich

In den letzten Schwangerschaftsmonaten kommt es vielleicht vor, dass Sie weniger als sonst essen können, weil der wachsende Bauch auf die Verdauungsorgane drückt. Gewöhnen Sie sich also früh daran, nahrhaft zu essen, das heißt, dass die Kalorien, die Sie zu sich nehmen, auch einen Nährwert besitzen. Bevorzugen Sie Früchte, Joghurt und Getreide, und verzichten Sie lieber auf Chips und Kekse. Natürlich dürfen Sie sich jeden Tag ein Leckerli gönnen, achten Sie aber einfach auf den Nährwert von allem, was Sie essen.

2. Achten Sie auf Ihren Appetit

Im 19. Jahrhundert und auch noch in der ersten Hälfte des 20. Jahrhunderts hat man schwangeren Frauen gepredigt, wenig zu essen und wenig Gewicht zuzulegen. In der Folge kamen leichtgewichtige Babys mit entsprechenden Problemen zur Welt. Sie waren anfällig für Infektionskrankheiten, und auch ihre neurologische Entwicklung verzögerte sich. Die Empfehlung, die Gewichtszunahme in Grenzen zu halten, rührte von der Erkenntnis her, dass kleine Babys leichter zu entbinden seien als größere und schwerere.

Wir wissen, dass eine ausgewogene Ernährung auf ganz natürliche Weise zu größeren, gesünderen Babys führt. Im Allgemeinen kommen die gesündesten Babys zur Welt, wenn die Mutter zwischen elf und 16 Kilogramm zugenommen hat. Diese Extrakilos setzen sich folgendermaßen zusammen:

- Baby: ca. 3,5 Kilogramm
- Gebärmutter: ca. 1,4 Kilogramm Gewichtszunahme
- Plazenta: ca. 0,5 Kilogramm
- Fruchtwasser: ca. 1 Kilogramm
- Brüste der Mutter: ca. 0,5 Kilogramm Gewichtszunahme
- Blut der Mutter: ca. 2 Kilogramm Gewichtszunahme
- Fettdepot der Mutter: ca. 2,5 Kilogramm und mehr Gewichtszunahme

Wenn Sie Ihrem Appetit folgen, können Sie sichergehen, dass Sie im richtigen Maß an Gewicht zulegen. Das bedeutet einige Pfunde im ersten Schwangerschaftsdrittel und etwa ein Pfund pro Woche in der übrigen Zeit bis zur Entbindung. Auf den Appetit zu hören heißt auch, bei einsetzendem Hunger zu essen und damit aufzuhören, sobald ein angenehmes Sättigungsgefühl eintritt. Eine bewährte Methode, um seinen Hunger richtig einzuschätzen, besteht darin, sich eine Sättigungsskala vorzustellen, auf der die Null einen völlig leeren Magen anzeigt und die Zahl zehn einen randvollen. Als Faustregel, gilt, bei Stufe drei zu essen und bei Stufe sieben damit aufzuhören. Stufe drei heißt, Sie sind sehr hungrig und denken schon an die nächste Mahlzeit, haben aber noch keinen Heißhunger. Stufe sieben heißt, dass Sie sich angenehm satt fühlen, aber noch etwa ein Drittel Ihres Magens leer ist. Stopfen Sie sich nicht ganz voll, so kann Ihr Verdauungstrakt mehr leisten und Sie gehen außerdem sicher, dass Sie eine angemessene Kalorienmenge zu sich nehmen.

3. Nehmen Sie hochwertige Proteine zu sich

Eiweißreiche Nahrungsmittel liefern essenzielle Aminosäuren, die für die Entwicklung des Fetus sehr wichtig sind. Proteine zählen zu den unersetzbaren Bestandteilen von Zellen, Enzymen und vielen Hormonen. Das Eiweiß wird im Magen und im oberen Teil des Dünndarms aufgespalten. Die dabei aus dem Eiweiß entstehenden Aminosäuren werden in einem weiter unten liegenden Teil des Verdauungstrakts aufgenommen und bilden dann die grundlegenden Strukturen sowohl von Ihnen als auch von Ihrem ungeborenen Kind.

Die empfohlene Tagesdosis an Eiweiß beträgt bei Schwangeren etwa 1,2 Gramm pro Kilogramm Körpergewicht. Wenn Sie also 60 Kilo wiegen, sollten Sie etwa 72 Gramm Eiweiß pro Tag zu sich nehmen.

In der nachfolgenden Tabelle finden Sie einige Beispiele für den Eiweißgehalt verschiedener Lebensmittel.

So viel Eiweiß enthält ...

Nahrungsmittel	**Menge**	**Eiweiß (in g)**
Milch	1/4 l	9
Frischkäse	60 g	9
Ei	1	6
Bohnen oder Erbsen, gekocht oder getrocknet	125 g	8
Geröstete Nüsse	60 g	6-7
Erdnussbutter	1 EL	4
Gemüse	125 g	1-3
Obst	125 g	1-2
Pasta oder Reis, gekocht	125 g	2
Weizenbrot	1 Scheibe	2-3
Fisch, Geflügel, Fleisch	100 g	15-25

Ihr Körper kann die acht essenziellen Aminosäuren nicht selbst in ausreichender Menge herstellen. Deshalb müssen Sie diese über die Nahrung aufnehmen. Alle acht Aminosäuren kommen in Milchprodukten und tierischen Produkten vor, aber eine oder mehrere fehlen normalerweise in pflanzlichen Proteinquellen. Trotzdem können Sie bei rein veganer Ernährungsweise auch genügend hochwertiges Eiweiß aufnehmen, Sie müssen jedoch Bohnen, Nüsse, Vollkornprodukte, Obst und Gemüse in entsprechender Menge sorgfältig aufeinander abstimmen. Wenn Sie zwar kein Fleisch, aber regelmäßig Milchprodukte und Eier essen, haben Sie es in der Schwangerschaft schon bedeutend leichter. Dann werden Sie mühelos die notwendige Eiweißmenge erreichen. Im Interesse Ihrer Umwelt, Ihres ungeborenen Babys und zu Ihrem eigenen Wohle ist es das Beste, nur Milch, Käse und Joghurt von Bio-Anbietern zu konsumieren, sowie Eier von Hühnern aus Freilandhaltung, die ohne Hormone aufgewachsen sind.

4. Nehmen Sie Nahrungsmittel zu sich, die Omega-3- und Omega-6-Fettsäuren enthalten

Essenzielle Fettsäuren sind für die gesunde Entwicklung des fetalen Nerven- und Immunsystems nötig. Der Fetus entzieht dem Organismus der Mutter die benötigten Fette, die diese über die Nahrung aufnehmen muss. Es gibt bei den essenziellen Fetten zwei Hauptkategorien, bekannt als Omega-3- und Omega-6-Fettsäuren. Die meisten Menschen im Westen nehmen reichlich Omega-6-Fettsäuren zu sich, aber relativ wenig Omega-3-Fettsäuren. Die meisten Kern- und Nussöle wie Mandel-, Mais-, Distel-, Sesam-, Sonnenblumen- und Walnussöl sind reich an Omega-6-Fettsäuren. Öle, die aus Leinsamen, Raps und Sojabohnen gewonnen wurden, enthalten auch Omega-3-Fettsäuren in nennenswerter Menge. Die meisten grünen Gemüse sind reich an Omega-3-Fettsäuren, doch da Gemüse nur wenig Fett enthält, ist die Gesamtmenge an Omega-3-Fettsäuren aus Gemüse entsprechend niedrig.

Fischöl enthält große Mengen an Omega-3-Fettsäuren, doch es Raubfische (Hai, Schwertfisch, Königsmakrele) und auch Süßwasserfische können gefährlich hohe Werte des giftigen Methyl-Quecksilbers aufweisen. Die amerikanische Bundesbehörde zur Überwachung von Nahrungs- und Arzneimitteln (Food and Drug Administration) empfiehlt schwangeren Frauen, diese Fischsorten nicht zu verzehren und auch sonst nicht mehr als 350 Gramm Fisch pro Woche zu essen. Tunfisch ist in der Grauzone angesiedelt, was den Quecksilbergehalt angeht: Größere Exemplare, aus denen Steaks geschnitten werden, haben einen höheren Quecksilberanteil, bei kleineren Tunfischen, die in der Dose landen, wird ein niedrigerer Quecksilberwert gemessen. Quecksilber aus Industrieanlagen gerät über die Luft und den Boden in unsere Gewässer und reichert sich so im Fisch an. Es wurde nachgewiesen, dass der Verzehr von quecksilberhaltigem Fisch bei Schwangeren zu gefährlich hohen Toxinwerten führen kann, was wiederum die neurologische Entwicklung der ungeborenen Babys beeinträchtigt.

Um eine ausreichende Versorgung mit Omega-3-Fettsäuren zu gewährleisten, kochen Sie mit Raps- oder Sojabohnenöl, geben etwas gerösteten Leinsamen über Salat und gedünstetes Gemüse und essen jeden Tag ein paar Walnüsse. Nehmen Sie nur mäßig Fisch zu sich und vermeiden Sie dabei Sorten, die als besonders quekksilberhaltig bekannt sind. Die Versorgung mit Omega-6-Fettsäuren ist gesichert, wenn Sie die oben genannten Öle verwenden und sich ansonsten ausgewogen ernähren. Ein Mangel an dieser essenziellen Fattsäure ist äußerst selten.

5. Nehmen Sie ein hochwertiges Vitaminpräparat für werdende Mütter ein

Selbst wenn Sie fest entschlossen sind, sich ausgewogen zu ernähren, sollten Sie in der Schwangerschaft auf keinen Fall eine Unterversorgung mit lebenswichtigen Nährstoffen riskieren. Denn von vielen wichtigen Nährstoffen, einschließlich Kalzium, Magnesium, Phosphor und Eisen, brauchen Sie in der Schwangerschaft eine Extraportion. Auch Ihr Bedarf an vielen antioxidativen Vitaminen wie beispielsweise C und E steigt um zehn bis 20 Prozent. Durch die erhöhte Stoffwechselaktivität in der Schwangerschaft nimmt der Bedarf an den B-Vitaminen ebenfalls leicht zu. Als besonders wichtiger Nährstoff gilt eines der B-Vitamine, nämlich die Folsäure. Ein Folsäuremangel kann zu Entwicklungsstörungen im Gehirn und Rückenmark des Fetus führen. Es ist deshalb ratsam, Folsäure als Nahrungsergänzungsmittel zu sich zu nehmen – in der Regel wird die Einnahme schon Frauen mit Kinderwunsch vorbeugend empfohlen.

Ihr Baby braucht alle essenziellen Vitamine und Mineralstoffe für eine gesunde Entwicklung. Allerdings muss man wissen, dass eine Überdosierung schaden kann. Zu viel Vitamin A wurde mit einer Vielzahl von Geburtsschäden in Zusammenhang gebracht. Deshalb befindet sich in den Vitaminpräparaten kein zusätzliches Vitamin A.

Eine ausgewogene Ernährung und ein gutes Vitaminpräparat für Schwangere gewährleisten, dass Sie und Ihr Kind mit allen nötigen Nährstoffen versorgt sind. Lassen Sie sich von Ihrem Arzt beraten, was für Sie infrage kommt. Ersetzen Sie aber nie gute Nahrung durch gute Vitamine.

Vitamin- und Mineralstoffbedarf in der Schwangerschaft

Nährstoff	**Empfohlene Tagesdosis**	**Gängiges Präparat für Schwangere**
Vitamin E	13 mg	13 mg
Vitamin C	110 mg	110 mg
Vitamin B1 (Thiamin)	1,2 mg	1,2–1,5 mg
Vitamin B2 (Riboflavin)	1,5 mg	1,5–1,8 mg
Niacin	15 mg	15–18 mg

Nährstoff	**Empfohlene Tagesdosis**	**Vitaminpräparat für Schwangere**
Vitamin B6 (Pyridoxin)	1,9 mg	1,9–2,6 mg
Folsäure	600 µg	400 µg
Vitamin B12	3,5 µg	3,5 µg
Pantothensäure	6 mg	6 mg
Kalzium	1000 mg	200–250 mg
Magnesium	310 mg	100 mg
Eisen	30 mg	5–15 mg
Zink	10 mg	5–10 mg
Jod	230 µg	200 µg
Kupfer	2 mg	1 mg

mg = Milligramm; µg = Mikrogramm

Bewusst essen

Aus ganzheitlicher Sicht beschränkt sich unsere Ernährung nicht nur auf die Nahrungsmittel selbst, die wir zu uns nehmen. Die Umgebung, in der wir eine Mahlzeit einnehmen, unser Gefühlszustand und die Gespräche, die wir beim Essen führen, sind für eine optimale Ernährung genauso wichtig wie die Speisen selbst. Daher sollten Sie nicht nur in der Schwangerschaft, sondern auch sonst Ihr Essen bewusst genießen. Machen Sie die folgende Übung, dann wissen Sie genau, was mit bewusstem Essen gemeint ist.

ÜBUNG: ESSEN MIT ALLEN SINNEN

Suchen Sie sich drei unterschiedliche Nahrungsmittel aus. Sie könnten beispielsweise eine Orangenscheibe nehmen, ein paar Rosinen und einige Sonnenblumenkerne. Wählen Sie möglichst Lebensmittel aus, die sich in Geruch und Geschmack stark unterscheiden. Setzen Sie sich bequem an den Tisch und legen Sie die Nahrungsmittel bereit, jedes für sich.

Schließen Sie die Augen und sitzen Sie einige Minuten ruhig da. Spüren Sie der Luft beim Ein- und Ausatmen nach, und entspannen Sie Ihren Körper. Achten Sie auf den Raum in Ihrem Körper und atmen Sie immer tiefer in diesen inneren Raum hinein, bis Sie ganz ruhig geworden sind. Öffnen Sie nun die Augen und wählen Sie eines der Lebensmittel aus. Sehen Sie es sich genau an und nehmen Sie seine Farbe und Konsistenz zur Kenntnis. Wie fühlt es sich an, wenn Sie es in Ihren Fingern halten? Nehmen Sie sein Aroma wahr. Schließen Sie nun langsam die Augen und nehmen Sie das Stück in den Mund. Erleben Sie bewusst, wie Ihr Körper es aufnimmt. Achten Sie beim Kauen auf den Geschmack und auf die Beschaffenheit. Wie fühlt es sich an, wenn Ihre Zunge das Lebensmittel im Mund hin- und herbewegt? Ist Ihnen der Geschmack angenehm oder nicht? Erinnert Sie der Geschmack an irgendetwas? Schlucken Sie erst, wenn der Bissen zu Brei geworden ist, und spüren Sie, wie er sich die Speiseröhre hinunter in den Magen bewegt. Wie voll ist Ihr Magen?

Wenn Sie Ihren ersten Bissen hinuntergeschluckt haben, sitzen Sie einen Moment ruhig da. Vielleicht nehmen Sie den Geschmack und die Beschaffenheit der Speise jetzt noch intensiver wahr. Denken Sie darüber nach, wie es sich anfühlt, jeden Aspekt des Essens ganz bewusst zu erleben. Wenn Sie wieder bereit sind, dann probieren Sie ein anderes Nahrungsmittel und wiederholen dabei den gesamten Vorgang. Achten Sie auf jede Empfindung, die die neue Speise in Ihnen weckt. Genießen Sie jeden Bissen. Nach dem Schlucken sitzen Sie wieder ruhig da. Dann kommt das letzte Lebensmittel. Achten Sie auf Unterschiede und Ähnlichkeiten bei den Geschmacksrichtungen, Empfindungen, Aromen und Erinnerungen, die jeder Bissen in Ihnen auslöst. Wenn Sie bereit dazu sind, öffnen Sie Ihre Augen. Wenn Sie mögen, teilen Sie das Erlebte mit Ihrem Partner.

Machen Sie es sich zur Gewohnheit, möglichst bewusst zu essen. Die meisten von uns nehmen sich nicht die Zeit, um einfach nur dazusitzen und zu essen. Wir sprechen dabei, arbeiten, lesen oder fahren sogar essend Auto. Dabei vergessen wir, dass Essen selbst eine wunderbare Erfahrung ist und unsere ganze Aufmerksamkeit verdient. Wer bewusst isst, der spürt, wie jeder Bissen Körper, Geist und Seele nährt. Nehmen Sie in dieser Woche eine Mahlzeit ganz in Ruhe zu sich und achten Sie dabei auf die Geschmacksrichtungen, Empfindungen und Aromen, darauf, wie das Essen Sie nährt.

Bewusst essen in der Schwangerschaft

- Nehmen Sie Ihre Mahlzeiten in einer friedlichen Umgebung zu sich. Vermeiden Sie es zu essen, wenn Sie sich gerade geärgert haben.
- Verzichten Sie auf Alkohol, Nikotin und rezeptfreie Medikamente.
- Versuchen Sie, Ihren Koffeinkonsum einzuschränken oder ganz auf Kaffee zu verzichten. Beachten Sie, dass auch Schokolade und Erfrischungsgetränke oft Koffein enthalten.
- Achten Sie auf Ihren Appetit. Besonders in den letzten Schwangerschaftsmonaten werden Sie mehrmals täglich hungrig. Wenn Sie hungrig sind, essen Sie, und wenn Sie sich satt fühlen, hören Sie damit auf.
- Essen Sie nicht zu viel: Ein Drittel des Magens sollte leer bleiben, denn das fördert die Verdauung.
- Essen Sie an einem angenehmen Platz. Auch für sich alleine sollten Sie den Tisch decken und das Essen schön anrichten. Seien Sie sich bewusst darüber, was Sie gerade tun.
- Essen Sie frisch zubereitete Speisen; leicht Gedünstetes ist bekömmlicher als Rohkost oder Weichgekochtes.
- Nehmen Sie viel Obst, Gemüse und Vollkornprodukte zu sich.
- Nehmen Sie viele Milchprodukte mit niedrigem Fettanteil, Mandeln und Honig zu sich.
- Reduzieren Sie eisgekühlte Speisen und Getränke.
- Trinken Sie jeden Tag ausreichend reines, normal temperiertes Wasser.
- Bleiben Sie nach Beendigung der Mahlzeit immer ein paar Minuten sitzen.
- Geben Sie Ihren Gelüsten ruhig nach, aber genießen Sie die Leckereien ganz bewusst.
- Jede Mahlzeit sollte Nahrungsmittel aus allen sechs Geschmacksrichtungen beinhalten.
- Nehmen Sie das vom Arzt empfohlene Vitaminpräparat zu sich.

Mit jedem Bissen verleiben Sie sich eine Fülle verschiedener Erfahrungen ein. Viele Dinge sind zusammengekommen, damit die Möhren wachsen konnten, die Sie gerade auf Ihrem Teller haben – Regen, Sonne und Wolken, die Pflanzen und Tiere im Ökosystem des Gemüsebauern, der Landwirt und die Menschen um ihn herum, der Boden, die Insekten, Würmer und Vögel, die Produktionsanlage, die Lkw-Fahrer, der Lebensmittelmarkt und der Verkäufer. Je mehr Sie sich bewusst machen, wer und was alles an der Lebensmittelerzeugung mitwirkt, desto mehr werden Sie über das Netzwerk des Lebens staunen und wie Sie und Ihr Baby damit untrennbar verbunden sind. Achten Sie also auf das, was Sie essen, denn Sie treffen ja nicht nur für sich selbst eine Wahl, sondern auch für Ihr Ungeborenes.

Aufmerksames Handeln

- Achten Sie darauf, dass Sie bei jeder Mahlzeit Nahrungsmittel aus allen Geschmacksrichtungen zu sich nehmen.
- Wählen Sie Lebensmittel, die farblich attraktiv und aromatisch sind und sich angenehm anfühlen.
- Seien Sie sich des Essens bewusst. Nehmen Sie jede Woche mindestens eine Mahlzeit in Ruhe und mit voller Aufmerksamkeit zu sich.

* * *

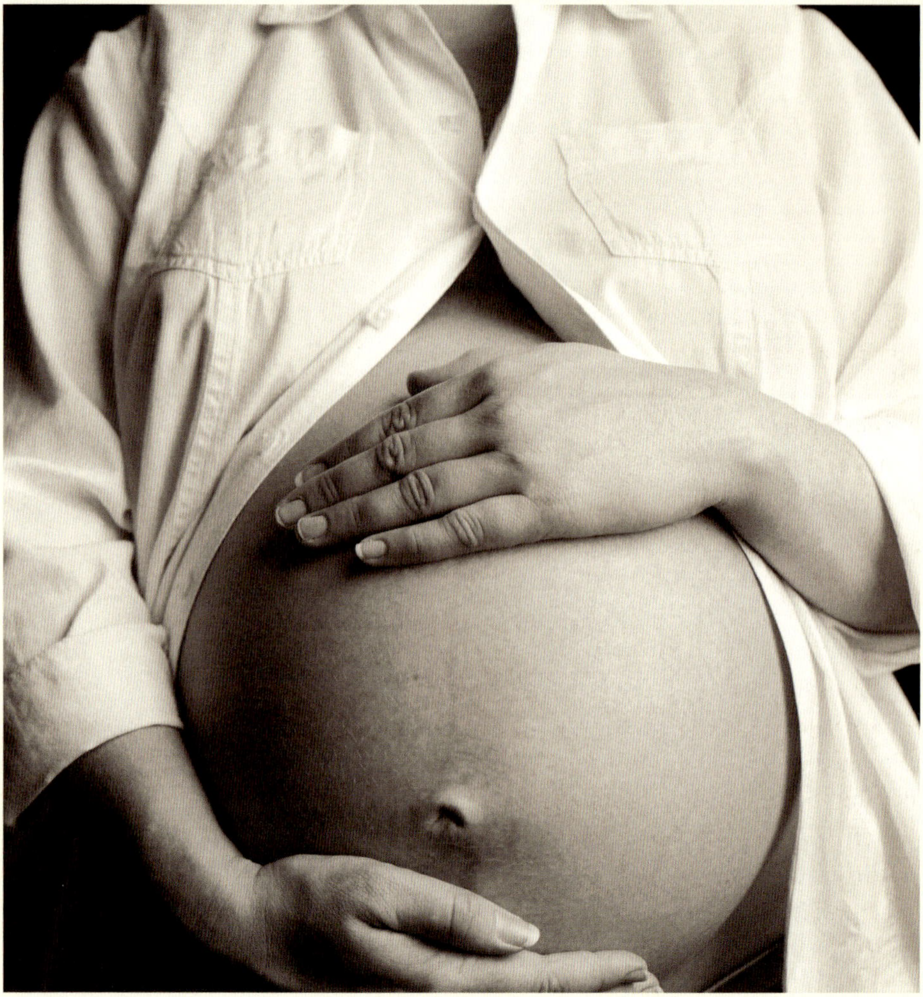

Nichts ist so alt wie die Kindheit selbst.
Nach wie vor wird das Alter wieder und wieder
in die Familien in Form eines Babys hineingeboren.
Die Frische, Schönheit, Unschuld und Süße,
welche ihm zu Anbeginn der Zeiten innewohnte,
ist bis heute dieselbe geblieben.

RABINDRANATH TAGORE

KAPITEL 4

So bleiben Sie im Gleichgewicht

* * *

Ihr ungeborenes Baby steht in direkter Verbindung zu Ihren Gedanken und Emotionen. Diese intime Kommunikation führt dazu, dass eine Familie, die Nachwuchs erwartet, eine neue Verantwortung übernimmt. Zu Ihrem eigenen Wohle und zum Wohle Ihres Kindes und Ihrer Familie sollten Sie sich trotz aller Belastungen, die das Leben nun mal so mit sich bringt, in Gelassenheit üben. Das Auf und Ab entspannt hinzunehmen hilft Ihnen in der Schwangerschaft und auch sonst in jeder Lebenslage.

In den vergangenen Jahrzehnten haben wir viel über Stress erfahren. Wann immer man sich physisch oder emotional bedroht fühlt, schalten Körper und Geist auf ein Schutzprogramm um. Das Herz schlägt lauter und schneller, und die Atmung beschleunigt sich. Die Drüsen schütten Stresshormone aus, und der Blutzuckerwert steigt. Der Körper gerät ins Schwitzen, und das Blut gerinnt leichter. Diese physiologischen Veränderungen versetzen uns in die Lage, dem Stress entweder durch Kampf oder Flucht zu begegnen. Begegnen Sie einem wilden Tiger, der Sie als sein leckeres Mittagessen auserkoren hat, dann haben Sie wahrscheinlich entweder den Impuls, nach einem Stock zu greifen, um sich zu verteidigen, oder auf einen Baum zu klettern, um Ihr Leben zu retten. Ist die Ursache für Ihren Stress jedoch ein Stau in der Stoßzeit oder ein verspäteter Flug, dann bringt diese Kampf-oder-Flucht-Reaktion nichts.

Wer in seinem Körper über längere Zeit hinweg immer wieder Stressreaktionen auslöst, wird schließlich anfällig für die verschiedensten Krankheiten von chronischer Müdigkeit bis hin zu Herzproblemen.

Studien zeigen, dass ruhige Tiere, denen man die Stresshormone Adrenalin und Noradrenalin injiziert, reagieren, als stünden sie unter Stress. Ihr Herz fängt an zu rasen, der Blutdruck steigt, und die Tiere scheinen aufgeregt zu sein. Ist eine Schwangere in einem ärgerlichen, gestressten oder ängstlichen Gemütszustand, dann erreichen die im Blut kursierenden Stresshormone über die Plazenta auch das Baby, das auf den mütterlichen Stress ganz ähnlich reagiert.

Eine Studie von Dr. Emil Reinold, einem österreichischen Geburtshelfer, zeigte, wie schnell das ungeborene Kind auf die Angst der Mutter reagiert. Dr. Reinold informierte eine Gruppe schwangerer Frauen darüber, dass er ihre Babys mit einem Ultraschallgerät untersuchen wolle. Nachdem er die Mütter gebeten hatte, sich hinzulegen und zu entspannen, sagte er ihnen (wobei er wusste, dass seine Aussage in ihnen Angst auslösen würde), dass sich das Kind nicht bewege. In allen Fällen begannen die Babys kräftig zu strampeln, direkt nachdem die Mütter diese Nachricht erhalten hatten.

In den frühen 1980er-Jahren wurden nach einem Erdbeben in Italien die Schwangeren dort per Ultraschall untersucht. Jede Mutter war nach dem Beben ängstlich und schockiert, und die ungeborenen Babys reagierten stark auf den Stress der Mütter. Die meisten der Kinder waren noch mehrere Stunden nach dem Vorfall erregt und viele von ihnen verfielen für bis zu drei Tage in einen inaktiven Zustand, bis sie sich schließlich wieder wie gewohnt bewegten. Ist die Mutter stark gestresst, so aktiviert der Fetus also seinen eigenen Kampf-oder-Flucht-Mechanismus, was ihn zeitweise wohl sehr erschöpft.

Im Chopra Center bitten wir werdende Mütter, die unsere Geburtsvorbereitungskurse besuchen, sich eine Woche lang in stressigen Situationen zu beobachten und darauf zu achten, ob ihre Babys irgendwie darauf reagieren. Durch die Bank berichteten die Frauen, dass ihre Kinder oft mit Strampeln auf den mütterlichen Stress antworteten. Außerdem fiel immer wieder auf, dass die Babys auf unangenehme laute Geräusche wie das Bellen von Hunden, heulende Sirenen, lautes Hupen und schreiende Menschen reagierten.

Das Ungeborene ist ein bewusstes, empfindungsfähiges Wesen mit eigenen Gedanken, Gefühlen und Erinnerungen. Als Antwort auf die Erfahrungen und Reaktionen der Mutter kann es Freude, Schmerz, Furcht, Stress und Heiterkeit erleben. Hunderte von wissenschaftlichen Studien bestätigen, dass die von der künftigen Mutter ausgeschütteten chemischen Stoffe in die Gebärmutter gelangen und dort auf das ungeborene Baby einwirken. Mütterlicher Stress beeinflusst den Blutfluss in der Gebärmutter, er aktiviert das endokrine System des Ungeborenen und beeinflusst beim Fetus auch die Gehirnentwicklung. Kinder von Müttern, die in der Schwangerschaft besonders viel Stress hatten, haben später im Leben mit größerer Wahrscheinlichkeit Verhaltensauffälligkeiten als andere. Dies bedeutet aber nicht, dass Sie Ihrem Kind schaden, sobald Sie sich aufregen. Wir möchten Sie eher dazu motivieren, den Herausforderungen des Alltags in einem möglichst ausgeglichenen Geisteszustand entgegenzutreten.

Ein befreundeter Neonatologe, Dr. Jamison Jones, hat von zwei Frühgeborenen berichtet, die er ärztlich betreut. Sie kamen zwei Monate vor dem errechneten Termin auf die Welt und lagen beide zur gleichen Zeit auf der Frühgeborenen-Intensivstation. Eines war das Kind einer heroinabhängigen Frau, die Mutter des anderen Frühchens war eine hochkarätige Führungskraft, die arbeitete, bis bei ihr frühzeitig die Wehen einsetzten. Die Mütter der beiden Babys hatten zwar einen ganz unterschiedlichen sozio-ökonomischen Hintergrund, doch die Babys hatten im Krankenhaus ähnliche Probleme. Sie hatten beide einen erhöhten Puls, taten sich mit dem Atmen schwer und schienen recht erregt. Ihre Mütter stammten aus ganz unterschiedlichen Welten, und doch hatten sie eines gemeinsam: Beide standen in der Schwangerschaft stark unter Stress.

Ihr ungeborenes Baby hat keinen Einfluss darauf, was Sie tun oder wie Sie auf die Welt reagieren, und kann deshalb auch seine Empfindungen nicht steuern. Wenn Sie Stress haben, ist auch Ihr Baby genervt. Stress kann emotionaler oder physischer Natur sein. In einer hochinteressanten Studie zeichnete Dr. Michael Liebermann auf, wie ein Ungeborenes reagiert, wenn seine Mutter raucht. Er fand heraus, dass die Kinder nervös wurden, kurz nachdem die Mutter den ersten Zug an der Zigarette genommen hatte. Puls, Strampelbewegungen und Atemrhythmus wurden schneller. Noch wichtiger war die Beobachtung, dass die Babys bereits nervös reagierten, sobald die Mütter nur ans Rauchen dachten.

Natürlich können wir nicht immer sicher sein, dass unser Leben stressfrei ist, aber wir können zumindest lernen, mit den Herausforderungen des Alltags gelassener umzugehen. Körper und Geist können auf Bedrohung sehr stark reagieren, doch wir sind auch in der Lage, ihr bewusst und mit Ruhe zu begegnen. Wer lernt, jene Situationen zu erkennen, die in ihm zu Stressreaktionen führen, der hat schon einen ersten wichtigen Schritt zu ihrer Vermeidung getan.

ÜBUNG: STRESSREAKTIONEN ERKENNEN

Analysieren Sie eine Woche lang jene Situationen, Umstände, Menschen und Ereignisse, die in Ihnen Stress aufkommen lassen. Sobald Sie merken, dass Sie reagieren, schlüpfen Sie in die Rolle des Beobachters. Finden Sie heraus, wo im Körper Sie den Stress spüren, und achten Sie auch darauf, ob Ihr Kind strampelt oder anderweitig auf den Stress reagiert. Halten Sie Ihr Tagebuch für Notizen bereit.

Nachdem Sie Ihre Beobachtungen eine Woche lang notiert haben, ziehen Sie sich mit Tagebuch, Markern und Stift bewaffnet an einen ruhigen Ort zurück und zeichnen sich selbst als Strichmännchen in die Mitte eines Blattes. Zeichnen Sie darauf auch das Baby in Ihrem Bauch ein. Dann lesen Sie sich Ihre Beobachtungen über stressige Situationen und Umstände noch einmal durch und achten dabei darauf, wo in Ihrem Körper sich der Stress bemerkbar macht. Markieren Sie diese Stellen auf dem Strichmännchen mit Leuchtstiften; für jede stressige Situation verwenden Sie eine andere Farbe. Am Rand beschreiben Sie die jeweiligen Stressgefühle mit ein paar kurzen Stichworten. Um den Zusammenhang zwischen Ihren Gefühlen und denen Ihres Kindes zu verdeutlichen, ziehen Sie schließlich in den entsprechenden Farben Verbindungslinien von den stressbeladenen Stellen in Ihrem Körper zu Ihrem Babybauch. Dann schauen Sie sich Ihre Zeichnung in aller Ruhe an.

Beim Betrachten der Zeichnung denken Sie an Ihr Baby, Ihren Körper und wie Sie Ihren Stress reduzieren können. Überlegen Sie, wie Sie sich und Ihr ungeborenes Kind jeden Tag nähren und umsorgen können.

Als letzten Schritt nehmen Sie sich etwas Zeit, um Ihre Gedanken und Vorhaben zu Papier zu bringen.

Nachfolgend finden Sie einige Vorschläge, wie Sie die schädlichen Auswirkungen von Stress auf sich und Ihr Kind vermindern können.

- Wenn Sie Stress verspüren, atmen Sie ein paar Mal tief ein und aus. Achten Sie darauf, wie der Sauerstoff Ihren Körper und den Ihres Kindes durchströmt, wie er Ihnen und Ihrem Kind Kraft und Energie gibt.
- Sobald Sie merken, das Sie gestresst sind, massieren Sie Ihren Bauch. Dabei lassen Sie Ihr Baby wissen, dass es Ihnen beiden gut geht.
- Gönnen Sie sich jeden Tag eine Auszeit zum Entspannen.
- Schlafen Sie genug.
- Gehen Sie in der Natur spazieren.
- Nehmen Sie ein warmes, duftendes Bad.
- Hören Sie Musik, die Sie beschwingt.
- Kuscheln Sie sich an Ihren Partner oder eine(n) enge(n) Freund(in).
- Treiben Sie jeden Tag Sport.
- Lassen Sie sich massieren.
- Meditieren Sie.

So kommen Sie zur Ruhe und bauen Stress ab

Wie profitieren werdende Eltern von Meditation? Die wohltuende Wirkung zeigt sich auf vielen Ebenen. Aus rein physiologischer Sicht ist Meditieren das perfekte Mittel gegen Stress. In einer stressigen Situation steigen Puls und Blutdruck, der Atem wird hastig und flach, und Ihre Drüsen pumpen Stresshormone in den Körper. Beim Meditieren verlangsamt sich der Herzschlag, der Blutdruck normalisiert sich, der Atem wird ruhig und der Stresshormonwert sinkt. Meditieren fördert also die körperliche und geistige Gesundheit.

> NIE HABE ICH EINEN PRACHTVOLLEREN TEMPEL ALS MEINEN EIGENEN KÖRPER BETRETEN.
> SARAHA

Nimmt sich eine Mutter die Zeit, um den Geist zu beruhigen und sich zu zentrieren, überträgt sich die durch das Meditieren ausgelöste Ruhe auch auf das Baby. Die Stresshormone werden weniger, das Blut ist besser mit Sauerstoff versorgt, und das Ungeborene profitiert körperlich und geistig vom Zustand ruhiger Bewusstheit. Auch wenn Sie gerade nicht meditieren, hilft Ihnen die Meditationspraxis, auf stressige Situationen weniger stark zu reagieren. Viele Studien zeigen, dass Menschen, die regelmäßig meditieren, auf mentaler und physischer Ebene besser mit den Herausforderungen des Lebens zurechtkommen. Meditierende sind weniger ängstlich und depressiv. Sie leiden seltener an zu hohem Blutdruck und nehmen seltener rezeptfreie oder rezeptpflichtige Stimmungsaufheller. In der Meditation verbinden Sie sich mit einer tieferen Schicht Ihres Wesens, dadurch werden Sie zentrierter, reagieren nicht mehr unbewusst, sondern bewusst, sind kreativer und fallen nicht so schnell in alte Reaktionsmuster zurück. Dieser erweiterte Bewusstseinszustand hat zur Folge, dass Sie Ihre Energie effizienter einsetzen und das Leben mit Ihrer Familie besser genießen können.

Meditieren hilft Ihnen, den inneren Dialog in sich zur Ruhe zu bringen, sodass Sie jeden Augenblick vollkommen gegenwärtig erleben können. Auf diese Weise öffnen Sie sich völlig den Veränderungen, die Sie auf Ihre Rolle als Mutter vorbereiten, bringen Bewusstheit in Schwangerschaft und Geburt. Sie haben die Chance, Ihre Aufmerksamkeit nach innen zu lenken. Normalerweise sind unsere Sinne auf unsere Außenwelt gerichtet, wir nehmen sie über Geräusche, Empfindungen, Bilder, Geschmäcke und Gerüche wahr. Beim Meditieren lösen Sie Ihre Sinne davon, sodass Sie in einen tiefen Ruhezustand versinken. Dieser Bewusstseinsbereich ist die Quelle Ihrer Gedanken und Gefühle. Er ist zwar jenseits aller geistigen Aktivität, verleiht Ihnen aber Zugang zu Kreativität, Einsicht und Verständnis. Wenn Sie jeden Tag durch Meditieren Zugang zu diesem Bewusstseinsfeld finden, können Sie Ihre Kraft und Ihre Identität auch im Alltag besser spüren.

Mein Inneres, hör mir zu.
Der grösste Geist, der Lehrer ist nah.
Wach auf, wach auf!
Setze dich zu seinen Füssen,
er steht dir schon so nah.
Jetzt, in diesem Augenblick.
Abermillionen von Jahren
hast du geschlafen.
Nutze die Gunst dieser Morgenstunde,
um aufzuwachen.
Kabir

Das Leben eines jeden von uns ändert sich ständig. Tag für Tag erleben wir, dass Menschen kommen und gehen, unsere Gefühle, Gedanken und Wahrnehmungen ändern sich im Laufe der Jahre, wir atmen tiefer oder flacher, unser Körper verändert sich mit den Jahren, die wir älter werden, die Jahreszeiten kommen und gehen. Alle Aspekte des Lebens sind einem ständigen Wandel unterworfen, den wir nicht aufhalten können. Die Herausforderung besteht nun darin, unser Bewusstsein zu erweitern, damit wir jede dieser Erfahrungen ganz und gar aufnehmen.

Es gibt viele effektive Meditationstechniken. Die Essenz einer jeden Technik besteht darin, die Aufmerksamkeit von den Objekten der Erfahrung zum Erfahrenden hinzulenken. Im Alltag richten wir unsere Aufmerksamkeit ständig von einer Sinneserfahrung auf die nächste. Wir hören Radio, trinken Kaffee, lesen die Zeitung, schauen Filme an, betätigen mit dem Fuß das Gaspedal, sprechen miteinander am Telefon und schnuppern an den Erdbeeren im Supermarkt. So wird Ihr Bewusstsein ständig abgelenkt. Beim Meditieren geben Sie Ihre Verhaftung mit den Sinnen auf und lernen den kennen, der die Erfahrungen macht. Sie wechseln also den Bezugspunkt von den Objekten der Erfahrung hin zum aufmerksamen Zeugen dieser Erfahrung. Ihre Identität wechselt vom Ego zum Geist, von eingeschränkter zu ausgedehnter Bewusstheit.

ÜBUNG: DIE MANTRAMEDITATION

Die Mantrameditation ist eine einfache Meditationstechnik. Mithilfe Ihres Atems und eines Atemmantras beruhigen Sie den Geist und versetzen sich so in einen Zustand friedlicher Bewusstheit.

Ziehen Sie sich an einen ruhigen Ort zurück, wo Sie nicht gestört werden. Schalten Sie das Telefon aus, und lassen Sie Ihre Familie wissen, dass Sie nun 20 Minuten ungestört sein wollen. Nehmen Sie eine angenehme Sitzposition ein, Sie sollten Ihren Rücken abstützen, nicht jedoch den Kopf. Atmen Sie ein paar Mal tief ein und aus, und lassen Sie alle Spannungen aus Ihrem Körper los. Schließen Sie die Augen und werden Sie sich Ihres ruhelosen Geistes bewusst. Beobachten Sie ohne Anstrengung und Bewertung, wie Ihre Gedanken kommen und gehen. Es liegt nun mal in der Natur unseres Geistes, spontan Gedankenketten zu erzeugen.

Richten Sie Ihre Aufmerksamkeit nun auf Ihren Atem. Beobachten Sie das Ein- und Ausatmen, ohne die Atemtiefe oder -geschwindigkeit bewusst zu beeinflussen. Bleiben Sie ganz unvoreingenommen, widersetzen Sie sich keiner Erfahrung, und beschwören Sie auch keine herauf. Beginnen Sie nun, im Geiste das Mantra »so-hum« mit den Atemzügen zu wiederholen. Das Wort »so« sagen Sie sich beim Einatmen vor und das Wort »hum« beim Ausatmen. Sie wiederholen die Worte still im Geiste, müssen sie also nicht aussprechen, brauchen den Mund nicht zu bewegen. Es handelt sich eher um schwache Impulse, die Sie anstrengungslos wiederholen.

Gelegentlich wendet sich Ihre Aufmerksamkeit vom Mantra ab und verliert sich in einem Gedanken. Ab und an werden Sie sich auch der Geräusche in Ihrer Umgebung bewusst. Manchmal lenkt ein Körpergefühl, wie z. B. ein knurrender Magen, vom ruhigen Wiederholen des Mantras ab. Sobald Sie merken, dass Ihre Aufmerksamkeit sich nicht mehr auf »so-hum« konzentriert, sondern auf einen anderen Gedanken, ein Geräusch oder eine Empfindung, richten Sie sich einfach wieder auf das Mantra aus.

Fahren Sie damit etwa 20 Minuten fort. Wenn Sie es anfangs nicht so lange schaffen, ist das nicht schlimm – 20 Minuten sollten jedoch das Ziel sein. Danach sitzen Sie noch einige Minuten still da. Dann öffnen Sie die Augen und kehren wieder in den Alltag zurück.

WAS VOR UND HINTER UNS LIEGT, IST NUR WINZIG IM VERGLEICH ZU DEM, WAS IN UNS LIEGT.
RALPH WALDO EMERSON

Was beim Meditieren geschieht

Alle Meditationserfahrungen lassen sich in eine der folgenden vier Kategorien einordnen:

1. Sie wiederholen still das Mantra.
2. Sie denken.
3. Sie schlafen ein.
4. Sie erwischen die Pause zwischen zwei Gedanken.

Jede dieser Erfahrungen spricht dafür, dass Sie in der richtigen Art und Weise meditieren. Betrachten wir die einzelnen Möglichkeiten genauer.

Das Mantra wiederholen

Ein Mantra ist ein Klang mit angenehmer Schwingung, der Ihren Geist nicht zum Denken animiert. Das Wort hat keine Bedeutung; deshalb verfangen sich Ihre grauen Zellen auch nicht im Analysieren oder dem Versuch, das Wort zu verstehen. Nachdem das Mantra nicht wie andere Wörter Assoziationen auslöst, dient es quasi als Transportmittel für subtilere Entwicklungsstufen.

Richten Sie Ihr Bewusstsein auf das Mantra, dann fällt Ihnen vielleicht auf, dass sich Rhythmus, Geschwindigkeit oder Klarheit verändern. Wenn Sie das Mantra anders wahrnehmen, dann deutet dies darauf hin, dass Sie es als örtlich weniger begrenzt erfahren; lassen Sie sich aber nicht dazu verführen, das Mantra zu ändern. Sobald Ihnen auffällt, dass Sie gedanklich abgeschweift sind, konzentrieren Sie sich einfach wieder auf das Mantra.

Herumschwirrende Gedanken

Wer zum ersten Mal meditiert, beklagt sich oft darüber, dass ihm zu viele Gedanken im Kopf herumschwirren. Es fühlt sich vielleicht nicht so toll an, wenn der

Geist recht umtriebig ist, doch wer sich der Geistesaktivität bewusst ist, hat damit schon einen wichtigen Schritt getan: Bevor sie mit der Meditation beginnen, kommen die meisten Leute gar nicht auf die Idee, dass sie zu viel denken. Beim Meditieren ist es wichtig, die geistige Aktivität als innerer Zeuge zu beobachten. Wer sich nicht von seinen Gedanken gefangen nehmen lässt, sondern sie aufmerksam beobachtet, hat den Wechsel vom Ego zum Geist vollzogen.

Wenn Sie sich von einer Gedankenfolge haben mitreißen lassen, dann können Sie rein gar nichts dagegen tun. Irgendwann aber fällt Ihnen auf, dass Sie nicht bei Ihrem Mantra sind. Das ist der richtige Zeitpunkt, um mit der Aufmerksamkeit wieder zum »so-hum« zurückzukehren.

Einschlafen

Beim Meditieren schlafen Sie vielleicht auch einmal ein. Wenn Sie müde sind und Ihrem Körper Gelegenheit zum Entspannen geben, dann nutzt er die Situation und hält vielleicht ein Nickerchen. Kämpfen Sie gegen diesen Impuls nicht an, und machen Sie sich keine Vorwürfe, wenn Sie mal weggenickt sind. Gönnen Sie Ihrem Körper die nötige Ruhe. Nach dem Aufwachen sagen Sie das Mantra noch mindestens fünf Minuten leise vor sich hin oder konzentrieren sich auf das Atmen, sodass Sie Ihr Tagwerk im Zustand geistiger Klarheit wieder aufnehmen.

Die Lücke zwischen den Gedanken

Über kurz oder lang machen Sie beim Meditieren die Erfahrung, dass Ihr Geist bei vollem Bewusstsein zur Ruhe kommt. Diese Erfahrung ist so, als würde man die »Lücke« zwischen zwei Gedanken erwischen. Die Aufmerksamkeit bleibt erhalten, aber es gibt nichts mehr, auf das sie sich konzentriert. Jetzt sind Sie im Bereich reinen Bewusstseins gelandet ... bei Ihrem Selbst. Ihr Bewusstsein ist nun über Ihre Umwelt, Ihren Körper und Ihren Geist hinausgewachsen. In diesem Zustand reinen Gewahrsams erkennen Sie die Tatsache, dass Ihr wahres Wesen nicht auf Zeit und Raum beschränkt ist.

Das Meditieren öffnet Ihre Bewusstseinskanäle und gewährt Ihnen Zugang zu einem Ort friedvoller Stille tief in sich selbst. Diese Stille ist eine Quelle für Glück, Frieden und Kreativität. Wenn der Geist zur Ruhe kommt, fällt auch der Körper in einen Zustand tiefer Entspannung. Ihr Baby fühlt jene Ruhe und Entspannung, die sich in Ihrem und seinem Körper einstellt.

Wer ein Kind empfängt, gebiert und großzieht, ist unweigerlich mit Herausforderungen konfrontiert. Wie Sie mit diesen Herausforderungen umgehen, bestimmt Ihre Lebensqualität und das Leben Ihrer Kinder. Niemand erwartet von Ihnen Perfektion in dem Sinn, dass Sie nie überwältigt, frustriert oder irritiert sind. Wer die Schwangerschaft bewusst erlebt und auch sonst ein Leben in Achtsamkeit führt, der fördert damit sein Wachstum, Frieden, Harmonie und Liebe. Sie verpflichten sich damit, aus Ihren Erfahrungen in einer Weise zu lernen, die Ihr persönliches Wohlbefinden und das Ihrer Familie steigert. Bewusste Elternschaft ist ein Balanceakt. Sie übernehmen die Verantwortung für Ihre Kinder, kümmern sich darum, dass sie sicher und behütet aufwachsen. Sie müssen sich aber auch darüber im Klaren sein, dass Ihre Kinder eigenständige spirituelle Wesen sind, mit Körper, Geist und Seele und einem eigenen Schicksal, das sie zu erfüllen haben.

Yoga für Schwangere

Yoga ist eine kraftvolle Technik, die Körper und Geist in ihrer Flexibilität fördert. Wenn Sie es noch nicht ausprobiert haben, dann ist jetzt der richtige Zeitpunkt dafür. Betrachten Sie es als ein Geschenk, das Sie sich und Ihrem ungeborenen Baby in der Schwangerschaft machen.

Wer Yoga ausübt, reduziert damit seinen täglichen Stress und versüßt dem Kind im Mutterleib das Leben. Wenn Sie sich in die verschiedenen Stellungen hineindehnen, lernen Sie damit, auf natürliche Weise zu entspannen, und vertrauen immer mehr Ihrer angeborenen Körperweisheit. Mit Yoga bringen Sie Körper und Geist in Harmonie; dadurch treffen Sie leichter Entscheidungen, die Ihre physische und emotionale Gesundheit fördern. Bestimmte Yogastellungen machen Ihnen das Leben in der Schwangerschaft leichter, da der Körper beim Üben Spannungen abbaut. Beim Drehen und Dehnen spüren Sie auch Stellen in Ihrem Körper, die sich nicht gut anfühlen oder nicht im Lot sind. Ihr Bewusstsein wendet sich ab vom aktiven Geist, hin zu einem stillen Ort tief in Ihrem Inneren. Sie werden feststellen, dass Ihr Atem einer der größten Verbündeten auf der Reise in die Innenwelt ist.

Durch Yoga lernen Sie, auf Ihren Körper, Ihre Bedürfnisse und die Bedürfnisse Ihres ungeborenen Kindes zu hören. Sie werden merken, wie Sie sich in allen Situationen auf Ihre Intuition verlassen können und ausgeglichen sind, was Ihnen auch bei der Geburt von Nutzen sein wird. Die nachfolgenden Yogastellungen machen die Gelenke flexibler und halten die Muskeln in der Schwangerschaft fit.

Der Schmetterling

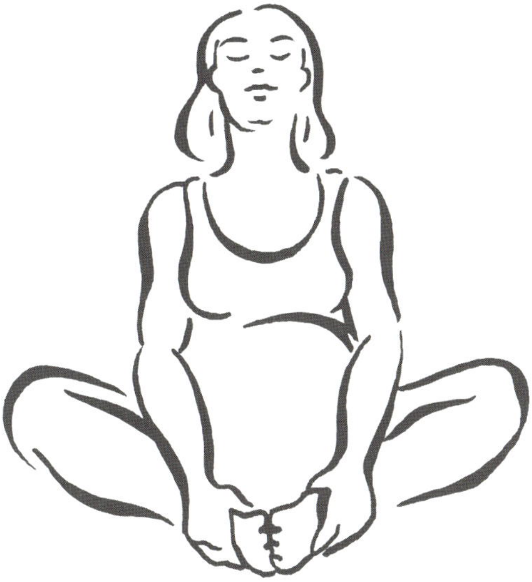

Setzen Sie sich auf eine Decke und pressen Sie Fersen und Fußsohlen aneinander. Ziehen Sie die Füße zum Körper hin, damit sich die Fußsohlen auch wirklich ganz berühren. Mit Ihren Händen umfassen Sie die Zehen oder den Fußrücken. Schließen Sie die Augen und dehnen Sie den Rücken.

Die Pobacken sinken immer tiefer in die Decke. Spüren Sie, wie Sie sich nach oben strecken und gleichzeitig nach unten nachgeben. Ihre Oberschenkel dehnen Sie immer weiter in Richtung Boden.

Atmen Sie ein paar Mal tief ein und aus, dann legen Sie Ihre Hände direkt vor Ihre Füße. Lassen Sie Kopf und Hals nach unten hängen, geben Sie mit den Ellbogen nach so gut Sie können und lassen Ihre Schultern nach unten gleiten. Atmen Sie ein paar Mal tief in den Bauch und schieben Sie die Hände weiter auf dem Boden nach vorne, bis Sie im Rücken eine Dehnung spüren. Lassen Sie Ihren Körper in diese Dehnung hineinsinken; Ihre Oberschenkel dehnen sich immer weiter nach außen. Über den unteren Rücken fühlen Sie sich ganz mit der Erde verbunden. Atmen Sie in dieser Stellung etwa fünf- bis zehnmal entspannt ein und aus.

Bewegen Sie Ihre Hände langsam zurück in Richtung Körper und richten dann Rumpf, Hals und Kopf auf, bis Sie wieder ganz gerade sitzen.

Das bewirkt der Schmetterling

Diese Übung dehnt den gesamten Beckenbereich. Ihr Becken besteht aus vier flachen Beckenknochen, die von Muskeln und Bändern zusammengehalten werden und gemeinsam den Beckengürtel bilden. Bei der Geburt passiert Ihr Baby diesen ringförmig verschmolzenen Beckengürtel. In der Schwangerschaft setzt Ihr Körper Hormone frei, die die Bänder zur Vorbereitung auf die Geburt dehnen. Das Becken wird so zunehmend flexibler, kann sich drehen und dehnen, was Ihrem Kind bei seiner Reise in die Welt hinaus das Passieren des Geburtskanals erleichtert.

Die Katze

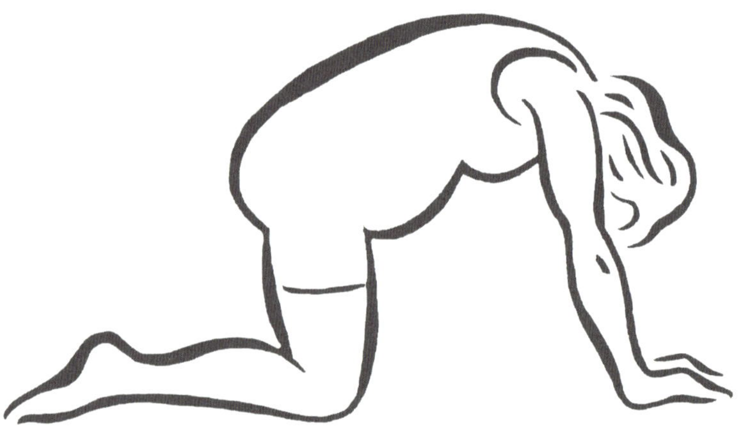

Knien Sie sich im Vierfüßlerstand auf den Boden. Die Knie haben etwas Abstand zueinander, die Hände liegen mit weit gespreizten Fingern auf Höhe der Schultern auf dem Boden. Lassen Sie Hals und Kopf hängen. Spannen Sie nun die Pobacken an und ziehen sie nach unten, sodass Sie im unteren Rücken eine Dehnung verspüren. Drücken Sie Ihre Handflächen sanft in den Boden und beginnen Sie, Ihren Rücken vom Steißbein aufwärts Wirbel für Wirbel nach oben zu wölben. Das Kinn bewegt sich dabei in Richtung Brust. Atmen Sie tief ein und verharren Sie dabei in dieser Rundstellung. Dann rollen Sie Ihren Rücken wieder ab, bis Kopf und Rücken eine gerade Linie bilden.

Jetzt lassen Sie Ihren Bauch in Richtung Boden sinken. Gleichzeitig strecken Sie die Pobacken Richtung Decke, sodass ein kleines Hohlkreuz entsteht. Heben Sie Kopf und Hals sanft nach oben, ganz so, als würden Sie jemanden vor sich anstarren. Beim Einatmen stellen Sie sich vor, Sie schicken Ihren Atem das Rückgrat hinunter bis zum unteren Rücken.

Machen Sie nun abwechselnd den Rücken rund und wölben Sie ihn anschließend nach unten. Achten Sie darauf, an welchen Stellen im Körper Sie sich beengt fühlen und an welchen nicht. Atmen Sie in diese Stellen hinein.

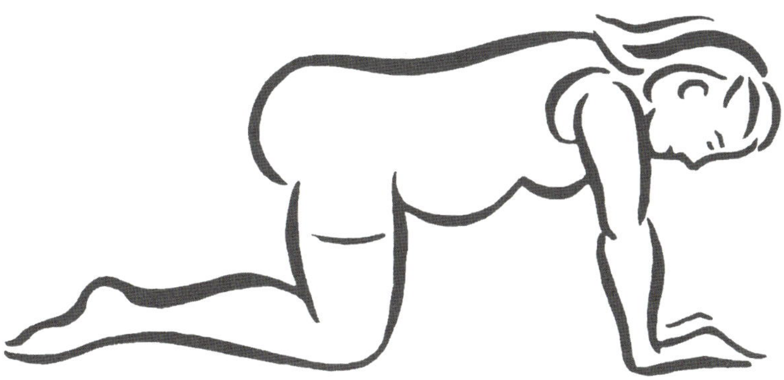

Das bewirkt die Katze

Diese Stellung sorgt für einen dehnbaren Rücken und bewegliche Hüften. Wer diese Übung bei Schmerzen im unteren Rücken macht, dehnt damit die verkrampften Muskeln, die oft der Grund für die Schmerzen sind. Diese Stellung können Sie auch während und zwischen den Wehen machen. Sie kann dabei helfen, dass sich Babys von der Steißlage in die Kopflage drehen.

Hockstellung

Nehmen Sie wieder den Vierfüßlerstand ein. Aus dieser Position bewegen Sie nun die Hände zu den Knien hin und richten Sie sich über die Knie auf. Ihre Füße stehen fest und entspannt auf dem Boden, Sie sinken in Ihre Füße hinein. Entspannen

Sie die Pomuskulatur und dehnen Sie das Steißbein in Richtung Fersen. Sie bleiben in dieser Stellung, wobei der Körper sich senkrecht zum Boden befindet. Wenn Sie das Gleichgewicht nicht halten können, legen Sie eine zusammengerollte Decke unter den Po.

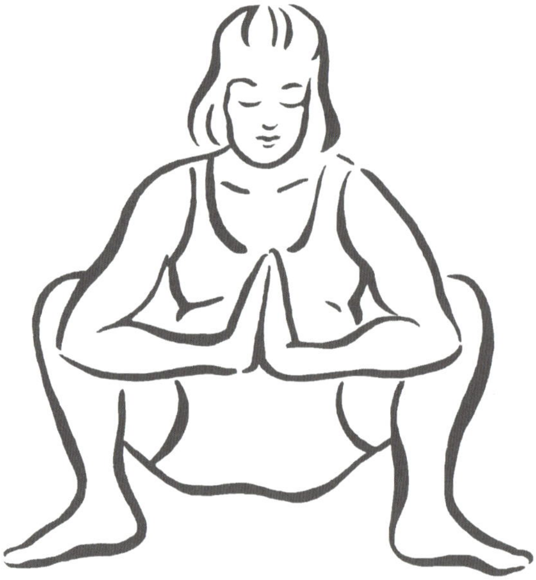

Falten Sie nun auf Herzhöhe Ihre Hände. Platzieren Sie Ihre Ellbogen zwischen den Knien und drücken Sie die Knie mit den Ellbogen auseinander. Lassen Sie Kopf und Hals bequem nach vorne hängen und dehnen den Beckenboden.

Beim nächsten Einatmen stellen Sie sich vor, wie der Atem durch Ihren gesamten Körper fließt, wie er Sie und Ihr Kind mit Sauerstoff und Nahrung versorgt. Beim Ausatmen dehnen Sie wieder Ihren Beckenboden. Nehmen Sie beim Einatmen Nährendes auf und atmen Sie die Anspannung aus. Mit jedem Atemzug entlassen Sie die Anspannung in den Boden. Auf diese Weise machen Sie fünf oder zehn tiefe Atemzüge.

Zum Abschluss lösen Sie langsam Hände und Ellbogen, indem Sie erst eine Hand und dann die zweite auf die Pobacken legen. In dieser Stellung entspannen Sie kurz. Wer eine zusammengerollte Decke verwendet hat, zieht sie unter sich heraus und setzt sich bequem auf den Boden.

Hocken aus dem Stand

Sie können die Hockstellung auch aus dem Stand einnehmen. Dazu stellen Sie sich bequem hin, die Füße hüftbreit auseinander, und legen die Hände zur Unterstützung auf die Oberschenkel. Nun beugen Sie die Knie und gehen langsam in die Hocke. Entspannen Sie sich in die Füße hinein, der Körper ist aufgerichtet. Wenn Sie das Gleichgewicht nicht halten können, legen Sie eine weiche, zusammengerollte Decke unter den Po.

Dann falten Sie die Hände vor der Brust und atmen, wie in der vorigen Übung bereits beschrieben wurde.

Das bewirkt die Hockstellung

Auf der ganzen Welt gebären Frauen in der Hockstellung. Diese Position dehnt das Becken und macht sich die Schwerkraft zunutze, wenn das Baby den Geburtskanal passiert. In der Schwangerschaft entspannt die Hockstellung die Beckenmuskulatur. Auch wenn Sie sich nicht für diese Gebärposition entscheiden, so ist sie doch für viele Frauen während der Wehen angenehm. Sie macht die Schmerzen erträglicher und hilft mit zu verhindern, dass das Dammgewebe reißt.

Beckenschaukel

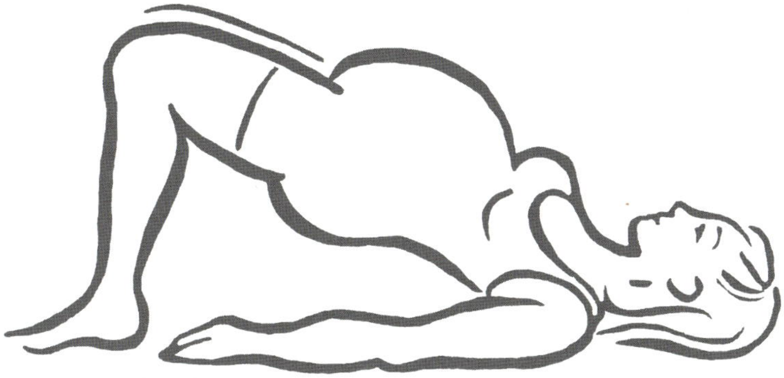

Legen Sie sich mit ausgestreckten Beinen auf den Rücken. Stellen Sie die Füße auf, die Knie zeigen zur Decke. Dehnen Sie den Nacken und entspannen Sie die Schultern. Die Arme liegen seitlich vom Körper, Knie und Hüfte sind in einer geraden Linie ausgerichtet. Nun drücken Sie Ihr Körpergewicht langsam nach oben und heben Ihren Po so weit vom Boden ab, wie es Ihnen möglich ist. Ihr Schambein weist dabei in Richtung Decke.

Die Füße stehen fest auf dem Boden und Sie strecken sich beim Anheben des Gesäßes bis in Knie und Zehen. Lassen Sie Kopf, Nacken, Schultern und Arme locker und atmen Sie ein paar Mal ruhig ein und aus.

Nun senken Sie den Rücken wieder; dabei beginnen Sie im unteren Bereich und rollen einen Wirbel nach dem anderen ab, bis Ihr Po wieder ganz den Boden berührt. Wiederholen Sie diese Bewegung vier- oder fünfmal.

Das bewirkt die Beckenschaukel

Auch mit dieser Stellung erhöhen Sie die Biegsamkeit Ihres Rückens und reduzieren die Spannung in den unteren Rückenmuskeln. Sie fördert die Durchblutung des Beckenraumes und massiert die inneren Organe.

Die Taube

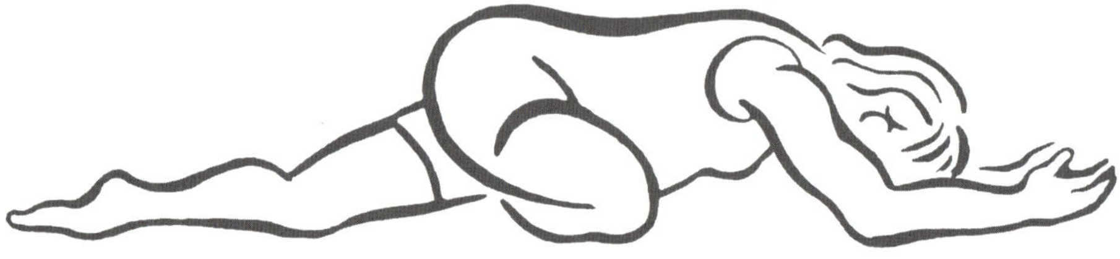

Sie beginnen wieder im Vierfüßlerstand. Schieben Sie das rechte Knie nach vorne und strecken das linke Bein nach hinten, Kniekehle und Fußsohle zeigen zur Decke. Dann schieben Sie die rechte Ferse links zur Hüfte hin. Die Hände sind immer noch aufgestützt. Lassen Sie die Spannung aus Hüften und Becken in den Boden fließen, dann legen Sie Ihre Unterarme auf den Boden auf.

Wenn Sie mehr Platz für Bauch und Baby brauchen, schieben Sie den rechten Unterarm an die Innenseite des rechten Knies. Zum Aufstützen können Sie auch eine zusammengerollte Decke unter Arme, Hüften oder Po legen. Kopf und Nacken bleiben nach vorne gestreckt, was den Körper noch weiter dehnt.

Nun drehen Sie die Ellbogen nach außen und legen Ihren Kopf auf die Handrücken. Atmen Sie etwa fünf- bis zehnmal ein und aus und entspannen Sie sich dabei in diese Stellung hinein.

Danach lösen Sie die Stellung, gehen in die Ausgangsposition zurück (Vierfüßlerstand) und führen die Übung auch auf der anderen Seite durch.

Das bewirkt die Taube

In dieser Stellung dehnen und strecken Sie die Muskeln in der gesamten Hüft- und Leistengegend. Die Muskeln werden besser durchblutet und geschmeidiger.

Stellung des Kindes

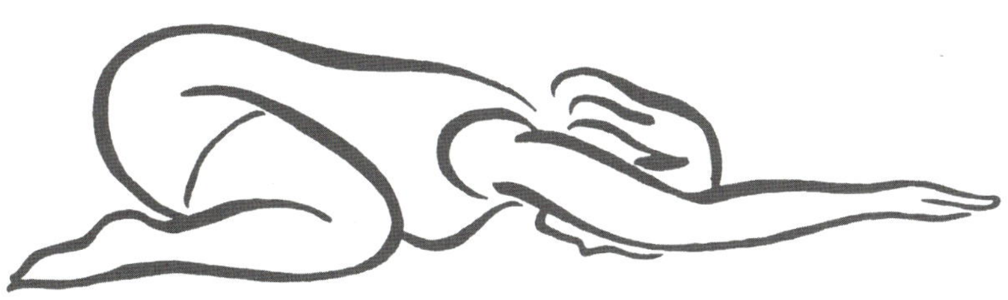

Legen Sie eine zusammengefaltete Decke vor sich und beginnen Sie wieder im Vierfüßlerstand. Spreizen Sie Ihre Knie, um Platz für das Baby zu schaffen. Die Füße sind nach innen gedreht und die Zehen beider Füße nahe zusammen. Nun legen Sie Ihren Po auf die Fersen und dehnen den unteren Rücken. Winkeln Sie Arme ab, und stützen Sie sich auf die Unterarme. Wenn Sie sich in dieser Lage wohl fühlen, strecken Sie die Arme noch weiter nach vorne über die Decke. Legen Sie die Stirn am Rand der Decke ab und vergewissern Sie sich, dass Sie gut Luft bekommen. Dehnen Sie Nacken, Schultern, Rumpf, Bauch, den unteren Rücken und den Po fünf bis zehn Atemzüge lang.

Aus der Stellung des Kindes kommen Sie, indem Sie die Handflächen auf die Schultern legen und dann Kopf und Körper langsam wieder aufrichten. Stehen Sie zum Schluss ganz auf.

Das bewirkt die Stellung des Kindes

Diese Ruhestellung hilft, Spannungen aus Muskeln und Hüften loszulassen. Die Bauchmuskeln werden dabei weich und dehnen sich. Sie verhilft den Hüftgelenken zu mehr Beweglichkeit, sodass sich der Beckenraum weitet.

Halber Drehsitz

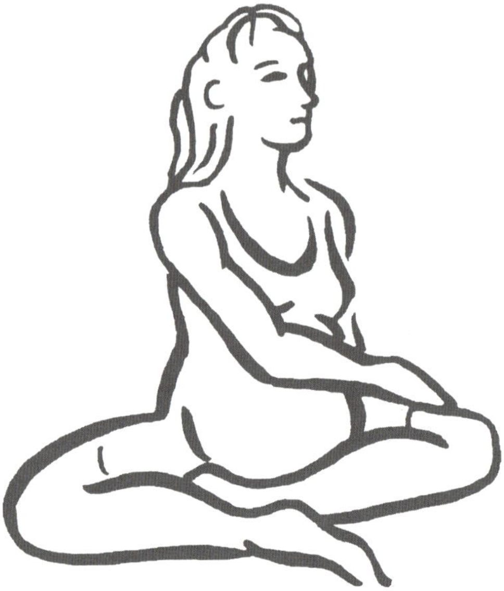

Setzen Sie sich im Schneidersitz auf den Rand einer zusammengelegten Decke. Legen Sie die linke Hand hinter sich ab, die Handfläche liegt direkt hinter den Pobacken. Drücken Sie die Hand in den Boden und dehnen Sie den Rücken. Legen Sie nun die rechte Hand auf das linke Knie und atmen Sie tief ein. Beim Ausatmen drehen Sie Ihren Körper von der Taille aufwärts nach links. Drehen Sie dann auch

Brust, Schulter, Hals und Kinn nach links. Beim nächsten Atemzug versuchen Sie, sich noch etwas weiter zu drehen.

Sie kommen aus dieser Stellung, indem Sie den hinteren Arm lockern und Ihren Körper langsam wieder zurück in die Mitte drehen. Dann machen Sie die Übung zur anderen Seite.

Das bewirkt der Drehsitz

In dieser Stellung werden die inneren Organe Ihres Unterleibs massiert und gleichzeitig die Rückenmuskeln sanft gedehnt. Oft berichten Übende, dass sie sich nach dem Drehen in beide Richtungen vitaler fühlen.

Stellung des gedrehten Bauchs

Legen Sie sich rücklings auf den Boden. Winkeln Sie die Knie an und ziehen Sie sie so weit es geht Richtung Brust. Die Arme liegen mit nach oben gerichteten Handflächen rechts und links vom Körper. Nun drehen Sie Ihre Hüften und angewinkelten Knie nach links und legen sie auf dem Boden ab. Die linke Hand legen Sie zur Unterstützung auf das rechte Bein. Sollten sich Ihre Knie nicht berühren oder brauchen Sie für Ihre Beine etwas zum Abstützen, dann legen Sie eine zusammengelegte Decke oder ein Kissen zwischen Ihre Oberschenkel. Drehen Sie Nacken und Kopf weg von den Knien und entspannen Sie die rechte Schulter. Fühlt sich der rechte Arm unangenehm an, dann winkeln Sie ihn an und legen die rechte Hand unterstützend auf die Rippen. Oder Sie legen eine Decke unter Rippen und Arm.

Atmen Sie ein paar Mal tief in den Bauch und entspannen Sie Ihre rechte Schulter in den Boden hinein. Bleiben Sie fünf oder zehn Atemzüge lang in dieser Stellung. Drehen Sie dann Ihre Beine in die Mitte zurück, sodass Sie wieder auf dem Rücken liegen. Legen Sie die Arme um die Knie und schaukeln Sie ein wenig hin und her. Dann machen Sie die Übung zur anderen Seite.

Das bewirkt die Stellung des gedrehten Bauchs

Diese Stellung beruhigt den ganzen Körper. Sie fördert die Verdauung durch sanftes Massieren der inneren Organe. Sie hilft auch, Spannung aus dem unteren und mittleren Rückenbereich loszulassen und die Muskeln dort zu dehnen. Ischiasbeschwerden lassen sich mit dieser Übung ebenfalls lindern.

Kegelübungen – Beckenbodentraining

Die Beckenbodenmuskeln schützen und halten die Organe im Becken und im Unterleibsbereich. In der Schwangerschaft halten die Beckenbodenmuskeln den sich ausdehnenden Uterus mit dem Baby. Sie können lernen, diese Muskeln ganz bewusst zu stärken, indem Sie sie den ganzen Tag über anspannen und entspannen. Bei dieser Übung trainieren wir die Beckenbodenmuskeln im Schneidersitz. Sie können Kegelübungen aber überall und in jeder Stellung machen.

Fahrstuhlkegel

Sie sitzen mit gekreuzten Beinen da, schließen die Augen und konzentrieren sich auf Ihren Beckenboden – den Bereich rund um Harnröhre, Vagina und Anus. Spannen Sie zuerst die Muskeln rund um den Anus und dann die rund um Vagina und Harnröhre an. Ziehen Sie diese Muskeln nach innen und oben in Richtung Bauch. Stellen Sie sich vor, wie sich Ihre Energie vom Beckenboden hinauf in Richtung Unterleib bewegt, ganz so, als würden Sie einen Fahrstuhl benutzen. Halten Sie die Energie einige Atemzüge oben; dann entspannen Sie die Muskeln und stellen sich vor, dass Sie mit dem Fahrstuhl wieder zurück ins Erdgeschoss gelangen.

Konzentrieren Sie sich nun darauf, die Muskeln rund um den Beckenboden zu spüren und sie noch weiter zu dehnen. Entspannen Sie diese Muskeln immer mehr, und fühlen Sie die Dehnung.

Wiederholen Sie die Übung mehrmals und machen Sie die Übung über den Tag verteilt, so oft es Ihnen möglich ist.

Wellenkegel

Spannen Sie die Muskeln rund um den Anus an, dann jene um die Vagina und bis hoch zur Harnröhre, ganz so, als würden Sie die Muskeln in Richtung Schambein hochziehen. Es fühlt sich an, als würde sich vom Anus bis zum Schambein eine Welle breitmachen. Entspannen Sie die Muskeln langsam von der Harnröhre bis zum Anus, als würde sich die Welle wieder zurück in Richtung Ufer bewegen. Dies wiederholen Sie mehrmals, indem Sie immer wieder die Muskeln in Richtung Schambein anspannen und in die entgegengesetzte Richtung entspannen. Bei der höchsten Anspannung atmen Sie jeweils tief durch und lassen dann wieder locker. Machen Sie die Übung so oft Sie können.

Das bewirken Kegelübungen

Kegelübungen helfen, Harninkontinenz gegen Ende der Schwangerschaft und nach der Geburt zu verhindern. Wer seine Beckenbodenmuskeln in Form hält, verbessert die Durchblutung und schützt sich damit auch vor Hämorrhoiden. Die Damm- oder Beckenbodenmuskeln sind in Form einer Acht rund um Vagina und Anus angeordnet. Diese Muskeln setzten Sie automatisch beim Geschlechtsverkehr ein oder wenn Sie sich den Gang zur Toilette verkneifen. Wer sich darin übt, diese Muskeln anzuspannen und zu entspannen, der merkt, dass er die Anspannung immer länger halten kann. Sie können die Muskeln im Endstadium der Wehen dann auch besser entspannen. Wir empfehlen, jeden Tag etwa 50 bis 100 Kegelübungen zu machen, auch nach der Geburt.

Aufmerksames Handeln

- Meditieren Sie zweimal täglich 20 bis 30 Minuten.
- Achten Sie darauf, wann Sie sich den Tag über gestresst fühlen, und setzen Sie Techniken zur Stressreduzierung ein, um die schädlichen Auswirkungen auf sich und Ihr Kind so gering wie möglich zu halten.
- Machen Sie regelmäßig Yoga-Übungen, und gehen Sie dabei sanft und respektvoll mit Ihrem Körper um.

* * *

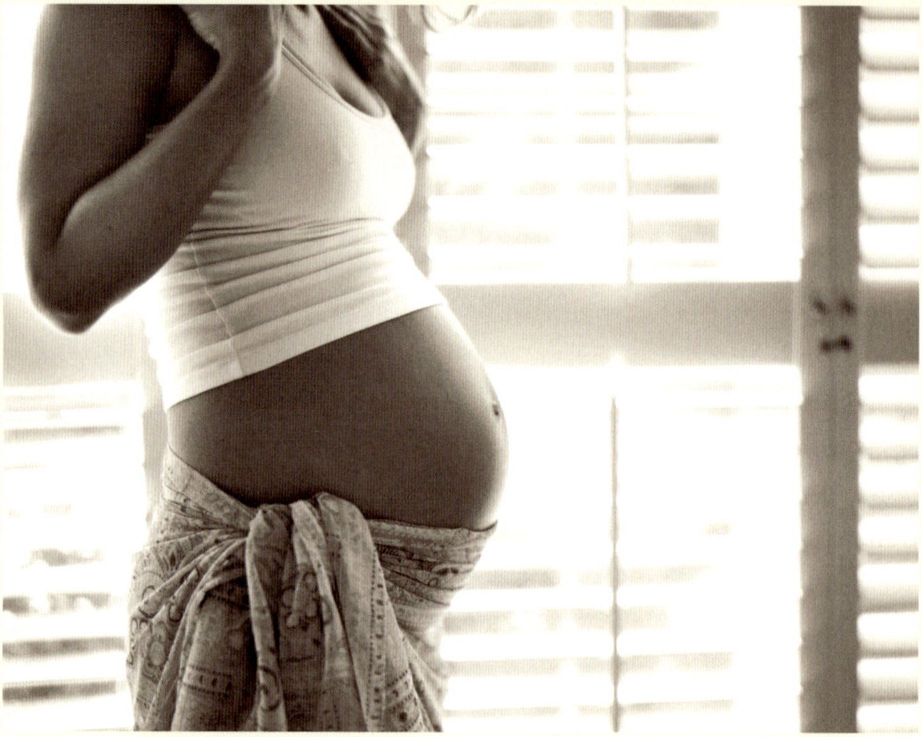

Oh, Geist der Weisheit,
den kein Feuer verbrennen, kein Wasser nass machen
und kein Wind trocknen kann.
Deine Essenz, gebadet in jungfräulicher Freude,
ist über den weiten Ozean des Bewusstseins getänzelt
und in meinem Herzen gestrandet.
Das Universum hat jenseits von Erinnerungen und
Vorahnungen
heimlich deine Schöpfung geplant.
Kind des Universums, mein Kind,
du bist der Ewige, der in unsere Zeit hineingeboren wird.
Du bist das höchste Wesen,
das eine neue Welt kreiert.

Deepak Chopra

KAPITEL 5

Wie Sie mit den Veränderungen umgehen

* * *

Die Schwangerschaft ist eine Zeit dramatischer Veränderungen. Mit der Entwicklung des Kindes im Mutterleib durchläuft Ihr Körper große Transformationen. Diesen Wellen des Wandels zu folgen kann manchmal eine ziemliche Herausforderung sein, es ist ganz natürlich, dass eine Frau in der Schwangerschaft Höhen und Tiefen durchlebt. Denken Sie in Zeiten unruhiger See immer daran, dass ruhigere Fahrwasser ganz nah sind. Verschlimmern Sie Ihr Unbehagen nicht dadurch, dass Sie hart mit sich ins Gericht gehen, weil Sie sich emotional und physisch instabil fühlen.

In anderen Lebensphasen würden Sie bei Verdauungsbeschwerden, Muskelverspannungen und -schmerzen oder Schlafproblemen vielleicht zu einem Medikament greifen. In der Schwangerschaft sollte man die meisten Medikamente eher meiden. Deshalb bietet diese Zeit die große Chance, die Kraft natürlicher Heilmethoden auszuprobieren. Die in diesem Kapitel vorgeschlagenen Methoden sind Mittel der Wahl bei häufig vorkommenden Schwangerschaftsbeschwerden. *Sie sind jedoch kein Ersatz für angemessenen ärztlichen Rat.* Neues Leben hervorzubringen ist eine heilige Aufgabe; deshalb werden Sie das Leben Ihres Ungeborenen auf keinen Fall aufs Spiel setzen wollen. Dazu gehört, keine unnötigen Medikamente zu schlucken, sie aber einzunehmen, wenn es die Situation erfordert.

Für eine bewusste Schwangerschaft ist es wichtig, dass Sie einen guten Draht zu Ihrem Arzt oder Heilpraktiker und Ihrer Hebamme haben. Ihren Arzt kennen Sie vermutlich schon länger, aber bei der Wahl der Hebamme sollten Sie sich möglichst früh kundig machen. Sie begleitet Sie während der Schwangerschaft und Geburt und ist in dieser Zeit eine wichtige Ansprechpartnerin. Besprechen Sie in der Schwangerschaft und auch während der Geburt alle Möglichkeiten mit diesen Experten. In den meisten Fällen befürworten sie bei den üblichen kleineren Unpässlichkeiten den Einsatz von sanften, natürlichen Heilmitteln.

Morgenübelkeit

Fast drei Viertel aller Frauen leiden im ersten Schwangerschaftsdrittel unter Übelkeit, die Hälfte der Betroffenen muss sich dabei sogar übergeben. Dieser Zustand zu Beginn der Schwangerschaft, bei dem der Magen sich bereits in der Früh und manchmal auch den ganzen Tag über übel bemerkbar macht, nennt man gemeinhin Morgenübelkeit. Der Fachausdruck dafür lautet Hyperemesis. Dieses Phänomen wurde zwar schon eingehend von Experten unter die Lupe genommen, doch ist man sich über seine Ursachen immer noch nicht ganz einig.

Die Übelkeit beginnt meist in der fünften Schwangerschaftswoche, erreicht in der elften Woche ihren Höhepunkt und verschwindet meist in der 15. oder 16. Woche. Den meisten Frauen ist im zweiten Schwangerschaftsdrittel nicht mehr schlecht. Einigen wenigen Frauen macht dieses Phänomen allerdings die gesamten 40 Wochen über zu schaffen. Auf einer Skala von eins bis fünf mit fünf als höchster Stufe des Unwohlseins bewerten die meisten Frauen Ihre Symptome mit zwei oder drei; in diesem Zustand fühlt man sich wirklich unwohl, ist aber noch nicht völlig außer Gefecht gesetzt.

Einige Wissenschaftler behaupten, dass Morgenübelkeit ein Schutzmechanismus für den Embryo im Frühstadium ist. Die Empfindlichkeit der Mutter gegenüber vielen Lebensmitteln hält sie davon ab, sich Substanzen zuzuführen, die dem Ungeborenen möglicherweise schaden würden. Am häufigsten haben werdende Mütter im ersten Schwangerschaftsdrittel eine Aversion gegen Fleisch, Geflügel und Fisch, koffeinhaltige Getränke und Gemüse. Aus Sicht der Evolution haben unsere Urmütter ihre empfindliche Leibesfrucht auf diese Weise durchaus geschützt, wenn sie möglicherweise parasitenbefallenes Fleisch mieden oder Gemüsesorten, die vor Phytochemikalien nur so strotzten.

Studien belegen immer wieder, dass jene Frauen weniger Fehl- und Totgeburten erleiden, denen in der Schwangerschaft morgens übel ist. Einige Berichte bringen die Morgenübelkeit sogar in Zusammenhang mit weniger Frühgeburten, höherem Geburtsgewicht, weniger Geburtsfehlern und einer niedrigeren Säuglingssterblichkeit. Doch es gibt genauso viele gegenteilige Berichte, laut denen die Morgenübelkeit keine solch positiven Ergebnisse zur Folge hat. Mütter, die unter Morgenübelkeit leiden, essen im ersten Drittel der Schwangerschaft weniger und legen deshalb weniger an Gewicht zu. Nun könnte man denken, dass ihre Babys kleiner und weniger gesund wären. Doch im Gegenteil: Eine geringere Gewichtszunahme im ersten Schwangerschaftsdrittel hat ein erhöhtes Plazentawachstum zur Folge. Der Mutterkuchen versorgt den heranwachsenden Fetus bekanntlich mit Blut. Nach abnehmender Morgenübelkeit essen die Mütter im zweiten und letzten Schwangerschaftsdrittel mehr, die Babys holen gewichtsmäßig auf, und die größere Plazenta stellt eine ausreichende Versorgung mit Nahrung und Sauerstoff sicher. Ähnliche Ernährungsmuster wurden auch bei anderen Säugetieren, einschließlich Hunden und Affen (insbesondere Schimpansen) festgestellt. Dies würde die Theorie unterstützen, dass Hyperemesis tatsächlich einen Sinn hat.

So beruhigen Sie den Magen

Vielleicht tröstet Sie der Gedanke, dass die Übelkeit im ersten Schwangerschaftsdrittel Ihr Kind schützt. Trotzdem dürften die meisten Mütter froh darüber sein, wenn die Übelkeit verschwindet. Die Übelkeit mit Medikamenten zu bekämpfen hat sich in der Vergangenheit nicht sehr bewährt, weshalb Pharmafirmen auch nicht mehr nach neuen Mitteln forschen. Somit haben nun andere, natürlichere Methoden Eingang in die Behandlung von Morgenübelkeit gefunden.

Die meisten betroffenen Frauen probieren eine Reihe verschiedener Methoden aus, um den Magen zu beruhigen. Eine kanadische Studie belegt, dass die meisten werdenden Mütter ihre Übelkeit mit folgenden Mitteln und Methoden bekämpfen:

- Verzehr von Trockenkost: hilft (etwas) bei 64 Prozent der Befragten
- Hinlegen und Ausruhen: hilft (etwas) bei 59 Prozent der Befragten
- Trinken von Wasser oder kohlensäurehaltigen Flüssigkeiten: hilft (etwas) bei 52 Prozent der Befragten
- An die frische Luft gehen: hilft (etwas) bei 40 Prozent der Befragten
- Geistige Konzentration: hilft (etwas) bei 33 Prozent der Befragten

Es lohnt sich, Übelkeit und Erbrechen in der Schwangerschaft mit diesen einfachen Methoden anzugehen. Weitere hilfreiche Heilmittel, die im Folgenden detailliert besprochen werden, sind Ingwer, verschiedene Kräuter, Vitamin B6 sowie Akupressur.

Ingwer

Seit Jahrtausenden schätzt man die scharfe Ingwerknolle auf der ganzen Welt als Heilmittel. Ingwer enthält eine Reihe von einzigartigen natürlichen Stoffen und wird meist zur Verdauungsförderung und Anregung des Kreislaufs eingesetzt. Studien aus Dänemark belegen, dass fast drei Viertel aller Schwangeren ihrer Übelkeit mit Ingwer beikommen konnten – ganz ohne schädliche Nebenwirkungen.

Eine thailändische Studie ergab, dass mehr als 87 Prozent der Schwangeren, die Ingwer zu sich nahmen, weniger oft an Übelkeit und Erbrechen litten (gegenüber knapp einem Drittel der Frauen, die ein Placebo verabreicht bekamen). Ingwer scheint für Schwangere auch gut verträglich zu sein. In einer Studie aus Dänemark kam heraus, dass trächtige Rättinnen keine Probleme mit Ingwer hatten, obwohl sie eine Dosis verabreicht bekamen, die weit über der lag, die eine schwangere Frau im Normalfall bräuchte.

Am einfachsten nehmen Sie Ingwer als Tee zu sich; dabei überbrühen Sie einen Teelöffel frisch geriebenen Ingwer mit einer großen Tasse heißem Wasser. Süßen Sie den Tee mit Honig und nippen Sie den ganzen Tag über daran. Sie können bei aufkommender Übelkeit auch eine Mischung aus einem halben Teelöffel geriebenem Ingwer, vermischt mit Ahornsirup, zu sich nehmen. Praktisch für unterwegs ist kandierter Ingwer.

Kräuter

Zur Verdauungsförderung werden traditionell verschiedene Kräuter eingesetzt, die auch bei Morgenübelkeit einen Versuch lohnen. So helfen Pfefferminz-, Kamillen- und Zimttee bei Magenverstimmungen. Bereiten Sie aus diesen Kräutern Tees zu. Auch Alfalfa-Extrakt kann Linderung verschaffen. Alternativ dazu können Sie Gewürznelken kauen.

Vitamin B6

Vitamin B6 (Pyridoxin) war Bestandteil des Mittels Bendectin, das in Amerika gegen Morgenübelkeit verordnet wurde. Es enthielt das Antihistamin Doxylamin. Es gab zwar keinen absolut sicheren Beweis für die Schädlichkeit von Bendectin, aufgrund rechtlicher Bedenken wurde es dennoch vom Markt genommen. Es gibt Anhaltspunkte dafür, dass allein Vitamin B6 gegen Übelkeit und Erbrechen in der Schwangerschaft helfen kann, sofern eine werdende Mutter alle acht Stunden 25 Milligramm davon zu sich nimmt. Die meisten Vitaminpräparate für Schwangere enthalten eine weitaus geringere Dosis Vitamin B6, so dass eine zusätzliche Einnahme notwendig wäre. Das Vitamin gilt zwar generell als unbedenklich, doch es kann bei einer sehr hohen Dosierung auch die Nerven schädigen. Wenn Sie es also anwenden, um Ihre Morgenübelkeit in den Griff zu bekommen, dann nehmen Sie nicht mehr als insgesamt 75 Milligramm pro Tag zu sich. Interessant ist die Tatsache, dass eine Studie über den Zusammenhang von Morgenübelkeit und zu niedrigem Vitamin- B6-Wert kein signifikantes Ergebnis zeigte.

Akupressur

Eine Reihe von Studien ergab, dass das Stimulieren des Akupressurpunktes Pericardium 6 (Pe 6) gegen Übelkeit wirkt. Dieser Punkt, auch als Neiguan bekannt, liegt zwei Finger von der Handgelenksbeugefalte entfernt in der Mitte des inneren Unterarms. Sie können diesen Punkt durch Massieren mit dem Daumen stimulieren oder Sie kaufen sich das so genannte Sea-Band, dies sind Akupressurbänder, die normalerweise zur Linderung der Reisekrankheit eingesetzt werden. Dabei handelt es sich um Armbänder, die an beiden Handgelenken getragen werden und einen Kunststoffknopf enthalten, der einen ständigen kontrollierten Druck auf den Punkt Pe 6 ausübt und somit Übelkeit beseitigt.

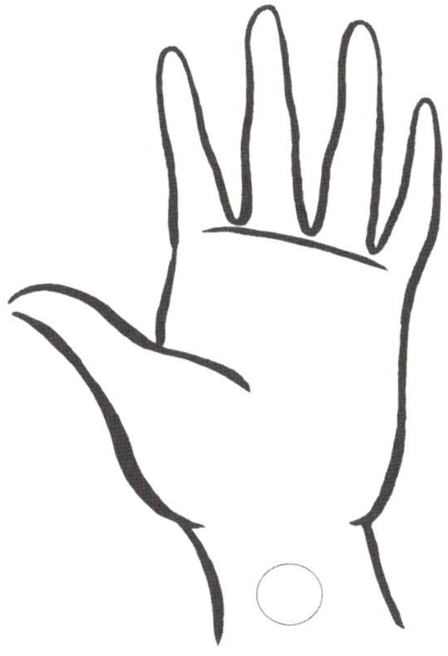

Ernährungsumstellung

Versuchen Sie es mit einigen ungesalzenen Crackern oder einem Stück Toast morgens noch vor oder direkt nach dem Aufstehen. Leicht verdauliche Kost bekommt Ihnen jetzt besser als schwere Speisen. Nehmen Sie proteinreiche Snacks zu sich und vermeiden Sie ölige, fette oder gebratene Nahrungsmittel. Achten Sie auf die Botschaften Ihres Körpers.

Weitere typische Schwangerschaftsbeschwerden

Ihr heranwachsendes Kind übt Druck auf die Verdauungsorgane aus, was häufig zu Magenverstimmungen, Sodbrennen, Blähungen und Verstopfung führt. Die körperliche Belastung und die hormonelle Umstellung haben außerdem diverse Beschwerden zur Folge wie Rückenschmerzen, Wadenkrämpfe und Stimmungsschwankungen. Diese kleinen, aber doch unangenehmen Begleiterscheinungen der Schwangerschaft kann man oft mit einfachen, natürlichen Mitteln beheben. Zudem kann eine Umstellung der Essgewohnheiten die Beschwerden lindern oder verhindern.

Sodbrennen und Magenverstimmung

Sodbrennen und Magenverstimmungen kommen in der Schwangerschaft häufig vor, besonders oft aber im letzten Drittel. Die Gebärmutter dehnt sich immer mehr aus und drückt damit auf den Verdauungstrakt, was zu Blähungen führt. Durch den Druck auf den Magen, und da der Muskel am Mageneingang schlechter schließt, gelangt Magensäure in die Speiseröhre und verursacht Sodbrennen.

> Was hilft?

- Nehmen Sie den ganzen Tag über kleinere Portionen zu sich.
- Kauen Sie Ihr Essen gründlich. Schlucken Sie erst, wenn sich ein Speisebrei gebildet hat.
- Reduzieren Sie fettige und ölige Speisen.
- Kauen oder lutschen Sie Pastillen mit Ulmenrinden-Extrakt, dies beruhigt einen übersäuerten Magen.
- Trinken Sie nach dem Essen Fencheltee.

- Alfalfa (Luzerne) hilft bei Magenverstimmungen und Sodbrennen. Es ist in Tablettenform, als Tee oder Sprossen erhältlich.
- Nehmen Sie tagsüber etwas Milch oder frisch zubereiteten Joghurt zu sich. Auch Quark und andere Sauermilchprodukte beruhigen den Magen.
- Zum Neutralisieren von Magensäure eignen sich Kalzium-Kautabletten.
- Kauen Sie nach jeder Mahlzeit eine Prise getrockneten Koriander, Kreuzkümmel oder Fenchelsamen.
- Trinken Sie kohlensäurehaltige Flüssigkeiten.
- Gegen Blähungen helfen auch Kardamom, Zimt und Lorbeer. Verwenden Sie diese Gewürze bei der Zubereitung der Speisen.

Verstopfung

Viele Frauen leiden in der Schwangerschaft unter Verstopfung. Das liegt teilweise am Hormon Progesteron, das die weichen Muskeln des Gastro-Intestinal-Traktes entspannt. Außerdem drückt der heranwachsende Fetus auf Dünn- und Dickdarm, was der Verdauung ebenfalls abträglich ist.

> Was hilft?

- Trinken Sie viel frisches Wasser und Säfte.
- Machen Sie täglich Körperübungen.
- Essen Sie viel frisches Obst, Salate und Gemüse.
- Achten Sie auf ballaststoffreiche Kost.
- Essen Sie Alfalfa-Sprossen.
- Nehmen Sie täglich einige Backpflaumen und Rosinen zu sich.

Hämorrhoiden

Da sich in der Schwangerschaft der Druck auf den Unterleib erhöht, kommen Hämorrhoiden häufig vor. Und weil das Gewebe im Wehenstadium stark beansprucht wird, treten sie nach der Geburt sogar noch häufiger auf. Der Druck im Bauch- und Beckenraum vermindert nämlich den Blutrückfluss, sodass sich die Venen im Rektalbereich dehnen. Außerdem bewirkt die vermehrte Progesteronausschüttung in der Schwangerschaft das Weicherwerden der Muskeln und verlangsamt den Blutfluss durch die Venen zusätzlich.

> Was hilft?

- Machen Sie regelmäßig Körperübungen, um den Kreislauf anzuregen und die Muskelkraft zu stärken.
- Trinken Sie ausreichend.
- Nehmen Sie ballaststoffreiche Nahrungsmittel zu sich, um einen regelmäßigen Stuhlgang zu gewährleisten. Dies hilft zu vermeiden, dass das Gewebe zusätzlich belastet wird.
- Nehmen Sie genug Vitamin E zu sich, das die Venen elastisch hält.
- Essen Sie frischen Knoblauch, auch er hält die Venen elastisch.
- Halten Sie sich mit scharfen Speisen zurück.
- Halten Sie Ihre Blutgefäße mit den natürlichen Pflanzenstoffen aus Beeren und Kirschen gesund, in Form von Früchten oder Säften.
- Trinken Sie Brennnesseltee – dieser fördert die Elastizität Ihrer Venen.
- Sitzen Sie wenn möglich nicht zu lange am Stück.
- Zur Behandlung von schmerzenden oder juckenden Hämorrhoiden eignet sich Hamamelis. In der Apotheke sind entsprechende Mittel als Salben oder Zäpfchen erhältlich.
- Machen Sie Beinwell-Kompressen. Dazu überbrühen Sie einige Blätter Beinwell, tränken einen sauberen Waschlappen mit dem Sud und legen ihn auf. Beinwell ist bekannt für seine heilende und schmerzlindernde Wirkung.
- Machen Sie über den Tag verteilt immer wieder Kegelübungen (siehe Seite 88), um den Blutfluss im Dammbereich anzuregen.

Schlaflosigkeit

Unruhiger Schlaf kommt in der Schwangerschaft häufig vor, besonders aber im letzten Drittel.

> Was hilft?

- Machen Sie täglich Körperübungen.
- Schauen Sie in der Stunde, bevor Sie schlafen gehen, keine aufregenden Filme, und lesen Sie keine spannenden Bücher, um den Geist nicht anzuregen.
- Massieren Sie sich selbst und nehmen Sie danach ein warmes Aromabad mit Lavendel- oder Vanilleöl.

- Trinken Sie vor dem Zubettgehen eine Tasse Kamillentee.
- Nehmen Sie vor dem Einschlafen eine Tasse heiße Milch mit Kardamom, Muskatnuss oder einer Prise Safran zu sich.
- Hören Sie entspannende Musik.
- Legen Sie Kissen unter Ihren Bauch und zwischen die Beine. Gegen Ende der Schwangerschaft bewährt sich ein Körperkissen bestens.

Verstopfte Nase

Mehr als ein Fünftel aller Schwangeren klagt über eine verstopfte Nase, was besonders abends stört und auch einem gesunden Schlaf abträglich ist. Den genauen Grund für dieses Problem kennt man nicht. Schwangere mit verstopfter Nase scheinen allerdings keine allergische Reaktion zu haben und sprechen auch nicht auf die üblichen Medikamente an. Möglicherweise tragen auch die Hormone mit zum Anschwellen der Nasenschleimhäute bei, was dazu führt, dass man nicht mehr durchatmen kann und die Nase läuft.

> Was hilft?

- Trinken Sie genug.
- Gehen Sie regelmäßig an die frische Luft.
- Benutzen Sie einen Verdampfungsapparat oder einen Luftbefeuchter.
- Verwenden Sie eine Neti-Kanne oder Nasendusche. Geben Sie etwas warmes Salzwasser in die Kanne und befeuchten Sie damit die Nasenhöhlen. Dann geben Sie etwas Sesamöl oder Ghee (geklärtes Butterfett) in die Nase.
- In den meisten Apotheken sind Nasenpflaster für leichtes Durchatmen erhältlich. Verwenden Sie diese beim Schlafen oder wenn Sie sich hinlegen.

Wadenkrämpfe

Wundern Sie sich nicht, wenn Sie während der Schwangerschaft unter Wadenkrämpfen leiden. Ihr Körper versucht nur, sich den rasanten physischen und hormonellen Veränderungen anzupassen. Studien belegen, dass fast die Hälfte aller werdenden Mütter an Wadenkrämpfen leiden. Meist treten sie in der zweiten Schwangerschaftshälfte auf. Die Krämpfe können zwar auch tagsüber vorkommen, doch häufiger und auch unangenehmer sind sie nachts.

> Was hilft?

- Machen Sie täglich Körperübungen.
- Legen Sie Ihre Beine tagsüber öfters hoch.
- Massieren Sie Unter- und Oberschenkel täglich mit Öl.
- Achten Sie bei Ihrer Ernährung auf eine ausreichende Versorgung mit Kalzium und Magnesium. Gute natürliche Kalziumquellen sind dunkle Blattgemüse, Algen, Käse, Joghurt, Sojamilch, Nüsse und Früchte. Zu den magnesiumreichen Nahrungsmitteln zählen Nüsse, Hülsenfrüchte, Vollkornprodukte, dunkelgrüne Gemüsesorten, Sojabohnen und Meeresfrüchte.
- Fragen Sie Ihren Arzt, ob Sie Magnesium in Form eines Nahrungsergänzungsmittels zu sich nehmen sollten.
- Trinken Sie Himbeer- oder Brennnesseltee.
- Nehmen Sie Nahrungsmittel zu sich, die reich an Vitamin E sind. Dazu zählen Weizenkeime, Spinat und getrocknete Früchte.
- Wenn plötzlich Wadenkrämpfe auftreten, dann können Sie folgendermaßen für schnelle Entspannung sorgen: Strecken Sie den Wadenmuskel, indem Sie Ihren Fuß anziehen und mit dem Fußknöchel Drehbewegungen ausführen.
- Legen Sie warme Kompressen auf die verkrampfte Stelle.

Rückenschmerzen

Je weiter die Schwangerschaft fortschreitet, desto mehr Hormone produziert der Körper, um die Gelenke und Bänder zur Vorbereitung auf die Geburt zu lockern. Das zunehmende Gewicht Ihres Babys und die flexibleren Bänder haben oft Rükkenschmerzen zur Folge.

> Was hilft?

- Machen Sie täglich Körperübungen.
- Tragen Sie keine schweren Gegenstände; gehen Sie beim Aufheben von Gegenständen, die tiefer als Ihre Taille liegen, immer in die Knie.
- Praktizieren Sie Yoga.
- Nehmen Sie entspannende Aromabäder.
- Lassen Sie sich zum Entspannen und Lockern der Muskulatur gelegentlich den Rücken massieren.

- Nehmen Sie sich jeden Tag eine kleine Auszeit zum Entspannen.
- Immer gut für den Rücken ist Wärme.
- Achten Sie bei Ihrer Ernährung darauf, dass Sie immer ausreichend Kalzium und Magnesium zu sich nehmen.
- Trinken Sie ausreichend.
- Legen Sie sich zum Schlafen Kissen unter die Knie; stützen Sie auch Ihren Rücken und den Babybauch mit Kissen.

Stimmungsschwankungen

Viele Frauen leiden in der Schwangerschaft unter Stimmungsschwankungen. Der Körper befindet sich jetzt in einem ständigen Veränderungsprozess, was auch Ihre Emotionen beeinflusst. Gehen Sie liebevoll mit sich um, ein gewisser Grad an gefühlsmäßigen Turbulenzen ist ganz normal. Ein Baby zu bekommen verändert schließlich das ganze Leben; deshalb ist es absolut verständlich, dass Sie diesen Veränderungen teils mit gemischten Gefühlen entgegensehen. Akzeptieren Sie Ihre Launen und belasten Sie sich nicht zusätzlich mit einem schlechten Gewissen.

> Was hilft?

- Meditieren Sie regelmäßig.
- Praktizieren Sie Yoga.
- Machen Sie täglich Körperübungen.
- Nehmen Sie sich Zeit zum Ausspannen bei sanfter Musik oder Fantasiereisen.
- Bei auftretender Müdigkeit machen Sie ein Nickerchen.
- Genießen Sie ein heißes Aromabad.
- Betrachten Sie die durchlebten Veränderungen als etwas Wertvolles und finden Sie Wege, um sich selbst zu nähren.
- Sprechen Sie mit Ihrer Familie und Menschen, die Sie unterstützen, über Ihre Bedürfnisse und Sorgen.
- Führen Sie Tagebuch über Ihre Gefühle.
- Erhöhen Sie Ihr Energieniveau mit proteinreichen Snacks.
- Trinken Sie ausreichend.
- Nehmen Sie Kamillen- oder Himbeerblättertee zu sich.
- Wenn Sie Angstgefühle und Depressionen über Gebühr beeinträchtigen, dann sprechen Sie so bald wie möglich mit Ihrem Arzt darüber.

Geschwollene Knöchel, Füße und Hände

In den letzten Schwangerschaftswochen haben viele Frauen leicht geschwollene Hände, Knöchel und Füße. Die Ursache dafür ist, dass die in der Schwangerschaft ausgeschütteten Hormone zu Wassereinlagerungen im Gewebe führen. Zudem drückt der wachsende Bauch auf die großen Venen, die Blut zum Herzen zurückbefördern. Der Rückfluss ist gestört und das Blut staut sich. Nehmen die Schwellungen überhand, müssen Sie mit Ihrem Arzt darüber sprechen.

> Was hilft?

- Ruhen Sie sich mit hochgelegten Beinen aus.
- Machen Sie täglich Körperübungen.
- Vermeiden Sie zu enge Kleidung.
- Vermeiden Sie zu langes Sitzen, speziell in der Hockstellung.
- Massieren Sie Füße, Beine, Arme und Hände.
- Nehmen Sie ein Fußbad.
- Halten Sie sich mit dem Verzehr salzreicher Nahrungsmittel wie Kartoffelchips oder Salzbrezeln zurück.
- Gönnen Sie sich allgemein mehr Ruhe und vermeiden Sie Stress.

Harnwegsinfektionen

Harnwergsinfektionen sind in der Schwangerschaft nichts Ungewöhnliches. Der anschwellende Uterus drückt auf die Blase, was verhindern kann, dass sich die Blase vollständig entleert. Wenn sich Urin in der Blase ansammelt, können sich Bakterien leichter vermehren. In der Schwangerschaft ist der Urin weniger sauer und weist höhere Hormonwerte auf, was Schwangere für bakterielle Infektionen besonders anfällig macht. Nicht behandelte Harnwegsinfektionen stellen eine potenzielle Gefahrenquelle für Mutter und Kind dar.

> Was hilft?

- Trinken Sie viel.
- Trinken Sie Preiselbeersaft. Die Wirkstoffe sorgen dafür, dass Bakterien nicht an der Harnblasenwand anhaften können.

- Gehen Sie häufig zur Toilette, so spülen Sie mögliche Bakterien aus – das viele Trinken verstärkt den Harndrang.
- Wischen Sie nach dem Stuhlgang oder Wasserlassen stets von vorne nach hinten ab, um so das Risiko zu vermindern, dass Bakterien in die Blase gelangen.
- Tragen Sie Unterwäsche aus Baumwolle. Baumwolle ist atmungsaktiver als andere Materialien.
- Verwenden Sie bei der täglichen Hygiene nur Wasser oder nur sehr wenig seifenfreie Waschlotion.
- Verspüren Sie beim Wasserlassen ein Brennen oder andere Beschwerden, dann informieren Sie Ihren Arzt darüber.

Wann Sie den Arzt verständigen sollten

Eine guter Draht zwischen Ihnen und Ihrem medizinischen Berater ist wichtig für eine bewusste Schwangerschaft. Scheuen Sie sich nicht davor, den Arzt oder die Hebamme um Rat zu fragen, schließlich ist es besser, übermäßig vorsichtig zu sein und zu erfahren, dass die Beschwerden im Rahmen des Normalen liegen, als wegen Nachlässigkeit ein wichtiges Warnsignal übergangen zu haben. Wenn die folgenden Anzeichen und Symptome auftreten, sollten Sie unverzüglich Ihren Arzt oder Ihre Hebamme verständigen:

- Vaginalblutungen
- Starke Kopfschmerzen oder verschwommene Sicht
- Kurzatmigkeit oder Schmerzen in der Brust
- Anschwellen von Fußknöcheln, Händen oder Gesicht
- Verminderte Urinausscheidung
- Brennen oder Beschwerden beim Wasserlassen
- Körpertemperatur über 38,3 °C
- Flüssigkeitsaustritt aus der Vagina
- Vermehrter, übel riechender Vaginalausfluss
- Rückgang der Kindsbewegungen
- Auffallende Gewichtszunahme
- Zunehmender Druck auf das Becken vor der 35. Schwangerschaftswoche
- Mehr als viermal stündlich einsetzende Wehen
- Sämtliche Symptome, die Sie beunruhigen oder Ihnen unnormal vorkommen

ÜBUNG: STELLEN SIE SICH IHREN KÖRPER VOR

Legen Sie Ihr Tagebuch, einige farbige Textmarker und einen Stift griffbereit neben sich. Schließen Sie Ihre Augen und richten Sie Ihr Bewusstsein ein paar Minuten auf Ihren Körper und Ihren Atem. Reisen Sie in Gedanken durch den ganzen Körper, vom Scheitel bis zu den Zehen. Achten Sie auf beengte Stellen und solche, die sich frei und offen anfühlen. Spüren Sie, wo Ihr Atem am leichtesten durchkommt. Folgen Sie dem Ein- und Ausatmen einige Augenblicke. Fühlen Sie, wie jeder Atemzug Sie nährt und mit Energie versorgt.

Sie sitzen ruhig da und fühlen, wie Ihr Bauch immer runder und voller wird. Konzentrieren Sie sich nun auf den Bauch und achten Sie auf Ihre Körperwahrnehmungen. Spüren Sie dem Atem nach, wie er durch den Bauch strömt, und wie es sich anfühlt, wenn der Bauch immer runder und Ihr Körper fülliger wird. Spüren Sie, wie Ihr Baby im Mutterleib liegt wie in einer Wiege. Beobachten Sie, was Sie dabei empfinden, dass ein Baby in Ihrem Bauch heranwächst. Atmen Sie ein und aus, und registrieren Sie die Gefühle, die Ihre veränderte Körperform und der veränderte Umfang in Ihnen auslösen.

Achten Sie weiter auf Ihren Atem und richten Sie Ihre Aufmerksamkeit nun auf Ihre Geschlechtsorgane und Brüste. Wie fühlen Sie sich als Frau und was fühlen Sie bezüglich Ihrer Sexualität? Beim nächsten Atemzug wertschätzen Sie sich als Mutter dieses winzigen Babys. Fühlen Sie sich mit allen Müttern und Frauen auf dieser Welt verbunden. Nehmen Sie sich so viel Zeit wie nötig, um Ihre Empfindungen und Gefühle zu ergründen. Wenn Sie sich dazu bereit fühlen, öffnen Sie langsam die Augen.

Mit den farbigen Textmarkern malen Sie nun ein Bild von Ihrem schwangeren Körper. Vielleicht möchten Sie jene Stellen einzeichnen, an denen Sie sich beengt fühlen, und solche, die sich frei und offen anfühlen. Wählen Sie eine Farbe, um auszudrücken, wie sich Ihr Bauch und Ihr Unterleib anfühlen. Machen Sie sich keine Gedanken darüber, ob Sie eine große Künstlerin sind oder nicht. Haben Sie einfach Spaß beim Malen.

Machen Sie sich dann Notizen über Ihr Bild und Ihre Gefühle. Lassen Sie Ihre Gedanken frei fließen und halten Sie nichts zurück. Beurteilen oder kritisieren Sie Ihre Gefühle oder Empfindungen nicht. Respektieren Sie sich ganz und gar, so wie Sie sind.

Aufmerksames Handeln

- Betrachten Sie Ihre Schwangerschaft als Chance, bei kleineren Wehwehchen auf natürliche Heilmethoden zurückzugreifen.
- Sobald Sie sich unwohl fühlen, gehen Sie im Geiste durch, ob Sie genug Zeit zum Entspannen haben, angemessen essen, ausreichend trinken und regelmäßig Körperübungen machen.
- Sie sollten zu Ihrem Arzt bzw. Ihrer Hebamme eine offene und kommunikative Beziehung haben. Scheuen Sie sich nicht, bei allen medizinischen und psychologischen Fragen anzurufen.

* * *

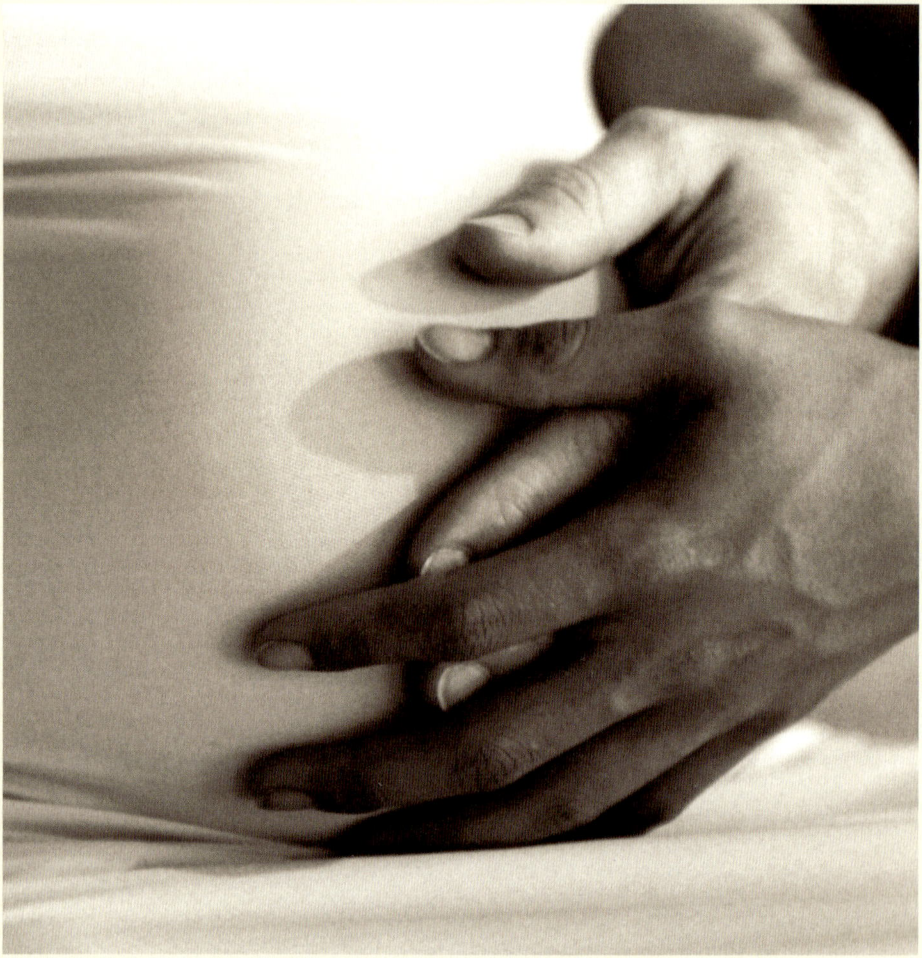

Durch deine Liebe verschmelzen
das Existierende und das noch nicht Existierende.
Alle Gegensätze vereinen sich.
Alles Weltliche
wird wieder heilig.

RUMI

KAPITEL 6

Liebende Partner

* * *

Der Stoff eines Menschenwesens ist gewebt aus den Fäden seiner Eltern – also aus deren Erbinformationen und Verhaltensmustern. Die Beziehungsmuster, die Ihr Kind vor und nach der Geburt mitbekommt, beeinflussen sein geistiges und physisches Wohlbefinden. Ganz egal, ob Sie und Ihr Partner nun eine Kernfamilie im traditionellen Sinne gründen oder eine der modernen Varianten wählen, um Ihr Kind großzuziehen – für ein gesundes und förderliches Gefühlsleben ist immer eine gute Kommunikation nötig.

Die Schwangerschaft ist ein Meilenstein in der Paarbeziehung. Treffen zwei Menschen die Entscheidung, Eltern zu werden, so übernehmen beide Partner damit eine neue Art der Verantwortung. In jeder Beziehung gibt es Zeiten, in denen Bedürfnisse und Erwartungen tiefer liegende Themen an die Oberfläche befördern. Fast alle psychologischen Ansätze arbeiten mit dem emotionalen inneren Kind des Menschen, auch wenn er längst erwachsen ist. Wer schwanger ist, muss zusätzlich die Bedürfnisse dieses voll von ihm abhängigen physischen inneren Kindes befriedigen. Zu Ihrem eigenen und zum Wohl Ihrer Familie möchten wir Sie ermutigen, die Schwangerschaft zu nutzen, um alte emotionale Konflikte zu heilen und Ihre Kommunikationsfähigkeit zu verbessern.

Die Zeit der Schwangerschaft bringt rasante Veränderungen und viele körperliche und emotionale Herausforderungen mit sich. Es ist deshalb völlig normal und natürlich, dass Eltern während der Schwangerschaft eine breite Palette an Gefühlen durchleben. Mütter und Väter erahnen ja bereits, wie sehr ein Baby ihr Leben verändern wird. Daher verspüren sie häufig Freude und Besorgnis gleichermaßen. Es ist wichtig, diese Ambivalenz als Teil von sich anzuerkennen und zu akzeptieren, denn alle Dinge, denen wir uns widersetzen, bleiben weiterhin bestehen und führen schließlich zu Problemen. Vor vielen Jahren erkannte Sigmund Freud, dass das Unvermögen, ambivalente Gefühle zu akzeptieren, die Ursache von Neurosen sei. Wer seine unterschiedlichen Gefühle urteilsfrei akzeptiert, ist viel eher in der Lage, auf Herausforderungen adäquat zu reagieren.

Neben Emotionen wie Aufregung, Enthusiasmus und Freude, die normalerweise überwiegen, überkommen eine schwangere Frau häufig auch Gefühle wie Sorge, Beklommenheit und Unruhe. Unter anderem ist sie vielleicht besorgt über ihre sich rasant verändernden Körperformen, ihre ungewöhnlichen Stimmungsschwankungen, darüber, ob sie wohl eine gute Mutter sein wird, sowie die veränderte berufliche Situation. Der künftige Vater hat möglicherweise Angst, die Aufmerksamkeit der Partnerin zu verlieren, dass sich ihr Interesse an Sex verändert, und er macht sich Gedanken darüber, ob er wohl ein guter Vater sein wird und ob er die finanziellen Mittel aufbringt, um ein Kind großzuziehen.

Wer diese negativen Emotionen anerkennt und sich darin trainiert, sie zum Ausdruck zu bringen, kann damit Energien freisetzen, die er ansonsten braucht, um diese völlig normalen Gefühle zu leugnen. Oft erleben wir im Chopra Center werdende Eltern, die Angst haben, ihre ambivalenten Gefühle auszudrücken. Wenn sie erfahren, dass die meisten Menschen solche Emotionen haben und dass sie keine schlechten Eltern werden, nur weil sie gelegentlich Zweifel oder Ängste plagen, dann fällt ihnen ein riesiger Stein vom Herzen, und sie strahlen wieder vor Freude über die Schwangerschaft.

Nehmen Sie sich nun ein paar Minuten Zeit, um den verschiedenen Gefühlen, Sorgen und Fragen über Ihre künftige Elternschaft auf den Grund zu gehen und sie in Ihrem Tagebuch aufzuschreiben. So, wie ein Kind Angst vor dem angeblichen Monster im Kleiderschrank hat und von den schlimmsten Befürchtungen geplagt wird, so verursachen gerade die unausgesprochenen Sorgen oft die erschreckendsten Emotionen. Gestehen Sie sich diese Gefühle erst bei sich selbst ein und teilen Sie Ihrem Partner dann diese Gefühle auf sensible Weise mit. In der nebenstehenden Tabelle finden Sie als Beispiel die Gefühle und Themen, die ein Paar aufgeschrieben hat, das an einem unserer letzten Workshops teilnahm.

Als dieses Paar Gelegenheit dazu hatte, sich in einem geschützten Rahmen und urteilsfrei über seine Sorgen auszutauschen, empfanden beide Partner Erleichterung und tiefere Intimität. Wer die Sorgen seines Partners hört, sollte sie einfach nur anerkennen und nicht versuchen, die Probleme des anderen »lösen« zu wollen. Sagen Sie schlicht und ergreifend »Ich kann verstehen, weshalb du dich sorgst«, oder »Danke, dass du deine Sorgen mit mir teilst«. Für gewöhnlich ist das effektiver, als wenn man versucht, den anderen davon zu überzeugen, dass seine Ängste unbegründet sind. Bedenken Sie, dass Ambivalenz ein gesunder Aspekt menschlicher Emotionen ist. Wenn man die dunkle Seite anerkennt, heißt das nicht, dass man die positiven Aspekte leugnet.

Sich seine Gefühle eingestehen

Die Mutter

Angenehme Gefühle/Themen	**Unangenehme Gefühle/Themen**
Ich freue mich so darüber, Mutter zu werden.	*Ich weiß noch nicht so recht, wie viel Auszeit ich mir von der Arbeit gönnen soll.*
Ich mag meine großen Brüste.	*Ich habe die Morgenübelkeit langsam satt.*
Ich habe jetzt ein besseres Verhältnis zu meiner älteren Schwester, die zwei Kinder hat.	*Ob wohl bei der Geburt alles glatt gehen wird?*
Ich lege jetzt Wert auf gesunde Ernährung.	*Nehme ich etwa zu viel zu?*

Der Vater

Angenehme Gefühle/Themen	**Unangenehme Gefühle/Themen**
Ich kann es kaum erwarten, meinem Kind ein liebender Vater zu sein.	*Ich frage mich, ob unser kleines Haus wohl groß genug ist für meine Familie.*
Ich fühle mich meiner Frau verbundener als je zuvor.	*Ich fühle den Druck, der auf mir lastet, denn ich habe jetzt eine Familie zu ernähren.*
Wenn ich an meine künftige Familie denke, dann kommt mir mein Leben viel sinnvoller vor.	*Ob meine Frau und ich nach der Geburt des Babys wohl noch Zeit für uns allein haben werden?*
Meine Frau kommt mir jetzt sanfter und emotional zugänglicher vor als je zuvor.	*Meine Frau ist zwar recht verschmust, doch nicht mehr sehr an Sex interessiert.*

Frieden schließen

Das Kind im Mutterleib nimmt seine Umwelt bewusst wahr und reagiert auf angenehme oder unangenehme Gefühle der Mutter. Lange vor der Geburt erfährt das Ungeborene durch Worte und Gefühle etwas über die Familiengeschichte. Lernen Sie noch vor der Geburt des Kindes, Streitigkeiten mit Ihrem Partner zu schlichten. Öffnen Sie Ihr Herz und reinigen Sie es von allen giftigen Gefühlen, die es verborgen hält. Verwandeln Sie Ihr Zuhause in einen Hort des Friedens, wo sich Ihr Baby bereits sicher und geliebt fühlt, noch bevor es seinen ersten Atemzug macht. Sorgen Sie dafür, dass dieses unschuldige Wesen seine Lebensreise erfüllt von Harmonie und Zauber beginnen kann. Eine gesunde, liebevolle Kommunikation fördert jede Art von Beziehung. Nutzen Sie die Zeit der Schwangerschaft, um die Beziehung zwischen Ihnen und Ihrem Partner zu vertiefen. Die Früchte dieser Arbeit ernten all Ihre Familienangehörigen.

Was sind Emotionen?

Emotionen betreffen den Körper und den Geist. Emotionen unterscheiden sich von anderen Gedanken dadurch, dass mit ihnen körperliche Empfindungen einhergehen, es sind hauptsächlich körperlich-geistige Erfahrungen. Wenn Sie beispielsweise erfahren, dass eine Firma in Ihrer Stadt vor dem Aus steht, so beschäftigt Sie dies vielleicht kurze Zeit. Arbeiten Sie oder Ihr Partner in diesem Unternehmen, so ist die Information wahrscheinlich von starken körperlichen Empfindungen begleitet. Diese nennen wir Emotionen bzw. Gefühle, da wir sie tatsächlich in unserem physischen Körper fühlen und auch beschreiben können: Sie alle kennen Formulierungen wie »Mir lief es kalt den Rücken herunter«, »Ich fühlte mich, als würde mir jemand einen Tritt in den Magen verpassen«, oder: »Mir war, als würde mir das Herz zerbrechen«.

Unsere Gefühle erleben wir vielleicht in unterschiedlichen Nuancen, doch letztlich lassen sie sich auf zwei Grundgefühle reduzieren: Behagen oder Unbehagen. Was Sie in Ihrer Welt hören und sehen, erfährt und interpretiert Ihr Körper entweder als nährend und positiv oder bedrohend und negativ. Dieses Behagen oder Unbehagen kann man auch als Freude oder Schmerz, Glück oder Trauer bezeichnen, oder, wie es der amerikanische Schriftsteller Tom Robbins einst so treffend formulierte: »lecker schmecker oder igitt-igitt«. Ob Sie sich dessen nun bewusst sind oder nicht, so basiert doch jede von Ihnen getroffene Wahl auf der Erwartung, dass diese Wahl Ihnen mehr Behagen und weniger Unbehagen beschert. Jede von Ihnen getroffene Entscheidung, angefangen von Ihrer Bestellung im Restaurant, über das Design Ihres neu gekauften Sofas und die Wahl Ihrer Frisur bis zum Beruf, den Sie wählen, basiert auf der Erwartung, dass diese Wahl Ihnen mehr Behagen und weniger Unbehagen einbringt. Manchmal sind wir zwar gewillt, ein unmittelbares Unbehagen in Kauf zu nehmen, doch nur, wenn wir uns davon langfristig mehr Behagen versprechen. Beispiele dafür sind Fitnesstraining, ein medizinischer Eingriff oder auf den Nachtisch zu verzichten. Doch selbst diese Entscheidung basiert letztlich auf dem Glauben, dass die erwartete Freude auf lange Sicht den kurzfristigen Schmerz überwiegt.

Unter denselben Bedingungen oder in derselben Situation reagieren verschiedene Menschen gefühlsmäßig ganz unterschiedlich. Ernähren Sie sich beispielsweise rein vegetarisch, dann entlockt Ihnen eine Extraportion von Großmutters Braten nicht jene angenehmen Empfindungen, die einen Fleischesser überkommen. Für Ihr halbwüchsiges Kind ist Hip-Hop-Musik wahrscheinlich das Höchste der Gefühle, während Ihnen davon der Kopf dröhnt. Einige Zeitgenossen überkommt beim Achterbahnfahren ein Hochgefühl, andere würden die Fahrt als Albtraum empfinden und womöglich mit Übelkeit reagieren. Und während viele ihren Sommerurlaub ausschließlich im heißen Süden verbringen, löst allein der Gedanke an tropiche Temperaturen bei anderen ein Gruseln aus. Nicht die Erfahrung selbst verursacht also Gefühle von Behagen oder Unbehagen, sondern die Art, wie wir diese Erfahrung interpretieren.

Emotionen und Bedürfnisse

Warum findet die eine Person Gefallen an gruseligen Horrorvideos und die andere Freude an einer romantischen Komödie? Die Antwort lässt sich auf ein einfaches Prinzip reduzieren, das ganz offensichtlich wird, wenn wir das Verhalten von Kindern beobachten. Nach der Geburt Ihres Kindes werden Sie schnell entdecken, dass Gefühle aus Bedürfnissen heraus entstehen. Bekommt ein Kind zum richtigen Zeitpunkt das, was es will, fühlt es sich wohl. Bekommt es das Gewollte nicht oder bekommt es etwas Ungewolltes (muss es z. B. baden oder früh ins Bett), dann fühlt es sich unwohl. Positive Emotionen entstehen, wenn wir fühlen, dass unsere Bedürfnisse befriedigt werden. Negative Emotionen entstehen, wenn wir fühlen, dass unsere Bedürfnisse nicht befriedigt werden.

Bedürfnisse angemessen formulieren

Je erfolgreicher Sie Ihre Bedürfnisse befriedigen, desto wahrscheinlicher spüren Sie emotionales Wohlbefinden. Bei der Befriedigung unserer Bedürfnisse in zwischenmenschlichen Beziehungen ist Kommunikation der entscheidende Faktor. Wenn Sie Ihre Bedürfnisse adäquat zum Ausdruck bringen, werden sie eher erfüllt. Unglücklicherweise sind die meisten Menschen nicht besonders gut im Mitteilen ihrer Bedürfnisse.

Oft glauben die Menschen, das von ihnen Benötigte sei so offensichtlich, dass die andere Person einfach »wissen« muss, was sie wollen. Viele haben die unausgesprochene Erwartung: »Wenn du mich wirklich liebst, solltest du fähig sein, mir alle Wünsche von den Augen abzulesen, und mir das Gewünschte geben, ohne dass ich darum bitten muss.« In der Tat durften die meisten Kinder eine Zeit genießen, als dies der Fall war. Ein Kleinkind schreit, und die aufmerksame Mutter versucht sofort, sein Bedürfnis zu ergründen und zu befriedigen. »Ist ihm kalt? Hat es Hunger? Braucht es frische Windeln? Ist es müde und braucht ein Schläfchen?«

Im Verlauf seiner Entwicklung lernt der Mensch unter anderem, seine Bedürfnisse selbst zu befriedigen. Im Idealfall lernt er auch, sich effektiv mitzuteilen, damit andere ihn verstehen und auf seine Bedürfnisse eingehen können. Da dies sehr vielen Menschen jedoch so schwer fällt, stellen wir an dieser Stelle ein einfaches Verfahren vor, das sich beim Erkennen und Formulieren von Bedürfnissen als sehr hilfreich erwiesen hat. Es handelt sich um das Verfahren der »Gewaltfreien Kommunikation«, entwickelt vom amerikanischen Psychologen Marshall Rosenberg. Dies hilft den Menschen zu vermeiden, dass sie ihre Energie auf Schubladendenken und Vorurteile verschwenden. Vielmehr werden erfolgreiche Strategien vermittelt, um Behagen zu fördern und Unbehagen zu verringern.

Sobald Sie körperlich und geistig in emotionale Turbulenzen geraten sind, stellen Sie sich fünf grundlegende Fragen:

1. Welches Geschehen löst meine Emotionen aus?
2. Welche Gefühle kommen in mir auf?
3. Was brauche ich, bekomme es aber nicht?
4. Inwiefern profitiere ich davon, dass meine Bedürfnisse nicht befriedigt werden?
5. Worum bitte ich wirklich?

Welches Geschehen löst meine Emotionen aus?

Gegenwärtige Geschehnisse erinnern uns oft an ähnliche Umstände aus der Vergangenheit; sie rufen Erinnerungen und Gefühle wach, die vielleicht nur wenig mit dem zu tun haben, was jetzt tatsächlich passiert. Stellen Sie sich zum Beispiel vor, Sie sind gerade mit Ihrem Partner im Auto unterwegs und er spricht nicht mehr. Das löst in Ihnen die Erinnerung aus, dass Ihre Eltern früher tagelang nicht miteinander gesprochen haben. Deshalb sagen Sie zu Ihrem Partner: »Worüber ärgerst du dich? Warum bist du so kalt zu mir?« Ihr Partner antwortet überrascht: »Ich habe gerade darüber nachgedacht, wie wir das Kinderzimmer einrichten können.«

Es ist sehr wichtig, zwischen dem Gesehenen und Gehörten sowie den eigenen Interpretationen zu unterscheiden. In unserem Beispiel hat ein Partner das Schweigen des anderen als Ärger oder Verweigerungshaltung gedeutet, nachdem dieser etwa zehn Minuten lang nicht gesprochen hatte. Achten Sie darauf, wie oft Sie Ihre Beobachtungen durch Interpretationen ersetzen. Ihr Arzt ruft Sie nicht binnen einer Stunde zurück und Sie verurteilen ihn als gleichgültig. Ihre Schwester kommt eine Viertelstunde zu spät zu Ihrer Verabredung und Sie bezeichnen sie als selbstsüchtig und narzisstisch. Ihr Partner spricht auf einer Party mit einer andren Person und Sie unterstellen ihm, er flirte. Ob Ihre Analyse zutrifft oder nicht – es ist eher unwahrscheinlich, dass jemand auf Ihre Bedürfnisse eingeht, wenn Sie die sachliche Beschreibung des Geschehenen durch Ihre Deutung ersetzen.

Zu einem gewissen Grad beinhaltet ein Urteil immer auch eine Ablehnung. Menschen reagieren auf diese subtile Art der Ablehnung und sind weniger gewillt, Ihnen das zu geben, was Sie wollen. Vermeiden Sie Vorverurteilungen. Sie werden sehen, dass Sie weniger Zeit mit emotionalen Turbulenzen zubringen.

Welche Gefühle kommen in mir auf?

Sie haben etwas gesehen oder gehört, und schon werden Ihre Emotionen aktiviert. Erweitern Sie den Wortschatz für Ihre Emotionen, Sie werden feststellen, dass Gefühle des Unbehagens sich rascher verflüchtigen. Wer in ein fremdes Land reist und die Landessprache nicht ausreichend beherrscht, der wird schnell frustriert sein, wenn er versucht, seine Bedürfnisse mitzuteilen. Die meisten Menschen verfügen ohnehin nur über ein beschränktes Vokabular zum Ausdruck ihrer Emotionen – und durch die Unfähigkeit, das auszudrücken, was in ihnen vorgeht, verschlimmert sich ihre Unzufriedenheit.

In seinem Buch *Gewaltfreie Kommunikation* beschreibt Dr. Rosenberg, dass bestimmte Wörter, mit denen wir unsere Gefühle zum Ausdruck bringen, uns zum Opfer stigmatisieren und wir sie deshalb vermeiden sollten. Wenn Sie zum Beispiel sagen »Ich fühle mich ... verlassen ... vernachlässigt ... zurückgewiesen ... missbraucht ... nicht wertgeschätzt ... manipuliert«, dann machen Sie andere Leute für Ihre Emotionen verantwortlich und schaffen dadurch eine Situation, in der sich jemand anderes ändern muss, damit Sie sich besser fühlen. Wenn Sie sich unwohl fühlen, weil Sie glauben, ein anderer manipuliere Sie, dann muss diese Person ein anderes Verhalten an den Tag legen, damit es Ihnen besser geht. Wer jedoch darauf wartet, dass sich ein anderer Mensch ändert, damit er sich selbst wohler fühlt, der braucht sehr viel Geduld ...

Versuchen Sie, Ihr Leben nicht äußeren Umständen zu überlassen, sondern sich auf Ihre eigenen Gefühle zu konzentrieren. Teilen Sie Ihre Gefühle in einer Sprache mit, die so wenig wie möglich interpretiert und die den Willen signalisiert, Verantwortung für sich selbst zu übernehmen. Sagen Sie nicht mehr: »Als ich dich flirten sah, fühlte ich mich von dir verlassen«, sondern: »Als ich sah, dass du mit der anderen Person gesprochen hast, war ich verärgert, eifersüchtig und irritiert.« Wenn Sie Wörter verwenden, in der Sie die Verantwortung für Ihre Gefühle zum Ausdruck bringen, dann sinkt die Wahrscheinlichkeit, dass Ihr Partner in ein reaktives Gefühlsmuster verfällt, und Sie steigern damit die Chance, dass Ihre Bedürfnisse befriedigt werden.

Üben Sie sich darin, für Ihre Emotionen einen größeren Wortschatz zu entwickeln, sodass Sie nicht in die Opferrolle und -sprache verfallen. In der Tabelle sind eine ganze Reihe Wörter aufgeführt, mit denen Sie Ihren Gefühlen kraftvoll Ausdruck verleihen können.

Gefühlswortschatz

angewidert	entmutig	stur
ängstlich	frustriert	traurig
ärgerlich	hilflos	unsicher
bedrückt	leer	unwohl
beklommen	müde	verbittert
deprimiert	niedergeschlagen	verrückt
eifersüchtig	pessimistisch	verwirrt
einsam	schwach	zurückhaltend

Was brauche ich, bekomme es aber nicht?

Unangenehme Gefühle entstehen, weil eines Ihrer Bedürfnisse nicht befriedigt wird. Wenn Sie sich jedoch selbst nicht im Klaren darüber sind, um welches Bedürfnis es sich handelt, dann wird das auch kein anderer für Sie herausfinden können. Werden Sie sich darüber klar, was Sie wollen, damit steigern Sie ganz entscheidend die Chance, das Gewünschte zu erhalten.

Bedürfnisse kann man aus verschiedenen Perspektiven betrachten. Nach der ayurvedischen Lehre haben wir vier Grundbedürfnisse: Wir haben das Bedürfnis nach materieller Sicherheit, auch *Artha* genannt; wir brauchen Liebe und Beziehungen (*Kama*); wir müssen einen Sinn im Leben sehen (*Dharma*); und wir streben nach spirituellem Erwachen, was *Moksha* oder Befreiung heißt. Sobald Sie emotional erregt sind, ist die Befriedigung eines dieser Bedürfnisse gefährdet.

Als Menschen müssen wir gesunde Ego-Grenzen aufrechterhalten. Das bedeutet, dass wir die Freiheit und die Kraft haben, »Nein« zu sagen, wenn dies in unserem ureigensten Interesse ist. Wer ein gesundes Gefühl für seine Grenzen hat, der lässt Energie und Informationen in sein Leben fließen, wenn er sie für nährend hält, kann sich aber angemessen abgrenzen, sobald eine Begegnung potenziell ungesunde Auswirkungen hat. Wenn ohne Erlaubnis diese Grenzen überschritten wurden, verursacht dies emotionale Schmerzen.

Wenn Sie gerade in einem emotional erregten Zustand sind, dann versuchen Sie doch herauszufinden, was Sie brauchen, aber nicht bekommen, oder inwieweit jemand Ihre Grenzen verletzt hat. Dann überlegen Sie, ob es unausgesprochene Themen gibt, die Sie auf unbewusster Ebene daran hindern, Ihre Bedürfnisse zu befriedigen. Das führt uns zur nächsten Frage.

Inwiefern profitiere ich davon, dass meine Bedürfnisse nicht erfüllt werden?

Wer in Situationen verwickelt ist, die emotionale Konflikte verursachen, der führt gleichzeitig auf einer tieferen Bewusstseinsebene einen anderen Dialog. Diese Ebene, oft als Schatten bezeichnet, fördert starke Gefühle zu Tage, da die tiefer liegenden Bedürfnisse vielleicht mit jenen an der Oberfläche im Konflikt liegen. Möglicherweise glauben Sie, dass intensive Emotionen nötig sind, um eine Beziehung lebendig zu halten, und brauchen deshalb Konflikte, um diese Intensität zu erleben. Vielleicht brauchen Sie in Ihrer Beziehung viel Dramatik, weil es in Ihrem eigenen Leben an Leidenschaft fehlt. Eventuell sind bei Ihnen Kontrollbedürfnis oder Rechthaberei auch stärker ausgeprägt als der Wunsch nach Harmonie in der Beziehung. Oder Sie streben auf bewusster Ebene zwar nach mehr Intimität, schüren aber Konflikte, weil Sie im Grunde Angst vor der Verletzlichkeit haben, die durch Intimität entsteht.

Wenn Sie bei sich und Ihrem Partner ein immer wiederkehrendes Konfliktmuster erkennen, dann fragen Sie sich, inwiefern Sie von den Streitigkeiten profitieren. Erinnert Sie die gegenwärtige Situation an frühere intime Beziehungen? Gibt es andere Themen, die mit dem Konflikt nichts zu tun haben, die Sie aber klären sollten? Zuerst beruhigen Sie sich, dann stellen Sie sich die Fragen, und schließlich beobachten Sie, ob Ihnen etwas klar wird.

Worum bitte ich wirklich?

Sie steigern Ihre Chancen, einen Wunsch erfüllt zu bekommen, ganz erheblich, wenn Sie eine Bitte formulieren und sagen, was Sie wollen. Es kommt gar nicht so selten vor, dass jemand etwas befiehlt und nicht um etwas bittet. Diese Methode findet beim Militär vielleicht Anklang – in allen anderen Bereichen senken Sie damit die Wahrscheinlichkeit, dass Ihre Bedürfnisse befriedigt werden. Um etwas zu bitten erfordert die Bereitschaft, sich von seiner verletzlichen Seite zu zeigen, denn es besteht ja immer auch die Möglichkeit, das gefürchtete Wort »Nein« zu hören. Trotzdem lohnt es sich über seinen Schatten zu springen, denn wer darum bittet, dass sich ein anderer in einer bestimmten, ihm möglichen Art verhält, erhöht damit die Chance, dass sein Wunsch sich erfüllt.

Verschwenden Sie keine Energie darauf, jemand anderen dazu zu überreden, so zu denken, zu glauben und zu fühlen wie Sie. Sagen Sie nicht: »Fühle den Schmerz mit mir, den ich gerade durchlebe«, sondern: »Kannst du mich bitte in den Arm nehmen?«. Statt der Aufforderung: »Verbring mehr Zeit mit mir«, bitten Sie: »Können wir uns morgen Mittag zum Essen treffen?« Je genauer und deutlicher Sie Ihre Bitte formulieren, desto wahrscheinlicher wird Ihr Wunsch erfüllt, und Ihre unangenehmen Gefühle weichen angenehmeren.

Stellen Sie sich vor, Sie haben einen Termin bei Ihrem Gynäkologen und bitten Ihren Ehemann, dorthin zu kommen. Er gerät in einen Verkehrsstau und trifft 20 Minuten zu spät ein. Sie sind verärgert. In der Tabelle sind zwei Möglichkeiten skizziert, wie Sie beim Verlassen der Praxis miteinander sprechen.

Beispiel: reaktive und gewaltfreie Kommunikation

Szenario 1

Szenario 2

Was löst meine Gefühle aus?

»Es ist wirklich nicht zu glauben, dass du zu spät dran warst. Du bist so unaufmerksam. So wie ich dich kenne, verpasst du sogar noch die Geburt.«

»Ich habe dir gesagt, dass der Termin um halb elf beginnt, und du warst zehn vor elf da.«

Welche Gefühle kommen in mir auf?

»Du warst nicht da, als der Termin begann. Ich fühlte mich von dir verlassen. Nie bist du da, wenn ich dich brauche.«

»Du warst nicht da, als der Termin begann. Ich fühlte mich ärgerlich und verunsichert.«

Was brauche ich, bekomme es aber nicht?

»Du solltest wissen, was ich brauche. Ich brauche das, was jede schwangere Frau braucht. Du solltest für mich da sein.«

»Ich brauche das Gefühl, dass dir unser Baby wichtig ist. Ich möchte, dass du hörst, was der Arzt sagt, damit wir danach darüber sprechen können. Ich brauche das Gefühl, dass du mich in der Schwangerschaft unterstützt.«

Inwiefern profitiere ich davon, dass meine Bedürfnisse nicht befriedigt werden?

»Diese Diskussion bringt mir gar nichts. Wärst du ein guter Ehemann, dann würdest du mir zur Seite stehen.«

»Ich glaube, ich muss jetzt erst mal Dampf ablassen, denn bei ärztlichen Untersuchungen bin ich immer nervös und verunsichert. Den Frust an meinem Mann abzulassen gibt mir das Gefühl, die Situation unter Kontrolle zu haben.«

Worum bitte ich wirklich?

»Wenn wir beide eine Familie gründen, solltest du immer rechtzeitig da sein und mich beruhigen.«

»Bei einem Arztbesuch ohne dich bin ich nervös. Bitte versprich mir, dass du beim nächsten Mal pünktlich bist.«

Wer lernt, seine Bedürfnisse bewusst mitzuteilen, erhöht damit die Wahrscheinlichkeit, dass sie befriedigt werden. Das heißt nicht, dass Sie automatisch alles Gewünschte auch bekommen, doch mit besseren Kommunikationsstrategien steigen die Chancen, das zu erhalten, was man will. Wenn sich beide Parteien dazu verpflichten, ihre Bedürfnisse auf ehrliche Art und Weise zu artikulieren, und zwar so, dass der andere sie auch befriedigen kann, dann gehen beide als Gewinner aus der Situation hervor.

So gehen Sie konstruktiv mit Streit um

Jeder normale, gesunde Mensch wird ab und zu trotz bester Kommunikation einen Streit vom Zaun brechen. Es wird gelegentlich vorkommen, dass Ihre Bedürfnisse nicht so befriedigt werden, wie Sie das möchten, oder dass jemand Ihre Ego-Grenzen ohne Erlaubnis überschreitet. Es wäre unrealistisch zu erwarten, dass Sie emotionalen Aufruhr völlig vermeiden können, Sie können aber damit rechnen, dass Sie schneller wieder in Ihre Mitte kommen, wenn Sie wissen, wie Sie belastende Situationen verarbeiten können. Wer sich guter Gesundheit erfreuen will, der muss seinen emotionalen Körper rein halten. Viele Menschen tendieren dazu, an emotionalen Verletzungen, Unaufrichtigkeit und Enttäuschungen festzuhalten, weil sie nie wirksame Methoden kennen gelernt haben, damit umzugehen. Sie versuchen den mit der emotionalen Verwundung verbundenen Schmerz zu unterdrücken und erleben daher nie die Freude und Vitalität, die sie sich eigentlich wünschen.

Unverdaute Emotionen führen wie unverdautes Essen zu einer Ansammlung von Giften im Körper. Nachfolgend finden Sie eine Methode zum Loslassen von negativen, giftigen Gefühlen. In sieben Schritten klären Sie Ihre Emotionen, um sie schließlich loszulassen.

1. Übernehmen Sie Verantwortung für Ihre Gefühle.
Wenn Sie merken, dass Sie auf andere Menschen emotional reagieren, dann erkennen Sie ihn ihnen möglicherweise eine Eigenschaft, die Sie an sich selbst nicht voll anerkannt haben. Übernehmen Sie die Verantwortung für Ihre Emotionen, dann sind Sie kein Bündel konditionierter Reflexe mehr, das von der Meinung anderer Menschen verletzt werden kann. Sobald Ihnen bewusst wird, dass Sie auf einen Menschen stark reagieren, fragen Sie sich: »Was kann ich in dieser Situation über mich selbst lernen? Was ärgert mich an diesem Menschen genau? Besitze ich die-

se Eigenschaft vielleicht selbst, möchte sie aber nicht akzeptieren?« So funktioniert das Prinzip der Spiegelung in Beziehungen: Diejenigen, die wir lieben, und jene, die wir hassen, spiegeln alle uns selbst.

2. Identifizieren Sie die Emotion.
»Ich fühle mich ... .« Das könnte beispielsweise ärgerlich, traurig, verletzt, eifersüchtig, einsam oder irgendein anderes Gefühl sein. Definieren und beschreiben Sie Ihre Gefühle so genau wie möglich und vermeiden Sie dabei Wörter, die Sie in der Rolle des Opfers darstellen.

3. Spüren Sie dem Gefühl nun im Körper nach.
Emotionen sind mit physischen Empfindungen verknüpfte Gedanken. Beunruhigende Gedanken lösen unangenehme Körperreaktionen aus. Emotionen führen ein Eigenleben, das muss man zur Kenntnis nehmen, bevor die Emotion verarbeitet werden kann. Beobachten Sie das Gefühl nur und heißen Sie die Empfindung mit Ihrer Aufmerksamkeit willkommen. Allein durch die Konzentration auf die Körperreaktionen werden die Emotionen schon weniger belastend.

4. Bringen Sie Ihre Gefühle für sich selbst zum Ausdruck.
Notieren Sie sie in einem Tagebuch, das Sie zu diesem Zweck führen. Stellen Sie sich die fünf oben genannten Fragen (siehe Seite 112), um Ihrer emotionalen Erregung auf den Grund zu gehen. Kommen Erinnerungen an ähnliche Situationen hoch, dann schreiben Sie auch diese auf. Verwenden Sie Wörter, die wirklich Ihre Gefühle beschreiben, und versuchen Sie so detailliert wie möglich zu sein.

5. Entlassen Sie die Emotion mit einem Ritual.
Körperliche Bewegung eignet sich für ein entlastendes Ritual normalerweise am besten. Gehen Sie spazieren, tanzen oder schwimmen oder praktizieren Sie Yoga-Übungen mit Tiefenatmung. Geben Sie Ihrem Körper die Möglichkeit, emotionale Spannungen abzubauen.

6. Sobald Sie sich wieder in Ihrer Mitte fühlen, teilen Sie die Emotion der Person mit, die in die Situation verwickelt war.
Haben Sie die Schritte 1 bis 5 erledigt, sollte es jetzt möglich sein, Ihre Gefühle mitzuteilen, ohne jemandem Vorwürfe zu machen, Mitleid einzufordern oder der anderen Person Schuldgefühle einflößen zu wollen.

7. Belohnen Sie sich!
Wenn Sie alle sechs Schritte erledigt haben, dann sollten Sie sich für die geleistete Arbeit etwas gönnen. Tun Sie sich etwas Gutes. Lassen Sie sich massieren, hören Sie Musik, kaufen Sie sich etwas Schönes, essen Sie etwas besonders Leckeres – nähren Sie sich selbst.

So hören Sie bewusst zu

Eine der wichtigsten Kommunikationstechniken, die man sich aneignen kann, ist bewusstes Zuhören. Wenn jemand einem anderen Menschen seine Sorgen mitteilt, dann fühlt sich der Zuhörer oft dazu verpflichtet, das Problem zu lösen. Man möchte helfen und hat vielleicht schon eine Antwort parat, noch bevor der andere die Geschichte überhaupt zu Ende erzählt hat. Doch meist erwartet dieser gar keine Lösungsvorschläge für das Problem, sondern möchte einfach nur, dass ihm jemand zuhört. Einem anderen keine Ratschläge zu erteilen, sondern nur zuzuhören, vermittelt diesem das Gefühl, verstanden zu werden, und dies macht es ihm leichter, selbst das Problem zu lösen. Versuchen Sie, in Gesprächen mit Ihrem Partner die folgenden Regeln zu beherzigen:

- Wechseln Sie sich ab im Erzählen und Zuhören.
- Wer mit dem Erzählen an der Reihe ist, verwendet Ausdrücke wie »Ich fühle ...«, und nicht »Du hast mich ... gemacht«.
- Als aufmerksamer Zuhörer bekunden Sie Ihr Interesse mit Worten und Gesten und wiederholen das, was der andere gerade gesagt hat.
- Versprechen Sie sich, regelmäßig bewusst miteinander zu kommunizieren.
- Belohnen Sie sich für erfolgreiche »Sitzungen« – mit einem Spaziergang, einem Schaumbad zu zweit, einem romantischen Restaurantbesuch oder indem Sie sich massieren oder miteinander schlafen.

Aufmerksames Handeln

- Verpflichten Sie sich dazu, Ihre Kommunikation ganz bewusst zu verbessern. Wenn Sie innerlich aufgewühlt sind, dann finden Sie heraus, was Sie wirklich brauchen, und bitten Sie den anderen, dies zu respektieren und sich so zu verhalten, dass Ihr Bedürfnis befriedigt wird.

- Führen Sie das Sieben-Schritte-Programm zur emotionalen Klärung immer dann durch, wenn Sie gefühlsmäßig sehr erregt sind. Achten Sie darauf, wie viel Kraft Ihnen dieser Prozess verleiht und wie gut es Ihnen tut, die Verantwortung für Ihre Gefühle zu übernehmen.
- Wenn es Ihnen schwer fällt, mit Ihrem Partner über Ihre Gefühle zu sprechen, dann üben Sie sich im bewussten Zuhören.

* * *

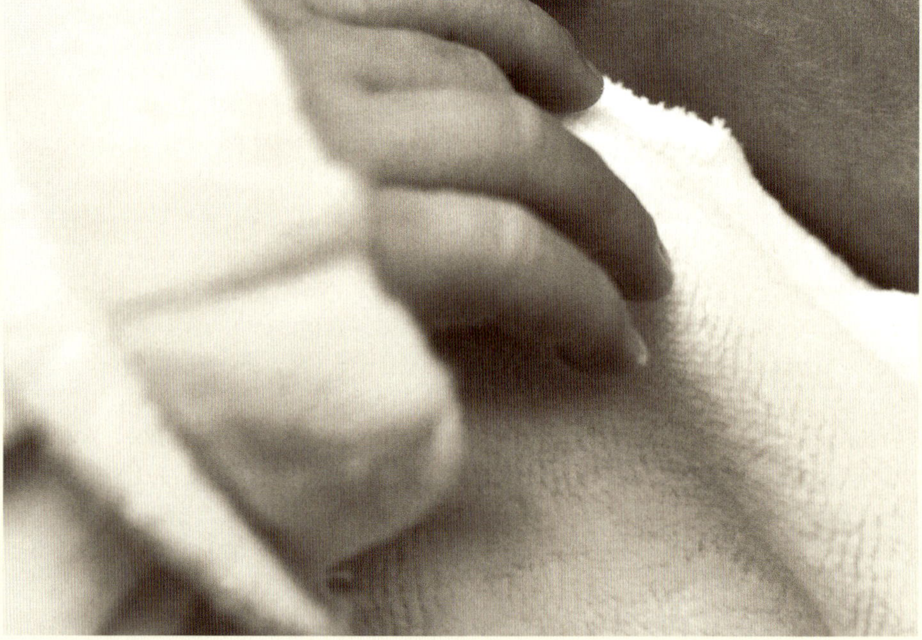

Unsere größte Angst ist nicht, unzulänglich zu sein.
Unsere größte Angst ist, grenzenlos mächtig zu sein.
Unser Licht, nicht unsere Dunkelheit, ängstigt uns am meisten.
Und wenn wir unser Licht scheinen lassen,
geben wir anderen unbewusst damit die Erlaubnis,
es auch zu tun.
Wenn wir von unserer eigenen Angst befreit sind,
befreit unsere Gegenwart automatisch die anderen.

MARIANNE WILLIAMSON

KAPITEL 7

Das Wunder der Geburt

* * *

Schwangerschaft und Geburt sind natürliche Vorgänge, deshalb halten wir es für das Beste, mit möglichst wenig medizinischer Intervention auszukommen. Jede Geburt ist jedoch ein sehr persönliches Ereignis, das die Auffassungen, Ansichten, Erfahrungen und Möglichkeiten der werdenden Mutter widerspiegelt. Unserer Meinung nach kann man den Erfolg einer Schwangerschaft oder Geburt nicht daran messen, ob nur wenig technisches Eingreifen nötig war, sondern eher daran, ob Mutter und Kind nach der Geburt wohlauf sind.

In den vergangenen neun Monaten haben Sie sich auf dieses bedeutende Ereignis vorbereitet. Beim täglichen Meditieren haben Sie sich mit Ihrem Wesenskern verbunden – mit Ihrem Geist jenseits von Zeit und Raum. Mit Yoga haben Sie Körper und Geist beweglich gehalten. Sie haben beruhigende Aromaöle verwendet, um sich mithilfe Ihres Geruchssinns körperlich und seelisch entspannen zu können. Die tägliche Massage hat Muskeln und Gewebe geschmeidig gemacht. Sie haben mit Ihrem Atem gearbeitet und erfahren, wie er Sie in einen Zustand tiefer innerer Ruhe versetzen kann. Nun sind Sie mit Körper, Geist und Seele auf die Geburt Ihres Kindes vorbereitet.

Ein Kind zu gebären ist die vielleicht intensivste körperliche und emotionale Erfahrung im Leben einer Frau. Nach neun Monaten Entwicklung ist Ihr Baby nun bereit, den beschützenden Kokon des Mutterleibes zu verlassen und auf die Welt zu kommen. Bei einer bewussten Geburt sind sich die Beteiligten der spirituelle Bedeutung bewusst, neues Leben zu schenken. Unterstützt von den starken Kräften, mit denen uns die Natur ausgestattet hat, bringen Sie Ihr Kind zur Welt.

Empfängnis, Schwangerschaft und Geburt bringen die Schöpferkraft des Lebens auf körperlicher, emotionaler und spiritueller Ebene zum Ausdruck. Wie Sie und Ihre Familie die Welt sehen und deuten und was Sie von ihr erwarten, spielt eine wichtige Rolle für einen geglückten Geburtsverlauf. Sie sollten außerdem ausreichend über die Möglichkeiten informiert sein, um eine gute Wahl bezüglich der Geburt Ihres Kindes treffen zu können.

Was immer Sie sich vor Ihrem geistigen Auge vorstellen, wird wahr werden.
Paramhansa Yogananda

Wer sein Leben bewusst lebt, empfindet alles, was ihm widerfährt, als sinnhaft, ja sogar heilig. Schwangerschaft und Geburt bewusst zu erleben bedeutet, dass Sie Ihr künftiges Kind als Wesen mit Körper, Geist und Seele erkennen. Schwangerschaft und Niederkunft sind Zeiten, um den Blick nach innen zu richten. Es sind Zeiten großer Übergänge und Transformationen. Sie durchlaufen Phasen, in denen Sie Angst haben, aber auch Phasen, in denen Sie innere Weisheit und Kraft verspüren. Jede Phase der Geburt birgt Wachstum und Wechsel in sich.

Wenn Sie Angst vor der Geburt haben

Als Frau beschäftigen Sie sich seit Ihrer Kindheit damit, wie eine Geburt abläuft. Vielleicht haben Sie mitbekommen, wie sich Ihre Mutter körperlich und geistig verändert hat, als sie eines Ihrer Geschwister unter dem Herzen trug. Möglicherweise haben Sie Geschichten über Frauen gehört, die in den Wehen lagen und ein Kind zur Welt brachten, oder Sie haben Filme gesehen, in denen Geburtsszenen vorkamen. Eventuell waren Sie auch bei der Entbindung von jüngeren Geschwistern, Nichten oder Neffen dabei.

Diese Geschichten und Bilder haben den Geburtsvorgang teilweise vielleicht als qualvoll dargestellt. Wenn Ihnen Angst einflößende Geschichten zu Ohren kamen, dann befürchten Sie jetzt vielleicht, dass Wehen unerträgliche Schmerzen bedeuten, und der Gedanke daran, die Kontrolle über sich selbst zu verlieren, bereitet Ihnen großes Kopfzerbrechen. Wer solche Botschaften verinnerlicht und für wahr befunden hat, der stuft die Wehen vielleicht als eine Erfahrung ein, die man sich ersparen will, und nicht als Erlebnis, das einem Kraft verleiht. Die Angst vor Schmerzen hat bei vielen Frauen dazu geführt, dass sie die Geburt nicht mehr als normal und natürlich empfinden, dass sie sich selbst nicht für kraftvoll und fähig halten, ein Kind zur Welt zu bringen. Bei der Niederkunft bietet sich den Frauen die Chance, viel über sich selbst und ihr Frausein zu erfahren und die Kraft und Weisheit zu entdecken, die dem weiblichen Körper innewohnt.

Ängste zu ergründen ist die beste Methode, um sie aufzulösen. Als Kind haben Sie die Angst vor dem schwarzen Mann verloren, der sich angeblich im Kleiderschrank versteckt hatte, indem Sie einfach nachsahen. Ebenso verlieren Sie auch

Ihre unbewussten Ängste, wenn Sie diese im Licht des Bewusstseins betrachten. Wir möchten Sie deshalb dazu ermutigen, die folgende Übung zu machen, um sich die positiven und negativen Gedanken, Worte und Bilder über den Geburtsvorgang bewusst zu machen, die Ihnen durch den Kopf gehen. Wenn Sie Ihren inneren Dialog über das Gebären genauer betrachten, dann treffen Sie auch eine bewusstere Wahl, die genau Ihren Werten entspricht.

ÜBUNG: DEN ÄNGSTEN INS GESICHT BLICKEN I

Setzen Sie sich einige Minuten mit geschlossenen Augen hin, und stellen Sie sich vor, wie Sie Ihr Kind zur Welt bringen. Dabei gehen Sie in Gedanken von den ersten Wehen bis zu dem Moment, in dem Sie Ihr Baby in die Arme schließen. Konzentrieren Sie sich nun auf Ihre Sorgen. Wovor haben Sie Angst? Notieren Sie sich auf einem Blatt Papier alle Furcht erregenden Wörter, die Ihnen in den Sinn kommen.

Nachdem Sie die Liste mit jenen Wörtern erstellt haben, die Ihre Ängste widerspiegeln, nehmen Sie sich etwas Zeit, um auf einer Extraliste die Gefühle zu notieren, die diese Ausdrücke in Ihrem Körper hervorrufen. *Diese schrecklichen Worte erzeugen die folgenden Emotionen und Empfindungen in mir.*

Schließen Sie nun nochmals die Augen, und stellen Sie sich vor, wie Sie in den Wehen liegen und Ihr Kind zur Welt kommt. Konzentrieren Sie sich diesmal auf die positiven Erwartungen. Fertigen Sie eine Liste mit den ermutigenden Worten an, die Ihnen beim Gedanken an die Geburt einfallen.

Beim Durchgehen dieser positiven, kraftvollen Wörter beschreiben Sie die Gefühle, die diese Worte in Ihnen erzeugen. *Diese ermutigenden Worte erzeugen die folgenden Emotionen und Empfindungen in mir.*

Es ist ganz natürlich, dass man beim Gedanken an die Wehen sowohl Angst wie auch Vorfreude empfindet. Wie Sie bereits wissen, besteht das Leben nun mal aus einem Nebeneinander von Gegensätzen. Umgibt sich eine Frau mit Menschen, die sie unterstützen, und fühlt sie sich in ihrem Umfeld sicher, dann ist sie in der Lage, sich mit ihrer inneren Weisheit zu verbinden. Wer sich selbst nicht beurteilt, kann die Gegensätze in sich akzeptieren: Kraft und Verletzlichkeit, Schmerz und Entspannung, Selbstbestimmung und die Fähigkeit zur Hingabe.

Seien Sie in Ihrem schwangeren Körper gegenwärtig. Eine bewusste Geburt kann mit oder ohne Gabe von Medikamenten erfolgen, in einer Klinik oder zu Hause, per Kaiserschnitt oder Vaginalentbindung. Es ist Ihr kraftvoller, wunderschöner Körper, der sich öffnet und neues Leben schenkt. Nehmen Sie die Kraft an, die Sie aus der Erkenntnis schöpfen, dass Ihr Körper ein unübersehbarer Ausdruck des universellen Körpers ist. Durch Ihre Bereitschaft, jene widersprüchlichen Gefühle zu akzeptieren, die die Geburt eines Babys mit sich bringt, erhalten Sie auch die Chance, an der uralten Erfahrung teilzuhaben, neues Leben zu schenken. Sie haben teil an der Schöpfungsgeschichte und werden den Rest Ihres Lebens staunend und ehrfürchtig auf dieses Ereignis zurückblicken.

ÜBUNG: DEN ÄNGSTEN INS GESICHT BLICKEN II

Malen Sie nun ein Ganzkörperbild von sich als kraftvoller, gebärender Frau. Zeichnen Sie auch Ihre Gesichtszüge ein und die Gebärposition, die Sie einnehmen wollen.

Schreiben Sie die Wörter aus der Liste mit Ihren »Kraftausdrücken« viele Male um dieses Bildnis. Fügen Sie aus der Liste mit den angstbesetzten Wörtern jene hinzu, die Sie möchten, aber jedes nur einmal. Hängen Sie das Bild bei sich zu Hause an einer Stelle auf, wo Sie es regelmäßig sehen.

Checkliste für eine bewusste Geburt

Überprüfen Sie, ob Sie alle nachfolgend aufgeführten Aspekte für Ihre Niederkunft berücksichtigt haben. Wenn Sie erkennen, dass noch etwas fehlt, dann verpflichten Sie sich dazu, umgehend alles Notwendige zu tun, um so gut vorbereitet wie nur irgend möglich zu sein.

- Ich habe alle notwendigen Informationen über die Geburtsstätte meines Kindes.
- Ich bin mir meiner Ängste und Sorgen bewusst und in der Lage, sie meinem Arzt, meiner Familie und auch mir selbst zu beschreiben.
- Ich habe die Menschen gefunden und verpflichtet, die mich bei der Geburt unterstützen werden.

- Ich habe tiefes Vertrauen zu den Menschen, die mir bei der Entbindung zur Seite stehen werden.
- Ich akzeptiere die Tatsache, dass es in der Wehenphase Zeiten gibt, in denen ich die Kontrolle über die Situation aufgeben muss.
- Ich weiß, dass es in Ordnung ist, bei der Geburt laut zu werden.
- Ich weiß, dass ich während der Kontraktionen mit meinem Körper arbeiten kann.
- Ich weiß, dass Arzt und Hebamme mit mir zusammenarbeiten, um die Geburt so zu gestalten, wie ich es mir wünsche.
- Ich weiß, dass ich Medikamente gegen die Schmerzen verlangen kann, wenn ich das Bedürfnis danach habe.

ÜBUNG: GUT VORBEREITET SEIN

Setzen Sie sich bequem hin und schließen Sie Ihre Augen. Konzentrieren Sie Ihre Aufmerksamkeit auf die Herzregion. Nach einigen Minuten der Stille stellen Sie sich selbst die Frage: »Was brauche ich noch, um ganz gegenwärtig zu sein und mich auf den Geburtsvorgang einstellen zu können?«

Wiederholen Sie die Frage und achten Sie auf die Botschaften, die aus Ihrem Inneren kommen. Je unbefangener Sie auf eine Antwort warten und je weniger Sie erzwingen, desto wahrscheinlicher kommen Sie mit Ihrer inneren Weisheit in Kontakt. Nehmen Sie sich Zeit zum Nachdenken und um die Botschaften in Ihrem Tagebuch zu notieren.

Der Geburtsverlauf

In der Schwangerschaft und bei der Geburt lernt eine Frau viele erstaunliche Dinge über sich selbst. Wenn Sie gegen Ende der Schwangerschaft an Ihre Niederkunft denken, dann stellen Sie sich dieses Ereignis so vor, wie es Ihrem Idealbild entspricht. Informieren Sie sich so gut wie möglich, um Ihre Entscheidungen nach bestem Wissen und Gewissen treffen zu können.

Stellen Sie sich vor, Sie stehen am Fuße eines Berges und es führen zwei Wege zum Gipfel. Ein Weg bringt Sie zu einem Sessellift, der Sie nach oben befördert. Der andere Weg führt über einen Wanderpfad nach oben. Auf beiden Wegen gelangen

Sie zum Gipfel, und beides sind einzigartige und denkwürdige Ereignisse. Mit dem Sessellift erleben Sie eine unterhaltsame und aufregende Fahrt ohne viel Anstrengung und Schmerz. Vom Lift aus betrachten Sie die Erfahrung von oben und erfreuen sich an der Landschaft. Die Wanderung nach oben ist anstrengend und eine Herausforderung, schließlich sind Sie intensiv mit jedem Aspekt der Reise beschäftigt. Beim Erreichen des Gipfels überkommt Sie das Gefühl tiefer Zufriedenheit.

Diese beiden Bilder sind natürlich nur Metaphern für die Wehen. Die eine Frau findet Gefallen an den Herausforderungen einer natürlichen Geburt. Eine andere profitiert unumwunden von den Errungenschaften der modernen Medizin. Eine dritte wiederum weiß nicht so recht, welcher Weg für sie der richtige ist. Wichtig ist, die Wahl bewusst zu treffen und dabei alle Informationen mit in die Entscheidungsfindung einzubeziehen – dabei aber offen zu bleiben für die Möglichkeit, dass der Geburtsverlauf auch ein Eigenleben entwickelt. Eine alte ayurvedische Weisheit besagt: »Grenzenlose Flexibilität ist das Geheimnis der Unsterblichkeit.« Wir möchten Sie deshalb dazu ermutigen, Ihre Niederkunft sorgfältig zu planen, aber allen Möglichkeiten gegenüber aufgeschlossen zu bleiben.

ÜBUNG: IHRE IDEALE GEBURT

Überlegen Sie, wie Ihre Geburt im Idealfall ablaufen sollte. Dann versetzen Sie sich in die Situation der Geburt und stellen sich vor, wie sie ablaufen könnte. Sehen Sie einen Unterschied zwischen der Idealgeburt und der Niederkunft, die Sie erleben? Schreiben Sie in einigen Sätzen nieder, was Ihnen dazu in den Sinn kommt. Was bräuchten Sie noch, damit Sie die Geburt haben, die Sie sich wünschen? Auf welche Varianten könnten Sie sich noch einstellen?

Gegen Ende der Schwangerschaft ist es ganz natürlich, dass Frauen viele Fragen zu den Wehen und zur Niederkunft haben. Die häufigsten davon sind: Wie fühlen sich Wehen an? Komme ich mit den Schmerzen klar? Wie lange dauern die Wehen? Wird mir mein Partner zur Seite stehen? Kenne ich die richtigen Atemtechniken? Kann ich meinem Körper vertrauen? Brauche im Schmerzmittel? Brauche ich eine Periduralanästhesie (PDA)? Ob wohl ein Dammschnitt nötig sein wird? Werde ich in der Lage sein, mein Kind durch eine Vaginalgeburt zur Welt zu bringen? Ist vielleicht ein Kaiserschnitt nötig? Ob mein Kind wohl gesund ist?

Im Folgenden gehen wir näher auf die Phasen der Geburt und die vielen Variationsmöglichkeiten ein, damit Sie so gut wie möglich vorbereitet sind. Zunächst sehen wir uns die einzelnen Wehenphasen genauer an.

Die Eröffnungsphase

Das Einsetzen regelmäßig auftretender, leichter bis mittlerer Kontraktionen signalisiert den Beginn der Eröffnungsphase. Jede Frau nimmt diese Kontraktionen anders wahr. Einige erleben sie als leicht, andere intensiver. Beim Zusammenziehen der Uterusmuskeln beginnt der Gebärmutterhals sich auszudünnen (auch »Verstreichen« genannt) und sich zu öffnen (auch »Dehnung« genannt), sodass Ihr Baby den Muttermund passieren kann. In diesem Stadium schüttet der Körper Endorphine aus, die schmerzlindernd wirken. Die Wehen werden nun immer stärker und treten in kürzeren Abständen auf.

Im Frühstadium der Wehen dehnt sich der Muttermund durch die leichten bis mäßigen Kontraktionen von null auf vier Zentimeter aus. Die Wehen dauern im Normalfall 30 bis 60 Sekunden und sie treten im Abstand von fünf bis 20 Minuten auf. Die Ruhezeit zwischen den Kontraktionen ist allerdings sehr unterschiedlich, die Abstände können auch mehrere Stunden betragen, in manchen Fällen dauern sie sogar einen Tag oder noch länger.

Gehen Sie in dieser Phase so lange wie möglich Ihren normalen Beschäftigungen nach, nachts versuchen Sie einfach weiterzuschlafen. Sie können die Wehenaktivitäten unterstützen, indem Sie immer wieder zwischen Ruhe und Aktivität wechseln, sich also hinlegen und ausruhen und dann wieder herumlaufen; Sie sollten sich dabei jedoch nicht zu sehr anstrengen. Verlassen Sie sich ganz auf Ihre innere Stimme. Entspannen Sie und folgen Sie den Wehen mit Ihrem Atem. Gehen Sie draußen spazieren oder nehmen Sie ein heißes Aromabad, sofern Ihre Fruchtblase noch nicht geplatzt ist.

Bei Eintritt der *aktiven Phase* nehmen die Uteruskontraktionen an Stärke und Dauer zu, sie treten alle zwei bis fünf Minuten auf und dauern etwa 60 Sekunden. In diesem Stadium dehnt sich der Muttermund von vier auf acht Zentimeter, Ihr Baby sinkt in die Beckenhöhle. Die Wehen werden immer stärker und beanspruchen nun einen Großteil Ihrer Aufmerksamkeit. Sie konzentrieren sich immer mehr auf die Vorgänge in Ihrem Körper, denn er arbeitet nun auf Hochtouren daran, sich zu öffnen. Ihr Körper wird von Endorphinen durchflutet, und so befinden Sie sich geradezu in einem »Endorphinrausch«.

In der *Übergangsphase* öffnet sich der Muttermund ganz, damit das Baby auf die Welt kommen kann. Spätestens jetzt platzt in der Regel die Fruchtblase. Dieses Stadium werden Sie wesentlich stärker und intensiver erleben. Vielleicht fühlen Sie sich sehr verletzlich und zweifeln daran, ob Sie das alles durchstehen werden. Während Ihr Uterus den Muttermund von acht auf zehn Zentimeter ausdehnt, haben Sie starke Wehen in kurzen Abständen. Jede Kontraktion kann bis zu zwei Minuten dauern; die nächste Wehe kommt vielleicht schon nach einer Minute. Möglicherweise haben Sie jetzt in einem Moment das Gefühl, dass Sie diese intensive Erfahrung nicht überleben, während Sie in der nächsten Sekunde schon wieder ganz mit der folgenden Wehe beschäftigt sind. Gleich werden Sie Ihr Kind gebären.

Die Austreibungsphase

Ist der Muttermund komplett auf etwa zehn Zentimeter geöffnet, beginnt die Austreibungsphase. Sie endet mit der Geburt des Babys. In diesem Stadium treten die Wehen vielleicht nicht mehr ganz so häufig und intensiv auf. Sie dauern etwa 60 bis 90 Sekunden; etwa alle drei Minuten kommt eine neue Wehe. Mit jeder Kontraktion wird das Baby weiter durch den Geburtskanal in Richtung Beckenboden geschoben. Vielleicht verspüren Sie dabei bereits vor der vollständigen Öffnung des Muttermundes den Drang zum Pressen. Es kann auch sein, dass Sie erst fünf Minuten, nachdem der Muttermund offen ist, zu pressen beginnen. Manche Frauen überkommt nie der Drang zu pressen.

Die Empfindungen bei diesen Kontraktionen sind sehr stark. Winzige Rezeptoren im Muttermundgewebe regen in dieser Phase die Oxytocinbildung an; dieses Hormon fördert die Wehentätigkeit. Die Wehen haben nun nicht mehr die Aufgabe, den Muttermund zu öffnen, sondern sollen das Baby durch den Geburtskanal schieben. Häufig kommt es vor, dass Frauen in dieser Phase zwischen Hochgefühl und Erschöpfung hin- und herschwanken. Arbeiten Sie mit Ihrem Uterus, indem Sie nach unten drücken, sobald Sie den Drang dazu verspüren. Folgen Sie einfach den Signalen Ihres Körpers und lassen Sie sich Zeit. Bei jedem Pressen versuchen Sie gleichzeitig, die Beckenbodenmuskeln zu entspannen und weich zu machen.

Was genau sind Wehen?

Wehen sind Kontraktionen der Gebärmuttermuskulatur. Jede Kontraktion beginnt am oberen Ende der Gebärmutter, wo sich die meisten Muskelzellen befinden.

Dann erfasst sie die Mitte des Uterus und schließlich den Muttermund. Während der Wehen ist die obere Uterushälfte länger aktiv und zieht sich intensiver zusammen als die untere. Dabei verdickt sich der obere Teil, der untere Teil dünnt aus.

Im Frühstadium der Wehen sind die Kontraktionen normalerweise leicht, in der aktiven und Übergangsphase werden sie zunehmend stärker. Der Wehenschmerz kommt teils davon, dass den Muskelzellen im Zustand der Anspannung weniger Sauerstoff zur Verfügung steht, außerdem wird bei der Öffnung des Muttermundes im unteren Uterusteil Druck auf die Nerven ausgeübt.

Durch die Urkraft der Kontraktionen kommt ein Kind auf die Welt. Sie können sich die Wehen als Wellen vorstellen, die langsam anrollen, dann den höchsten Stand erreichen und schließlich wieder abebben. Sie laufen nach einem ganz bestimmten Schema ab, wobei immer wieder Ruhephasen eintreten. Diese Ruhephasen sind für die gebärende Frau genauso wichtig wie für das Baby. Der Blutfluss von der Plazenta zur Gebärmutter ist bei jeder Kontraktion herabgesetzt, normalisiert sich aber in jeder Ruhephase wieder schnell. Kann die Frau in den Ruhephasen entspannen und richtig atmen, dann wird das Baby ausreichend mit Nährstoffen und Sauerstoff versorgt.

ÜBUNG: EINE KONTRAKTION SIMULIEREN

Planen Sie für diese Übung etwa zehn Minuten ein. Setzen Sie sich bequem auf den Rand einer zusammengelegten Decke oder eines Kissens. Legen Sie beruhigende Musik auf und stellen Sie eine Uhr mit Sekundenzeiger in Sichtweite. Schließen Sie nun Ihre Augen und konzentrieren Sie sich auf Ihren Atem. Fühlen Sie den Raum in Ihrem Körper und versuchen Sie, Ihre innere Mitte zu finden. Verfolgen Sie mit, wie Ihr Atem in den Körper einströmt und ihn auch wieder verlässt. Nachdem Sie Ihren Atem einige Zyklen lang beobachtet haben, strecken Sie Ihre Arme nach rechts und links auf Schulterhöhe aus, wobei die Handinnenflächen nach unten zeigen.

Mit einem Blick auf die Uhr beginnen Sie nun, Ihre Arme alle ein bis zwei Sekunden einige Zentimeter nach oben und unten zu bewegen und die Schultern dabei so locker wie möglich zu lassen. Schicken Sie beim Ausatmen Töne durch den Körper und entspannen Sie bewusst jene Muskeln, die an der Übung nicht beteiligt sind. Atmen Sie über den Mund aus. Achten Sie darauf, wie Ihr Geist auf das Ermüden der Arme reagiert. Konzentrieren Sie sich wieder auf den Atem und verbinden Sie das Ausatmen mit Tönen. Nach 90 Sekunden lassen Sie die Arme für etwa eine Minute locker, dann wiederholen Sie die Auf- und Abbewegungen für weitere 90 Sekunden.

Achten Sie darauf, wie Sie in den Ruhephasen entspannen. Denken Sie daran, sich selbst und Ihr Baby durch lange Atemzüge mit Nährstoffen und Sauerstoff zu versorgen. Wiederholen Sie den Zyklus etwa fünf- bis zehnmal: die ausgestreckten Arme 90 Sekunden lang auf und ab bewegen, dann eine Minute pausieren.

Die Presswehen

Sobald der Kopf des Kindes unter Ihrem Schambein durchgleitet, dehnt sich das Dammgewebe und wölbt sich um den Kopf des Babys. Jetzt treten die Presswehen auf. Aufgrund der Gewebedehnung verspüren Sie vielleicht ein Brennen, das jedoch nach einigen Minuten nachlässt, da der Druck, den der Kopf des Babys auf das Perineum ausübt, die Dammnerven gefühllos macht. Sobald dieses Taubheitsgefühl auftritt, pressen Sie weniger – noch ein- oder zweimal, und das Köpfchen kommt heraus. Jetzt dreht sich das Kind, sodass seine Schultern Ihr Schambein passieren können. Arzt oder Hebamme helfen vielleicht mit, den Körper des Kindes durch den Geburtskanal zu manövrieren. Sobald die Schultern zu sehen sind, gleitet auch der Rest des Körpers heraus.

Während der Presswehen kann das Dammgewebe reißen, vor allem wenn der Kopf des Kindes sehr groß ist und die Geburt sehr schnell vor sich geht. Um das Dammgewebe auf die enorme Dehnung vorzubereiten, massieren Sie es bereits einige Woche vor dem Entbindungstermin mit Öl, so wird es weich. Probieren Sie in der Wehenphase verschiedene Positionen aus, die sich für Sie gut anfühlen, sodass Sie auch in der letzten Phase der Geburt so zentriert wie möglich bleiben. Sagen Sie dem Arzt und der Hebamme, was Sie wollen – vielleicht tut es Ihnen gut, wenn Ihr Partner während der Presswehen mit warmen Tüchern leichten Druck auf das Dammgewebe ausübt. Oder Sie bitten Ihren Partner oder die Hebamme, den Damm während der Presswehen mit warmem Öl geschmeidig zu machen. So senken Sie das Risiko, dass das Dammgewebe bei der Dehnung reißt. Pressen Sie nun ganz sanft, damit Ihr Baby langsam aus dem Körper gleitet. Falls möglich, greifen Sie mit der Hand hinunter zu seinem Kopf, um mit ihm verbunden zu sein, wenn es in unsere Welt hineingeboren wird.

Ihr Kind erblickt das Licht der Welt

Ihr Körper hat Ihrem Kind neun Monate lang Schutz gewährt. Geben Sie Ihr Bestes, damit es sich auch bei der Geburt sicher, warm und geschützt fühlt. Das Licht sollte gedimmt sein, damit sich seine Augen an die neue Umgebung gewöhnen können. Halten Sie den Raum schön warm, damit es sich wohl fühlt. Empfangen Sie Ihr Kind mit leisen Klängen und angenehmen Düften. Lassen Sie sich Ihr Kind sofort nach der Entbindung auf den Bauch oder in Ihre Arme legen, damit es Ihre Liebe und Anwesenheit spürt. Sprechen Sie ganz sanft mit ihm, damit es weiß, dass Sie da sind und es an einem sicheren Ort ist. Schieben Sie alle nötigen invasiven Maßnahmen so lange wie nur irgend möglich auf.

Die Nachgeburtsphase

Sobald Sie Ihr Neugeborenes in den Armen halten, werden Hormone ausgeschüttet, dadurch zieht sich der Uterus zusammen und stößt die Plazenta aus. Lassen Sie sich mit der Nachgeburt Zeit. Nabelschnur und Plazenta pulsieren weiter und versorgen Ihr Kind auch noch mit Sauerstoff, während es seine ersten eigenen Atemzüge macht. Sobald die Nabelschnur nicht mehr pulsiert, kann sie abgeklemmt und durchtrennt werden. Nach der Geburt des Kindes löst sich die Plazenta langsam von der Gebärmutterwand. Dieser Vorgang dauert normalerweise zwischen zehn Minuten und einer halben Stunde, manchmal auch länger. Bald fängt Ihr Uterus an, sich zusammenzuziehen, um die Plazenta auszustoßen. Der Mutterkuchen ist viel kleiner als das Baby, für gewöhnlich fühlen sich die Frauen erleichtert, wenn sie ihn ausgestoßen haben.

Das brauchen Sie nach der Geburt

Wahrscheinlich haben Sie nun eine der intensivsten Erfahrungen Ihres Lebens hinter sich. Sie haben viele Stunden lang oder sogar ganze Tage daran gearbeitet, Ihr Baby auf die Welt zu bringen. Vermutlich fühlen Sie sich verschwitzt, klebrig, blutig, müde, erschöpft und ekstatisch. Körper, Geist und Seele waren ganz vom Geburtsvorgang absorbiert.

Verpflichten Sie im Voraus einen Menschen, der Sie in den ersten Minuten und Stunden nach der Entbindung umsorgt und beschützt, sodass Sie sich ganz auf sich selbst und Ihr Baby konzentrieren können. Sie brauchen eine Weile, um sich von den Strapazen der Geburt zu erholen und wieder zu sich zu finden. Ab jetzt nähren Sie Ihr Baby nicht mehr von innen, sondern von außen. Sie müssen jetzt selbst eine leichte Mahlzeit einnehmen, um wieder zu Kräften zu kommen, und etwas Erfrischendes trinken. Mit einem warmem Waschlappen reinigen Sie Gesicht und Körper. Auch wenn Sie sich nach einer richtigen Dusche sehnen, sollten Sie jetzt erstmal darauf verzichten – Ihr Kreislauf ist nach den Strapazen der Geburt noch nicht stabil genug dafür.

Die ersten Stunden mit Ihrem Baby

In vielen Kulturen auf der ganzen Welt (und zunehmend auch im Westen) werden die Babys den Müttern gleich nach der Geburt auf den Bauch gelegt, sodass Mutter und Kind einander fühlen, riechen und berühren können. Eltern und Kinder sollen von Geburt an zusammen sein. Wissenschaftliche Studien belegen, dass die Eltern-Kind-Bindung bereits in den ersten Minuten und Stunden nach der Geburt beginnt. In dieser Zeit bauen Eltern und Kinder eine erste Verbindung zueinander auf, indem Vater und Mutter das Kind in den Armen halten, mit ihm sprechen, es ansehen und berühren.

Die Minuten und Stunden nach der Geburt umfängt ein Zauber. Die meisten frisch gebackenen Eltern vermögen die tiefen, intensiven Gefühl kaum zu beschreiben, die sie überkamen, als sie ihr Kind zum ersten Mal berührten. Wenn Sie Ihr Kind zum ersten Mal in den Armen halten und ihm in die Augen schauen, werden Sie sich in das winzige Wesen verlieben und es nie wieder hergeben wollen. In den ersten Stunden seines Lebens, wenn es vom Mutterleib in die Welt entbunden wurde, befindet sich Ihr Kind in einem »Zustand ruhigen Gewahrsams«. Es ist hellwach und hat die Augen geöffnet. Nach ein paar Stunden fällt es dann in tiefen Schlaf.

Ganz egal, wo Sie Ihr Kind zur Welt bringen, sollten Sie sich darum bemühen, in den ersten ein oder zwei Stunden nach der Geburt mit Ihrem Kind zusammen zu sein, damit Sie diese ersten kostbaren und unwiederbringlichen Momente mit Ihrem Baby ganz und gar genießen können.

Schreiben Sie Ihre Erlebnisse auf

Wenn Sie in einem ruhigen Moment die Kraft dazu finden, dann notieren Sie in Ihrem Tagebuch, wie Sie die Wehen und die Geburt erlebt haben, denn jetzt sind die Erinnerungen noch frisch. Später wird Sie beim Lesen dieser ersten Eindrücke große Freude überkommen, und auch Ihr Kind hat viele Jahre später die Möglichkeit, etwas über Ihre intimsten Gedanken und Gefühle bei seiner Geburt zu erfahren. Eine Frau beschrieb das Wunder der Geburt so:

Geburtsschmerz ist etwas ganz anderes als jener Schmerz, der einen überkommt, wenn man sich den Arm bricht oder ein Zahn wehtut. Ich wusste vor der Geburt, welche Art von Empfindungen und Gefühlen mich erwarten würden. Es lässt sich mit keiner anderen Erfahrung vergleichen. Schon bei den ersten Kontraktionen habe ich mit meinem Körper gearbeitet, und als die Wehen stärker wurden, bin ich ganz in mich selbst versunken. Ich war sehr bewusst, doch mein Geist wurde ganz ruhig, und ich tauchte ein in das Halbdunkel meiner Innenwelt, mit der ich bereits vertraut war.

Beim Atmen und Stöhnen fühlten sich die Klänge an, als kämen sie von einem uralten Ort tief in meinem Inneren. Ich kniete auf allen vieren im warmen Wasser. Zwischen den Kontraktionen konnte ich entspannen und ließ meinen Kopf nach vorne hängen. Manchmal überwältigten mich die Wehen regelrecht und ich stöhnte immer lauter und inbrünstiger, um sie aus meinem Körper zu entlassen. Ich arbeitete hart, um meiner Körperempfindungen gewahr zu bleiben. Öffnen, Atmen und Ruhen – in diesem Rhythmus waren Körper und Geist ganz eins. Der Raum in mir selbst war alles, was ich noch wahrnahm. Ich bewegte mich in jeder nur erdenklichen Position, die mir gut tat.

Nach einer Weile wurden die Wehen stärker und ich setzte mein Atmen und Stöhnen ein, um ganz bei mir zu bleiben. Die Empfindungen wurden intensiver, und ich hatte plötzlich das Gefühl, ich würde es nicht schaffen. Ich lehnte mich gegen meinen Partner, der mir den Rücken stützte, und wiegte mich hin und her. Es fühlte sich an, als wäre mein ganzes Wesen eine einzige Wehe.

Dann war es an der Zeit zu pressen. Zuerst habe ich nur jeweils kurz gepresst, schließlich presste ich mein Baby mit meinem ganzen Körper aus mir heraus. Mein Körper machte Platz. Ich hörte mich selbst laut aufstöhnen. Ich langte nach unten und berührte den Kopf meines Kindes. Da war mein Baby, ich konnte sein Köpfchen schon fassen. Plötzlich spürte ich ein Brennen. Ich atmete bewusst in das brennende Gefühl hinein, und bei der nächsten Presswehe kam der Kopf heraus.

Ich hielt und fühlte ihn in meinen Händen. Er war so wunderbar weich und rund. Meine Augen waren noch geschlossen, und ich war ganz in mich versunken, um alles in mir zu spüren. Ich presste noch einmal, und dann glitt mein Baby ganz aus mir heraus. Ich öffnete die Augen und langte nach unten, um es nach oben in meine Arme zu holen. Dann machte ich meine Augen wieder zu. Ich war noch ganz von dieser Erfahrung überwältigt, als ich meinen Partner voll tiefer Ehrfurcht und Freude sagen hörte:

»Oh mein Gott! Oh mein Gott! Sie ist da!«

Vorbereitung auf die Geburt

Wehen und Geburt sind intensive Erfahrungen, deshalb ist es ganz natürlich, dass Sie bei der Vorbereitung auf dieses Ereignis auch ab und zu Ängste überkommen. Erkennen Sie die Ängste und Zweifel an, dann verlieren sie viel von ihrer Macht. Nehmen Sie sich ein paar Augenblicke Zeit, um Ihren Körper zu spüren. Achten Sie dabei darauf, wo Sie Befürchtungen und Sorgen festhalten. Richten Sie Ihre Aufmerksamkeit nun auf diese Empfindungen, und beschreiben Sie mit eigenen Worten Ihre Gefühle. Legen Sie in Ihrem Tagebuch drei Listen an: eine für jene Dinge, die Ihnen Sorgen bereiten, eine für Dinge, die Sie verunsichern, und eine für Dinge, an denen Sie zweifeln.

Ängste verursachen Stress im Körper, und das führt zur Ausschüttung von mächtigen Botenstoffen, die die Kampf-oder-Flucht-Reaktion auslösen. Wenn Sie in den Wehen liegen, ist dies hinderlich, denn die Stresshormone verengen die Arterien, die den Uterus mit Blut versorgen, und verhindern somit, dass die Wehen mit ganzer Kraft einsetzen. Außerdem sinkt die Schmerzgrenze. Es ist deshalb während der Geburt und auch sonst im Leben von enormem Vorteil, wenn Sie wissen, wie Sie bei Aufregung wieder Ihre innere Mitte finden. Zum Glück haben Sie für diese Aufgabe einen wertvollen Verbündeten zur Seite, nämlich Ihren Atem. Wenn Sie das Gefühl haben, nicht mehr Herrin über sich selbst zu sein, dann können Sie sich durch bewusstes Atmen wieder zentrieren.

Den Atem gezielt einsetzen

Mit dem Atmen schlagen Sie die Brücke zwischen Körper, Geist und Baby. Beim tiefen Einatmen gelangen Nährstoffe und Sauerstoff in Ihren Körper und den Ihres Kindes. Beim Ausatmen entlassen Sie Kohlendioxid und Stress. Ihr nährender

Atem durchdringt jede Ihrer Körperzellen und lässt Sie entspannen. Tiefes, langsames Atmen unterstützt Sie dabei, Spannung aus jedem Teil Ihres Körpers zu entlassen. In der Wehenphase wird der Atem zu einem engen Freund und hilft Ihnen, zentriert, ruhig und energiegeladen zu bleiben.

Die nachfolgenden Übungen machen Ihnen das Atmen bewusster. Üben Sie diese einfachen Atemtechniken, denn mit ihrer Hilfe bringen Sie Körper und Geist in Einklang. Wählen Sie jene Übungen aus, die sich richtig für Sie anfühlen, und machen Sie diese Übungen täglich fünf bis zehn Minuten lang.

ATEMÜBUNG 1: EINGANGS- UND AUSGANGSPUNKT

Stellen Sie sich beim Einatmen Ihren Atem als entspannenden Nebelschleier vor, der ganz langsam Ihren Körper durchdringt und ihn mit Sauerstoff und Nahrung versorgt. Beim Ausatmen stellen Sie sich vor, wie dieser Nebel langsam wieder aus dem Körper entweicht. Fühlen Sie, wie Sie mit ihm Enge, Schmerz und Spannung entlassen. Atmen Sie lange und langsam aus.

Nun stellen Sie sich vor, dass Sie irgendwo am Bauch Nasenlöcher haben. Machen Sie diese Nasenlöcher in Ihrer Vorstellung zum Eingangs- und Ausgangspunkt für den Atem. Schließen Sie die Augen und legen Sie die Hände auf den Bauch. In den nächsten Minuten konzentrieren Sie sich darauf, über die Nasenlöcher am Bauch ein- und auszuatmen. Jedes Einatmen erfüllt Ihren Bauch und erreicht auch Ihr Baby. Spüren Sie beim Ausatmen, wie die Bauchmuskeln sich entspannen. Mit jedem langem, langsamem Ausatmen spüren Sie, wie die Bauchmuskeln weich werden und Spannungs- und Engegefühle aus Ihrem Körper weichen.

Jetzt stellen Sie sich vor, dass sich Eingangs- und Ausgangspunkt für Ihren Atem am Beckenboden befinden. Mit geschlossenen Augen atmen Sie über den Beckenboden ein und spüren dem Atem nach, der Ihren Körper durchfließt. Lassen Sie den nährenden Nebel Ihren Bauch, den Brustraum, die Lunge und das Gehirn erfüllen. Beim Ausatmen lassen Sie den Atem sanft und langsam durch den Körper zurückfließen, mit ihm fließen Spannungen ab, und der Beckenboden wird schön weich.

Nun stellen Sie sich vor, die Nasenlöcher zum Einatmen befänden sich an jener Stelle in Ihrem Körper, an der Sie sich am meisten geerdet fühlen. Über den Mund atmen Sie aus. Beim Einatmen schicken Sie Ihren Atem durch den

Körper in Richtung Hals. Beim Ausatmen spüren Sie den Vibrationen Ihres Atems nach, der den Hals passiert, und entlassen ihn mit einem Seufzer. Nacken und Kopf dürfen nach vorne hängen. Lockern Sie die Schultern und fühlen Sie, wie sich Ihr Körper völlig entspannt. Nehmen Sie wahr, wie Brust- und Bauchmuskeln locker werden.

Stellen Sie sich vor Ihrem geistigen Auge nun vor, dass sich Nasenlöcher am unteren Ende der Wirbelsäule und an der obersten Stelle auf Ihrem Kopf befinden. Atmen Sie über das untere Ende Ihres Steißbeins ein und lassen Sie den Atem langsam an der Wirbelsäule und hinten am Hals entlang über den Kopf bis zur Schädeldecke und dort hinausströmen. Beim Ausatmen schicken Sie Ihren Atem langsam mitten durch Ihren Körper wieder nach unten. Spüren Sie, wie er Ihr Herz passiert, lassen Sie ihn dann um Ihr Baby fließen und schließlich aus dem Beckenboden heraus. Achten Sie darauf, möglichst lange und langsam auszuatmen.

Atemübung 2: Energetisierender Atem

Diese Atemtechnik hilft Ihnen, den Körper mit Energie zu versorgen. Die Übung empfiehlt sich besonders bei Ermüdungserscheinungen, sie hilft auch bei den Presswehen und zu allen Zeiten, in denen Sie sich ausgelaugt fühlen und mehr Energie brauchen.

Beim Einatmen stellen Sie sich Ihren Atem als reine Energie vor, die jede Zelle Ihres Körpers mit Kraft versorgt. Während der Atem Sie erfüllt, stellen Sie sich vor, wie jede noch so kleine Zelle an dieser Quelle andockt und pure Lebensenergie atmet. Beim Ausatmen lassen Sie die Energie durch sich hindurchfließen und spüren dabei, wie jede Zelle, jedes Gewebe und jedes Organ in Ihrem Körper Kraft tankt.

ATEMÜBUNG 3: BERUHIGUNGSATEM

Schließen Sie die Augen und nehmen Sie sich einige Minuten Zeit, um Ihrem Atem zu folgen, während er den Körper durchströmt und ihn wieder verlässt. Nehmen Sie sich nach einigen Minuten vor, die Atemgeschwindigkeit langsam zu senken. Erzwingen Sie den Tempowechsel aber nicht. Bei jedem Einatmen wiederholen Sie ganz ruhig das Wort »langsam«. Bei jedem Ausatmen denken

Sie das Wort »werden«. Fahren Sie damit fünf bis zehn Minuten lang fort. Dabei wiederholen Sie im Geiste die Worte »langsam werden ... langsam werden ... langsam werden«.

ATEMÜBUNG 4: RÜCKWÄRTSZÄHLEN

Schließen Sie die Augen und konzentrieren Sie sich auf Ihren Atem. Bei jedem Einatmen denken Sie eine Zahl – zählen Sie von zehn zurück bis eins. Bei jedem Ausatmen vergegenwärtigen Sie sich ein bestärkendes oder positives Wort. Das könnte zum Beispiel folgendermaßen aussehen:
Zehn ... zentrierend
Neun ... entspannend
Acht ... befreiend
Sieben ... öffnend
Sechs ... akzeptierend
Fünf ... hingebungsvoll
Vier ... vertrauend
Drei ... erfolgreich
Zwei ... bestärkend

IST DER GEIST RUHIG, ÜBERNIMMT DER KÖRPER DIE FÜHRUNG.

Eins ... annehmend
Wählen Sie Wörter, die für Sie passen. Sie werden feststellen, dass Sie mithilfe dieser Methode schnell wieder zentriert und bei sich sind, wenn Sie voll von Sorgen und Ängsten sind.

ATEMÜBUNG 5: VOM KOPF BIS ZU DEN ZEHEN

Machen Sie es sich mit Decken und Kissen gemütlich, legen Sie sich bequem hin, schließen Sie die Augen und entspannen Sie sich. Spüren Sie, wie der Atem durch Sie hindurchströmt. Beim nächsten Atemzug leiten Sie den Atem von den Fußsohlen ausgehend über den ganzen Körper bis zum höchsten Punkt des Kopfes. Beim Ausatmen scannen Sie Ihren Körper von Kopf bis Fuß nach Spannungen ab und entlassen diese mit dem Atemstrom. Machen Sie dies fünf bis zehn Minuten lang.

ATEMÜBUNG 6: ATEM UND TÖNE

Laute von sich zu geben hilft Ihrem Körper, sich zu entspannen und zu öffnen – auch wenn es für viele Frauen zunächst oft etwas ungewohnt ist, diese Form von Geräuschen von sich zu geben. Raunen, Seufzen und Stöhnen erzeugen beim Ausatmen eine beruhigende Schwingung, die den ganzen Körper erfasst und mit ihm in Resonanz geht. Finden Sie einen Ton oder Klang, der für Sie stimmig ist. Viele Frauen fangen mit einem »Ahhh« an. Beim Ausatmen versetzt Ihr Atem den Hals in Schwingung, der Atem wandert durch den ganzen Körper und verlässt ihn über den Beckenboden. Atmen Sie lange und langsam aus. Versuchen Sie es mit eher tiefen, aber klangvollen Tönen. Fahren Sie fünf bis zehn Minuten mit dieser Übung fort und probieren Sie dabei unterschiedliche Klänge aus.

Üben Sie das Stöhnen. Erlauben Sie es sich regelrecht, zu stöhnen. Stöhnen tut Frauen, die in den Wehen liegen, wirklich gut. Und es gibt auch keine Regeln dafür. Niemand kann Ihnen verbieten, laut zu werden. Wenn die Wehen stärker werden, dann halten Sie sich mit dem Stöhnen nicht zurück. Sie können leise oder laut sein. Schließen Sie die Augen und tauchen Sie in den Klang ein. Vielleicht hört er sich an wie ein Urschrei, aber das ist nun mal so. Er kommt eben tief aus Ihrem Inneren, und das ist in Ordnung so. Er kann Sie ganz erfüllen und absorbieren. Mit seiner Hilfe können Sie sich öffnen und nachgeben. Und er hilft, Ihr Baby durch den Geburtskanal zu bewegen.

Lassen Sie sich berühren

Der Tastsinn ist einer der wichtigsten sensorischen Zugänge zu Ihren inneren Heilkräften. Bewusste, nährende Berührung kann Unbehagen lindern und wirkt beruhigend bei Ängsten. Experimentieren Sie mit verschiedenen Berührungstechniken und finden Sie heraus, welche Ihnen am wohlsten tun.

Der Mensch, der Ihnen bei der Geburt beisteht, hilft Ihnen entscheidend dabei, zentriert zu bleiben. Probieren Sie mit ihm daher eine Reihe von Berührungsarten und Drucktechniken aus, damit Sie ihm bei der Geburt sagen können, was Sie brauchen. In der Regel ist dieser Mensch der Ehemann oder Partner, vielleicht aber auch Ihre Schwester oder Freundin.

ÜBUNG: STREICHELWEICHE HÄNDE

Machen Sie es sich mit Decken und Kissen bequem. Ihr Partner sitzt neben Ihnen. Schließen Sie die Augen, und konzentrieren Sie sich auf Ihren Atem. Kurz danach legt Ihr Partner seine Hände ganz sanft auf Ihr Herz. Die Art der Berührung sollte Ihnen ein Gefühl von Ruhe und Sicherheit vermitteln. Versuchen Sie, Ihren Atem mit dem Ihres Partners in Einklang zu bringen. Während Ihr Partner Sie zärtlich mit seinen Händen berührt, nehmen Sie ganz bewusst die nährende Liebe auf, die durch seine Hände fließt.

Nach einigen Minuten legt Ihr Partner seine Hände auf Ihren Bauch. Während seine Hände liebevoll auf Ihrem Körper ruhen, atmen Sie beide gleichzeitig ein und aus. Dabei empfangen Sie aus seinen Händen zärtliche, beruhigende Energie.

Nun legt Ihr Partner seine Hände auf Ihren Kopf und schenkt Ihnen auch hier einige Minuten lang liebevolle Zuwendung. Möchten Sie, dass er noch andere Körperstellen berührt, dann bitten Sie ihn, dort seine Hände aufzulegen. Notieren Sie sich im Geiste jene Stellen, die sich für Sie am angenehmsten anfühlen – später können Sie sie aufschreiben.

Dann tauschen Sie die Rollen und nun schenken Sie Ihrem Partner mit Ihren Händen all Ihre Aufmerksamkeit. Berühren Sie ihn so, wie auch Sie von ihm berührt werden möchten. Zeigen Sie Ihrem Partner, wie er Sie am besten unterstützen kann.

Light Touch

Bei Ihren Forschungsarbeiten über Schmerzbehandlung und Entspannung entwickelte Constance Palinsky die »Light Touch Technique«. Sie wirkt während der Wehen schmerzlindernd und fördert die Entspannung. Mit dieser Technik kann man auch Puls und Blutdruck normalisieren.

Die zarte Berührung wirkt wie eine Massage mit einer Feder und kann sogar Gänsehaut erzeugen. Studien belegen, dass dabei die Oxytocinausschüttung angeregt wird, also die Produktion von jenem Hormon, das die Wehen erträglicher macht. Üben Sie diese Art der Massage im letzten Schwangerschaftsmonat mit Ihrem Partner.

ÜBUNG: LIGHT-TOUCH-MASSAGE

Legen Sie sich hin, Ihr Partner sitzt bequem neben Ihnen. Sie liegen einige Momente mit geschlossenen Augen da. Dann beginnt Ihr Partner, sanft und behutsam die Innenseite eines Arms von der Hand bis zum Unterarm hinauf zu streicheln. Dabei berührt er Sie nur ganz sanft mit seinen Fingernägeln und Fingerspitzen.

Nach etwa fünf Minuten wechselt er zum anderen Arm. Auch wenn nur die Arme berührt werden, so fühlen Sie doch, dass sich der ganze Körper entspannt. Man kann auf diese Weise alle Körperteile streicheln, beispielsweise Handinnenflächen, Nacken und Schultern sowie Oberschenkel.

Die Methode hat sich auch bei der Behandlung des Rückens bewährt: Legen Sie sich auf die Seite, oder nehmen Sie die »Stellung des Kindes« (siehe Seite 85) ein. Unter dem Bauch platzieren Sie einige Kissen. Ihr Partner beginnt am Hals und streichelt Ihren Rücken V-förmig abwärts nach außen bis an die Rippen. Auf diese Weise streichelt er den ganzen Rücken bis zum Kreuzbein hinunter. Entspannen Sie sich und genießen Sie die Empfindungen.

Ihr Partner kann den Effekt noch verstärken, indem er während des Streichelns beruhigend zu Ihnen spricht. Er könnte zum Beispiel sagen: »Lass deinen Körper locker und entspann dich, während ich deinen Arm streichle« oder: »Stell dir vor, wie bei jeder Streichelbewegung eine Welle mit schmerzlindernden Endorphinen deinen Körper durchflutet.«

Den unteren Rücken massieren

Bei fortschreitender Wehentätigkeit sinkt das Baby tiefer in das Becken. Dabei verspüren Frauen oft einen Druck oder Schmerzen im unteren Teil des Rückens. Dieses unangenehme Gefühl kann sich während der Kontraktionen noch verstärken, da die breiten Bänder, mit denen der Uterus unten an der Wirbelsäule befestigt ist, stark gedehnt werden. Massieren und Gegendruck schaffen hier Abhilfe.

Üben Sie die Methode, die in der folgenden Übung beschrieben wird, in den letzten Schwangerschaftswochen, damit Sie und Ihr Partner mit der Technik bei der Geburt vertraut sind. Er kann dazu seinen Handrücken, seine Fingerkante, die Faust oder einen Tennisball verwenden.

ÜBUNG: GEGENDRUCK AUF DEN UNTEREN RÜCKEN

Legen Sie sich auf die Seite oder nehmen Sie die »Stellung des Kindes« ein. Die Augen sind geschlossen und Sie konzentrieren sich auf Ihren Atem.

Sagen Sie Ihrem Partner, wo sich der Druck am besten anfühlt. Normalerweise ist das zwischen dem unteren Rücken und dem Steißbein. Dann drückt Ihr Partner mit der Hand oder dem Tennisball auf den unteren Rücken und führt gleichmäßig kreisende Bewegungen aus. Bei dieser Massage wird mit langsamen, kleinen Bewegungen starker Druck auf das Gewebe ausgeübt.

Tauschen Sie auch bei dieser Übung die Rollen, damit Ihr Partner am eigenen Leib erfährt, wie sich die Massage anfühlt, und dann auch besser auf Ihre Wünsche eingehen kann. Zeigen Sie Ihrem Partner, wie er Sie massieren soll.

ÜBUNG: DEN RÜCKEN AUSSTREICHEN

Diese Massage beginnt Ihr Partner damit, dass er seine rechte Handfläche auf Ihren Hals legt und damit die Partie rechts von der Wirbelsäule bis zum Steißbein hinuntergleitet. Dann wechselt er zur linken Hand und gleitet damit langsam die Seite links von der Wirbelsäule hinab zum Steiß. In den nächsten fünf Minuten wiederholt er diesen Vorgang mehrere Male.

Wenn diese Massage mit kräftigen, wohltuenden Griffen ausgeführt wird, dann hilft sie dabei, während oder zwischen den Wehen Schmerz oder Unwohlsein zu lindern.

Schaffen Sie eine angenehme Umgebung

Es gibt viele einfache Möglichkeiten, sich während der Wehen ein wenig Erleichterung zu verschaffen. Probieren Sie einige dieser Vorschläge bereits zu Hause aus und packen Sie rechtzeitig Ihr »Wehen-Köfferchen«, damit Sie alles zur Verfügung haben, sobald die Wehen einsetzen.

Warme Aromakompressen

Warme Kompressen helfen, schmerzende und angespannte Körperzonen zu entspannen. Während und zwischen den Kontraktionen tut die Wärme sehr gut. Um eine Kompresse herzustellen, füllen Sie einen sauberen Strumpf zu etwa drei Viertel mit gewöhnlichem weißem Reis. Dann fügen Sie etwa 50 Gramm getrocknete Lavendelblätter oder -blüten hinzu und nähen den Strumpf oben zu. Legen Sie den gefüllten Strumpf für zwei oder drei Minuten in die Mikrowelle und dann auf den Körper. Der Strumpf bleibt etwa eine halbe Stunde warm und verströmt dabei ein angenehmes Aroma.

Wasser und Saft

In der Wehenphase müssen Sie ausreichend Flüssigkeit zu sich nehmen, denn im Falle einer Dehydrierung flachen die Wehen ab oder kommen ganz zum Stillstand. Sie arbeiten in dieser Zeit hart, und vielleicht fühlen Sie sich, als nähmen Sie an einem Marathonlauf teil. Deshalb sollten Sie genug Wasser und Fruchtsäfte griffbereit haben. Trinken Sie zwischen den einzelnen Wehen immer wieder einige Schlucke Wasser. Damit Sie bei Kräften bleiben, können Sie auch zucker- und elektrolythaltige Getränke zu sich nehmen. Vielleicht lassen Sie zur Erfrischung auch ein paar Eisstückchen im Mund zergehen.

Was sollten Sie essen?

Essen Sie im Anfangsstadium der Wehen etwas Leichtes, damit Ihr Körper die nötige Energie für die Geburt hat. Dehnt sich die Wehenphase aus und bekommen Sie Hunger, dann nehmen Sie leicht verdauliche Snacks wie einen Teller Suppe oder ein paar Cracker. Wenn Sie Ihr Kind in einer Klinik zur Welt bringen, dann sprechen Sie mit dem Krankenhauspersonal Ihre Essenswünsche ab.

Angenehme Aromen

Versprühen oder verdampfen Sie jene Aromen, die Sie bereits während der Schwangerschaft beruhigt haben. Düfte, die Sie in den vergangenen Monaten mit Entspannung und Beruhigung assoziiert haben, helfen Ihnen auch, bei der Geburt ruhig und gelassen zu bleiben.

Gedämpftes Licht

Die meisten Säugetiere ziehen sich zum Gebären an einen eher dunklen Ort zurück. Gedämpftes Licht vermittelt der werdenden Mutter im Kreißsaal ein Gefühl von Entspannung, Geborgenheit und Sicherheit. Fühlt sich eine Frau bei der Geburt gut aufgehoben und entspannt, wird Oxytocin ausgeschüttet, jenes Hormon, das die Kontraktionen erleichtert. Adrenalin dagegen, das die Wehentätigkeit eher verlangsamt, kommt weniger in Umlauf. Ein Raum mit gedämpfter Beleuchtung schafft eine beruhigende Atmosphäre, in der man seine Aufmerksamkeit ganz nach innen richten kann.

Baden oder Duschen

Das Eintauchen in warmes Wasser hilft während der Wehen, sich zu entspannen, und lindert so die Schmerzen. Auch wenn Sie im Stehen oder Sitzen eine heiße Dusche nehmen und den Wasserstrahl dabei über den Bauch oder schmerzende Stellen am Rücken strömen lassen, kann dies schmerzlindernd wirken und Ihnen dabei helfen, sich ganz dem Wehenfluss hinzugeben.

Musik und Naturklänge

Beruhigende Hintergrundmusik oder Klänge aus der Natur helfen ebenfalls beim Entspannen. Hören Sie Musik, die Sie mögen und die Sie inspiriert. Lauschen Sie dem Rauschen des Ozeans, dem Strömen eines Flusses oder einem tosenden Wasserfall. Halten Sie entsprechende Kassetten und CDs griffbereit.

Gymnastikball

Einige Frauen finden in der Wehenphase einen großen Gymnastikball von etwa 60 Zentimetern Durchmesser hilfreich, der mittlerweile in vielen Kliniken zur Standardausrüstung gehört. Setzen Sie sich auf den Ball und bleiben Sie dabei mit beiden Fußsohlen fest auf dem Boden. Mit Hüften und Becken machen Sie kreisende Bewegungen, dadurch entspannen sich die Rücken- und Beckenmuskeln.

Manche Frauen sitzen während der gesamten Wehenphase auf dem Ball. Eine gute Alternative zum Gymnastikball ist das so genannte Ball- oder Mobilkissen. Es hat denselben Effekt wie der Ball, nimmt aber weniger Platz weg.

Hinweise für Ihren Partner bei der Geburt

Dieser Abschnitt richtet sich an den Menschen, der Sie bei der Geburt unterstützt. Bitten Sie ihn, diese Hinweise zu lesen.

Sie spielen beim Geburtsverlauf eine wichtige Rolle und haben die Aufgabe, Ihre Partnerin bedingungslos zu unterstützen. Mit Worten und Taten beweisen Sie ihr, dass Sie an sie glauben. Bleiben Sie an der Seite Ihrer Partnerin, damit sie das Gefühl hat, dass Sie sie beschützen. Dimmen Sie das Licht herunter, sprechen Sie sanft mit ihr, versprühen Sie angenehme Aromen, geben Sie ihr Wasser zu trinken, legen Sie heiße Kompressen auf, berühren Sie sie liebevoll, atmen Sie mit ihr, sprechen Sie mit den Schwestern, regeln Sie Besuche und sagen Sie ihr, dass Sie sie lieben. Werden die Wehen stärker, dann achten Sie immer mehr darauf, wie Sie ihr die Situation erleichtern können.

Nehmen Sie sich zur Stärkung etwas zu essen und zu trinken mit, damit Sie Ihre Partnerin in den langen Stunden der Geburt tatkräftig unterstützen können. Bitten Sie andere Menschen um Hilfe, wenn Sie eine Pause brauchen. Notieren Sie sich vorab die Dinge, mit denen Sie Ihre Partnerin unterstützen können. Dieser »Spickzettel« könnte in etwa folgendermaßen aussehen:

Das sind meine Aufgaben:

- Meiner Partnerin zwischen den Wehen etwas zu trinken anbieten
- Sie dazu ermutigen, die Blase zu entleeren
- Ihr vorschlagen, zu duschen oder ein Bad in der Wanne zu nehmen
- Mit ihr langsam und tief atmen
- Sie dazu ermutigen, Töne zu machen, zu seufzen und zu stöhnen
- Eine heiße Kompresse auflegen
- Ihr mit einem kalten Waschlappen die Stirn abwischen
- Mit ihr herumgehen
- Ihr anbieten, sie durch Berührungen zu entspannen
- Sehen, ob sich Streicheln mit der Light Touch Technique für sie gut anfühlt
- Bei Schmerzen am unteren Rücken Druckbewegungen ausüben
- Ihr Raum geben
- Ihre Intimsphäre wahren
- Ihr frische Kleidung bringen, wenn Sie durchgeschwitzt ist
- Duftende Aromen versprühen

Jede Frau gebärt anders

Es gibt keine richtige oder falsche Art, ein Kind auf die Welt zu bringen. Kümmern Sie sich bei stärker werdenden Wehen nicht mehr darum, wie die Dinge Ihrer Meinung nach laufen sollten. Lassen Sie einfach das geschehen, was geschehen will. Seien Sie ganz in Ihrem Körper, und hören Sie auf seine Bedürfnisse. Folgen Sie Ihrem Atem, und lassen Sie sich Zeit. Arbeiten Sie sich Wehe für Wehe durch die Geburt und bleiben Sie dabei immer mit Ihrem Baby verbunden. Ihre Geburtshelfer und Ihr Partner stehen Ihnen zur Seite. Achten Sie auf Ihre Bedürfnisse, vertrauen Sie Ihren Instinkten und geben Sie sich dem Geburtsverlauf hin. Lassen Sie Ihre Ängste und Sorgen los. Bleiben Sie in der Gegenwart und vertrauen Sie darauf, dass die Geburt genau so verläuft, wie sie sollte, auch wenn Sie sich alles ganz anders vorgestellt haben.

So finden Sie die passende Geburtsstellung

Jede Frau hat einen anderen Körper, andere Bedürfnisse und favorisiert deshalb auch eine ganz eigene Geburtsstellung. Es gibt nicht die ideale Haltung, die für alle gleich gut ist. Wenn Sie sich während der Wehen bewegen, dann finden Sie instinktiv jene Positionen, die sich für Sie am besten anfühlen. Auch wenn stehende Positionen in unserer Kultur noch nicht sehr weit verbreitet sind, so haben sie doch den Vorteil, dass sie die Uteruskontraktionen verstärken und die Wehenphase damit abkürzen. Wir möchten Sie deshalb dazu ermutigen, Stellungen im Stehen, Hocken, Knien und Sitzen auszuprobieren oder auf allen vieren zu gebären. Bei jeder dieser Stellungen hilft die Schwerkraft, das Kind auf die Welt zu bringen, sie helfen Ihrem Baby, sich leichter seinen Weg durch den Geburtskanal zu bahnen. Nehmen Sie zwischen den Kontraktionen Stellungen ein, in denen Sie entspannen können. Sie können dabei knien, sich vorwärts beugen, die Yoga-Position »Stellung des Kindes« (siehe Seite 85) einnehmen oder sich auf die Seite legen. Folgen Sie Ihrem Bedürfnis.

Stehen

In der Eröffnungsphase der Wehen können Sie mit Ihren normalen Aktivitäten fortfahren, und es tut gut, wenn Sie jetzt einen Spaziergang machen. Durch das Gehen sinkt das Baby leichter in das Becken, und auch die Kontraktionen kommen so schneller in Gang. Wenn Sie beim Einsetzen einer Wehe stehen, dann lehnen Sie sich nach vorne und stützen sich dabei auf Ihren Partner, auf das Bett, auf einen Stuhlrücken oder einen anderen geeigneten Gegenstand. Versuchen Sie beim Vorwärtslehnen, Ihr Becken von einer Seite zur anderen zu schieben oder langsame, kreisende Bewegungen auszuführen.

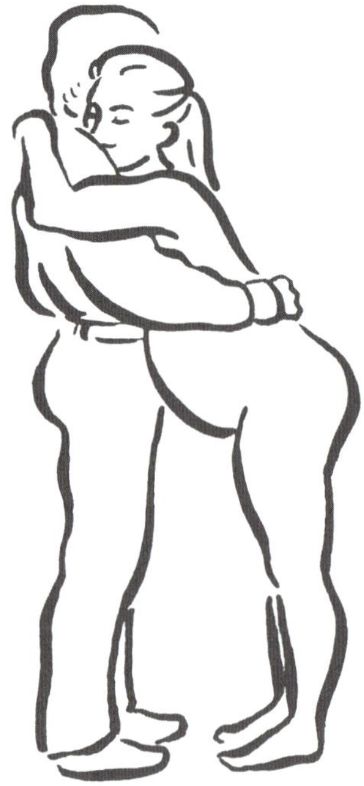

Knien

Die kniende Stellung erweist sich während der gesamten Geburt als sehr hilfreich. Versuchen Sie, beim Knien den Oberkörper möglichst senkrecht zu halten, und lehnen Sie sich dabei gegen Ihren Partner. Sie können sich auch weit nach vorne in einige Kissen oder Decken stützen. Knien hat sich zudem als besonders günstige Position bei Rückenschmerzen erwiesen. Auf allen vieren können Sie gut das Becken kreisen lassen oder es hin- und herwiegen. Dabei dreht sich ein Kind in Steißlage oft noch in die Schädellage.

Hocken

Diese Stellung fühlt sich während der gesamten Geburt gut an und beschleunigt die Kontraktionen. Einige Frauen halten das Hocken für die bequemste Stellung, anderen werden die Wehen in dieser Position zu intensiv. Durch das Hocken sinkt Ihr Baby in das Becken und erhöht den Druck auf den Muttermund. Hören Sie auf Ihren Körper, und nehmen Sie diese Stellung nur ein, wenn es Ihnen dabei gut geht. Auch während der Presswehen hat das Hocken seine Vorteile, denn die Schwerkraft wirkt in dieser Stellung besonders gut, und Ihr Baby kann dabei leichter durch den Geburtskanal hinausgleiten.

Sitzen

Ähnlich wie bei der Hockstellung weitet sich auch beim Sitzen das Becken. Die Wehentätigkeit ist dabei allerdings weniger intensiv. Setzen Sie sich mit dem Rücken zur Lehne auf einen Stuhl und stützen Sie sich gegen die Lehne. Oder Sie setzen sich auf den Stuhlrand und beugen sich entspannt nach vorne, wobei Sie die Arme auf den Oberschenkeln ablegen. Einige Frauen können sich besonders gut entspannen, wenn sie auf der Toilette sitzen, denn dabei werden zusätzlich die Beckenbodenmuskeln gedehnt.

Seitenlage

In der Seitenlage nehmen Sie zwar eine horizontale Stellung ein, müssen dabei aber nicht auf dem Rücken liegen. Diese Position hilft, die Wehentätigkeit zu verlangsamen, wenn die Geburt zu schnell voranschreitet. Sie kann auch dazu geeignet sein, sich ein paar Minuten auszuruhen. Legen Sie Kissen unter Kopf, Bauch und zwischen die Knie, damit Sie es bequem haben.

Die Kraft von Affirmationen

Vielleicht fühlen Sie sich während der Wehen manchmal müde, ängstlich, frustriert oder entmutigt. Dann ist es hilfreich, eine Reihe von positiven Affirmationen parat zu haben, um die negativen in positive Gedanken zu verwandeln. Sagen Sie sich die Affirmationen beim Ausatmen vor, fast so wie ein Mantra, dadurch bleibt Ihr Geist auf Gedanken und Bilder fokussiert, die dem Geburtsverlauf zuträglich sind. Hier einige Beispiele für Affirmationen, welche die Wehen erleichtern.

- Beim Ausatmen weitet sich der Muttermund.
- Jede Wehe hilft mir, mich zu öffnen.
- Ich atme aus und vertraue meinem Körper.
- Ich atme Kraft ein. Ich atme Widerstand aus.
- Energie fließt in meinen Körper. Spannung fließt ab.

Finden Sie schon vor der Geburt einige Affirmationen und schreiben Sie sie auf. Üben Sie die Affirmationen jeden Tag ein paar Minuten lang. Dazu schließen Sie die Augen und denken beim Ausatmen an die bekräftigenden Worte.

Die Weisheit des weiblichen Körpers

Damit sich in Ihnen das Wunder der Geburt ereignen kann, greift der Körper auf eine innere Intelligenz zurück, die sich in Jahrmillionen der Evolution entwickelt hat. Ein essenzieller Teil dieses Vorgangs besteht in der Ausschüttung von natürlichen chemischen Botenstoffen, die die Geburt Ihres Babys erleichtern. Endorphine und das Hormon Oxytocin zählen zu den wichtigsten dieser körpereigenen Mittel.

Endorphine

Wissenschaftler entdeckten die Endorphine, als sie danach forschten, weshalb die Menschen auf Schmerzmittel wie Codeine oder Morphine reagierten. Sie fanden heraus, dass diese Arzneistoffe so gut wirken, weil sie den natürlichen schmerzlindernden Substanzen des Körpers ähneln, den Endorphinen.

Endorphine werden freigesetzt, sobald der Körper Schmerzen zu lindern hat, beim Sport, beim Entspannen, beim Sex und bei jeglicher Aktivität, die angenehme, schöne oder euphorische Gefühle hervorruft. In der Wehenphase schüttet der weibliche Körper Endorphine aus, um die Schmerzen zu lindern und die Muskeln zu entspannen. Fühlt sich eine Frau während des Geburtsverlaufs sicher und geborgen, kommen diese Hormone schneller in Umlauf. Dies ist ein weiteres Argument dafür, die Umstände der Geburt, die Umgebung usw. möglichst angenehm und positiv zu gestalten.

Oxytocin

Oxytocin ist ein Hormon, das der Hypothalamus im Gehirn produziert und das vom hinteren Teil der Hirnanhangdrüse aus in den Blutkreislauf gelangt. Während der Wehen wird es abgegeben, wenn der Fetus den Muttermund stimuliert und sich dabei die Uterusmuskeln zusammenziehen. Neben seiner Wirkung auf den Uterus ist Oxytocin auch wichtig, um die Brustdrüsen zur Milchproduktion anzuregen. Zudem gilt es als nachgewiesen, dass Oxytocin bei der Mutter-Kind-Bindung eine wichtige Rolle spielt, denn es soll Muttergefühle hervorrufen. Oxytocin durchströmt den Körper nicht in einem stetigen Strom, sondern in starken Wellen und wird bei Angst oder Stress nicht freigesetzt.

Wenn die Wehentätigkeit erlahmt, verordnet Ihnen der Arzt vielleicht Oxytocin zur Uterus-Stimulierung. Sie können die Stärke oder Häufigkeit Ihrer Wehen erhöhen, indem Sie Ihre Brustwarzen stimulieren, denn dadurch kommt es auf ganz natürliche Weise zur Oxytocinausschüttung.

Die Zeit arbeitet für Sie

In unserem Technologiezeitalter haben wir unmittelbaren Zugriff auf fast alle Arten von Informationen. Dabei vergessen wir leicht, dass natürliche Körpervorgänge ihren eigenen Rhythmus haben. Jede Geburt verläuft nach einem eigenen Zeitplan, und es ist für Sie wichtig, sich dessen bewusst zu sein, dass Ihr Kind dann zur Welt kommt, wenn Ihr Körper und Ihr Kind dazu bereit sind. Der errechnete Geburtstermin ist nur ein grober Anhaltspunkt und nicht der Schlusspfiff bei einem Sportereignis. Die meisten Frauen kommen nicht am errechneten Tag nieder, häufig setzen die Wehen ein oder zwei Wochen vorher oder nachher ein.

Das medizinische Sicherheitsnetz

Eine Frau kann mit ihrem Körper und ihrem Kind bei der Geburt verbunden sein, ganz egal, ob sie dabei Medikamente verabreicht bekommt oder nicht. Die Entscheidung, medizinisch in den Geburtsvorgang einzugreifen, bedeutet nicht, dass Sie jetzt nur noch passiv an diesem Ereignis teilnehmen. Auch wenn Sie während der Wehen und bei der Entbindung Medikamente benötigen, können Sie Ihr Kind kraftvoll und bewusst gebären.

Seit hunderttausenden von Jahren kommen Kinder auf die Welt. Die moderne Geburtshilfe neigt immer mehr dazu, zügig einzugreifen, was nicht immer zum Besten von Mutter und Kind ist. Das von der modernen Medizin gebotene Sicherheitsnetz ist von unschätzbarem Wert, dennoch ist ein wichtiges Ziel dabei, so wenig wie möglich medizinisch einzugreifen.

Durch gute Information und Vorbereitung sind immer mehr Frauen in der Lage, selbst zu entscheiden, wie sie die Geburt gestalten möchten, und können ganz bewusst eine Wahl für sich und ihr Baby treffen. Dabei ist es wichtig zu wissen, welche Herausforderungen Sie während der Wehen möglicherweise zu bestehen haben, sodass Sie selbst aktiv mitwirken können.

Wenn die Wehen zum Stillstand kommen, Sie erschöpft sind oder es Hinweise gibt, dass es Ihrem Kind nicht gut geht, dann werden Sie vom medizinischen Sicherheitsnetz aufgefangen. Deshalb besprechen wir hier die gängigsten medizinischen Hilfsmaßnahmen, die bei der Geburt zur Anwendung kommen können.

Kardiotokograph (CTG)

In den meisten Kliniken ist es üblich, der werdenden Mutter einen Kardiotokographen (CTG) anzulegen, um so die Herztöne des Kindes und die Uteruskontraktionen zu überwachen. Dabei werden mit zwei Gürteln Schallköpfe auf dem Bauch platziert, diese sind mit einem Monitor verbunden, auf dem das Geschehen stündlich für 20 Minuten aufgezeichnet wird. Während der Wehentätigkeit nimmt die Sauerstoffzufuhr zum Kind vorübergehend ab, was zu einem etwas langsameren Herzschlag bei dem Baby führt. In den Pausen zwischen den Wehen schlägt das Herz des Kindes dann wieder regelmäßig. Das Gerät zeichnet dieses Auf und Ab für den Arzt und die Hebamme auf, um Risiken für das Baby auszuschließen und so wenig wie möglich in den natürlichen Geburtsverlauf eingreifen zu müssen.

Leider ist durch Studien belegt, dass die ständige Überwachung mit dem CTG auch zu mehr Entbindungen per Kaiserschnitt führt, was für Mutter und Kind nicht immer das Beste ist. Auch wenn Ihre Wehentätigkeit ständig gemessen wird, sollten Sie sich aktiv an den Entscheidungen beteiligen. Stellt sich bei der Messung heraus, dass es Ihrem Kind nicht gut geht, dann können Sie zunächst die Stellung wechseln oder sich auf die andere Seite drehen. Lassen Sie sich Sauerstoff verabreichen und bitten Sie gegebenenfalls darum, die Pitocinzufuhr (synthetisches Oxytocin) einzustellen. Hilft dies nicht, dann seien Sie auf jeden Fall gegenüber allen Maßnahmen offen, die für Sie und Ihr Baby am besten sind.

Das Einführen eines intravenösen Katheters ist in vielen Kliniken eine Routinemaßnahme. So wird der werdenden Mutter ausreichend Flüssigkeit zugeführt, und im Bedarfsfall können andere Flüssigkeiten und Medikamente zügig über den Katheter verabreicht werden. Wenn Sie Ihr Kind in einer Klinik zur Welt bringen, dann sprechen Sie mit dem zuständigen Arzt darüber, wie die Klinikphilosophie in diesem Punkt aussieht. Einige Studien belegen, dass Frauen schneller entbinden, wenn sie mit ausreichend Flüssigkeit versorgt sind. Wenn Sie wählen können, ob Sie an den Tropf kommen oder nicht, dann versuchen Sie doch, in der Wehenphase genug Wasser und Säfte zu trinken, um so ohne Katheter eine ausreichende Flüssigkeitszufuhr sicherzustellen. Sollten Sie im Verlauf der Geburt doch noch Medikamente benötigen, dann kann Ihnen auch kurzfristig jederzeit ein Katheter gelegt werden. Nach unserer Erfahrung nehmen Frauen, die auf die Weisheit ihrer Körper vertrauen, ohnehin genug Flüssigkeit zu sich, ganz besonders dann, wenn ihr Partner sie daran erinnert.

Pitocin zur Einleitung oder Verstärkung der Wehen

Um die Wehentätigkeit in Gang zu bringen oder wieder anzukurbeln, kann intravenös Pitocin verabreicht werden, eine synthetische Form des natürlichen Hormons Oxytocin. Während der Wehen schüttet Ihr Körper in kurzen Abständen schubweise Oxytocin aus, um so die Wehentätigkeit zu erleichtern. Das intravenös verabreichte Pitocin fließt jedoch ununterbrochen aus dem Tropf. Folglich können auch ungewöhnlich starke Wehen auftreten. Im Falle einer Pitocingabe müssen Herztöne und Wehentätigkeit dauerhaft kontrolliert werden, um sicherzugehen, dass die starken Kontraktionen nicht den Blutfluss zum Kind unterbinden. Aufgrund der heftigen Wehen, die Pitocin auslöst, benötigen die Frauen auch häufiger stärkere Schmerzmittel, einschließlich Periduralanästhesie (PDA).

Natürlich treten Fälle auf, in denen Pitocin auf jeden Fall zur Anregung der Wehentätigkeit eingesetzt werden muss, und sein angemessener Einsatz senkt die Notwendigkeit für einen Kaiserschnitt. Andererseits sollte dieses Mittel nicht leichtfertig gegeben werden. Pitocin nur zu verwenden, um die Geburt schneller über die Bühne zu bringen, was heutzutage immer häufiger vorkommt, können wir nicht für gutheißen. Die Wehen künstlich einzuleiten, birgt ein höheres Risiko für die Notwendigkeit von Kaiserschnitt, Zangengeburt und Periduralanästhesie (PDA). Informieren Sie sich über die Vor- und Nachteile dieses Mittels, bevor Sie zulassen, dass es Ihnen verabreicht wird.

Sanfte Methoden zur Geburtseinleitung

Setzt die Wehentätigkeit nur schleppend ein, dann lohnt es sich, die Kontraktionen mit natürlichen Methoden zu stimulieren, bevor Pitocin verabreicht wird. Besprechen Sie mit Ihrem Arzt und Ihrer Hebamme, ob und welche der folgenden Methoden bei Ihnen zur Anwendung kommen soll.

Akupunktur und Akupressur

Eine ganze Reihe von wissenschaftlichen Berichten belegen, dass Akupunktur mithilfe von Elektrostimulation und Akupressur die Wehentätigkeit anregen können, sobald der Muttermund ausreichend geöffnet ist. Die wissenschaftlichen Studien dazu sind zwar noch nicht abgeschlossen, doch das Stimulieren einiger Akupunkturpunkte birgt keinerlei Risiko. Von zwei Punkten weiß man, dass sie die Wehentätigkeit verstärken:

Der Meridianpunkt Dickdarm 4 (Hoku) liegt auf dem Handrücken in der Hautfalte zwischen Daumen und Zeigefinger.

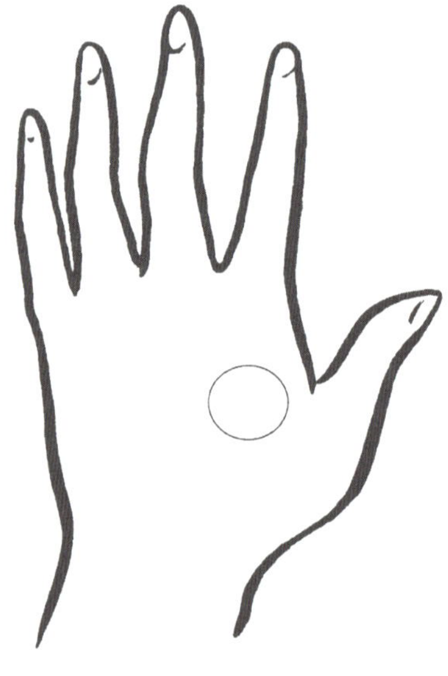

Der Meridianpunkt Milz 6 (Sanyinjiao) liegt auf der Innenseite des Beins, etwa sieben bis acht Zentimeter oberhalb des hervorstehenden Fußknöchels.

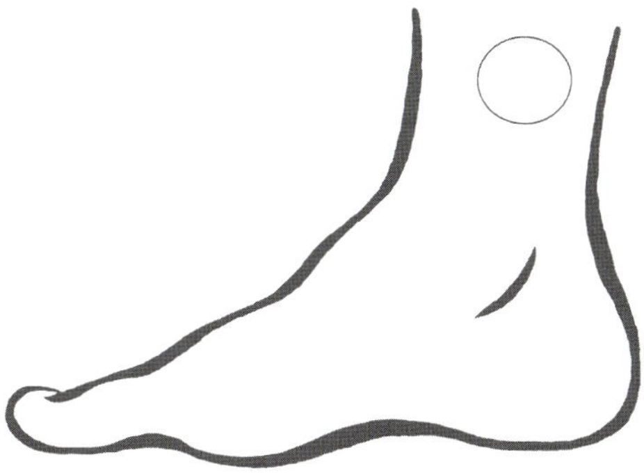

Bitten Sie Ihren Partner, diese Punkte zu stimulieren, indem er sie jeweils eine Minute ununterbrochen kräftig massiert. Der Druck sollte so stark sein, dass er sich schon beinahe unangenehm anfühlt. Er sollte abwechselnd die Punkte an Händen und Unterschenkeln auf der rechten und linken Seite stimulieren.

Körperliche Liebe

Ein Sprichwort besagt: »Was das Kind in den Bauch hineingebracht hat, kann es auch wieder rausbringen.« Beim Orgasmus schüttet der weibliche Körper Oxytocin aus und das Sperma des Mannes enthält Prostaglandine. Diese beiden Hormone helfen auch, die Kontraktionen in Gang zu bringen. Sie sollten allerdings nicht miteinander schlafen, wenn die Fruchtblase schon geplatzt ist.

Stimulieren der Brustwarzen

Beim Stimulieren der Brustwarzen schüttet die Hirnanhangdrüse das Hormon Oxytocin aus, was die Wehen einleitet oder verstärkt. Liebkosen Sie Ihre Brustwarzen sanft oder lassen Sie Ihren Partner ganz sanft daran lecken oder saugen. Wenn Sie den Uterus nicht zu sehr anregen wollen, dann stimulieren Sie alle paar Stunden nur eine Brustwarze einige Minuten lang.

Prostaglandingel

Ein aus künstlichem Prostaglandin hergestelltes Gel, mit dem die Vagina bestrichen wird, hat sich zum Öffnen des Muttermundes und zum Einleiten der Wehen bewährt. In einer Reihe von Studien stellte sich heraus, dass Frauen, die mit einem Prostaglandingel namens Misoprostol behandelt worden waren, weniger oft eine Periduralanästhesie benötigten, Pitocin bekamen oder per Kaiserschnitt entbunden werden mussten. Mit diesem Mittel lässt sich also der Uterus stimulieren. Wenn Sie in Erwägung ziehen, die Wehen künstlich einleiten zu lassen, dann besprechen Sie mit Ihrem Arzt die Möglichkeit, Prostaglandingel einzusetzen.

Periduralanästhesie (PDA)

Der Periduralraum ist ein schmaler Spalt zwischen den Dornfortsätzen der Wirbelsäule und den äußeren Häuten, die das Rückenmark umhüllen. Bei der Periduralanästhesie werden schmerzlindernde Medikamente über einen feinen Plastikkatheter in den Periduralraum eingeleitet. Der Katheder wird mit einer Nadel einführt, die Nadel wird dann entfernt. Das Schläuchlein ist an eine Pumpe angeschlossen, die die nötigen Mittel in der gewünschten Dosierung zuführt. Sobald die Schmerzmittel die Region rund um die Rückenmarksnerven erreichen, lassen die Schmerzsignale des Körpers nach. Normalerweise tritt das Taubheitsgefühl fünf bis zehn Minuten nach Einleiten der Schmerzmittel auf.

Zusätzlich muss ein Venenkatheter gelegt werden, und die Frau kann sich nur noch eingeschränkt bewegen. Da eine PDA die Wehentätigkeit herabsetzen kann, muss außerdem öfters Pitocin verabreicht werden. Die PDA kommt heutzutage in vielen Kliniken routinemäßig zur Anwendung, und der Trend geht hin zu niedrig dosierten Schmerzmitteln, doch dieses Verfahren verlängert auch die Wehenphase und erhöht das Risiko einer Zangengeburt. In groß angelegten Studien fand man heraus, dass der Apgar-Index (eine Methode, um zu zeigen, wie gesund ein Neugeborenes ist) jener Babys niedriger war, deren Mütter eine PDA erhalten hatten. Verglichen mit den Kindern von Müttern, die sich einer Narkose zu unterziehen hatten, waren allerdings im Allgemeinen die Neugeborenen jener Frauen gesünder, die mit einer PDA behandelt worden waren.

Die Frage, ob man sich für oder gegen eine PDA entscheiden soll, ist nicht eindeutig zu beantworten. Für viele Frauen lohnt es sich, ein leicht erhöhtes Risiko in Kauf zu nehmen und dafür weniger Schmerzen ertragen zu müssen. Andere wiederum entscheiden sich dafür, den Wehenschmerz mit natürlichen Mitteln in den Griff zu bekommen. Informieren Sie sich gründlich über die Vor- und Nachteile der Periduralanästhesie, sodass Sie eine bewusste Entscheidung treffen können.

So wirken Betäubungsmittel

Ein Betäubungsmittel nimmt den Schmerzen die Spitze, lässt sie allerdings nur selten ganz verschwinden. Diese starken schmerzlindernden Mittel werden entweder intravenös verabreicht oder ins Muskelgewebe injiziert. Intravenös verabreichte Mittel wirken schneller, aber nicht so lang anhaltend wie intramuskulär gespritzte Medikamente. Normalerweise ist man nach der Verabreichung eine Weile schläfrig und verspürt ein leichtes Übelkeitsgefühl.

Betäubungsmittel erreichen den Blutstrom Ihres Babys schon bald, nachdem sie Ihnen verabreicht wurden, und können bei höherer Dosierung den Blutdruck und die Atmung Ihres Kindes beeinflussen. Befinden sich nach der Geburt noch Restbestände des Betäubungsmittels im Körper Ihres Kindes, ist sein Saugreflex vielleicht einige Tage lang nur schwach ausgeprägt. Versuchen Sie, für eine angemessene Schmerzlinderung mit so wenig Betäubungsmitteln wie möglich auszukommen. Je näher die Geburt rückt, desto weniger sollten Sie davon erhalten.

Wann ein Dammschnitt nötig ist

Ein Dammschnitt ist ein eineinhalb bis zweieinhalb Zentimeter langer Einschnitt am Damm, der während der Presswehen vorgenommen wird, um die Öffnung zu vergrößern, durch die das Kind geboren wird. Wie wahrscheinlich es ist, dass ein solcher chirurgischer Eingriff vorgenommen wird, hängt von Arzt und Klinik ab. In manchen Kliniken wird nur bei 20 Prozent aller Geburten ein Dammschnitt durchgeführt, während die Rate andernorts bei mehr als 70 Prozent der Gebärenden liegt. In den letzten 20 Jahren ist die Rate insgesamt zurückgegangen, allerdings belegt eine Studie der Thomas Jefferson University in Philadelphia, dass nur bei einer von fünf Vaginalgeburten ein Dammschnitt wirklich nötig wäre. In den meisten Studien kamen die Forscher zu dem Schluss, dass bei Frauen, die sich ihm unterziehen, sogar ein höheres Risiko für einen tiefen Dammriss besteht.

Wie Wissenschaftler herausgefunden haben, besteht ein Zusammenhang zwischen der Gebärposition und dem Risiko eines Dammrisses. Bei einigen Studien stellte sich heraus, dass bei der Gebärstellung in der Seitenlage das Verletzungsrisiko am geringsten ist. Allerdings ist es für die Frau auch hier am wichtigsten, auf die Signale ihres Körpers zu hören und die Position zu wählen, in der sie sich wohl fühlt. Wir glauben nicht, dass eine einzige Position den Bedürfnissen aller Frauen gerecht wird, vielmehr möchten wir Sie dazu ermutigen, so lange die Stellung zu wechseln, bis Sie die für Sie stimmige gefunden haben.

Sprechen Sie beizeiten mit Ihrem Arzt oder der Hebamme darüber, ob er oder sie routinemäßig Dammschnitte vornimmt und ob Sie dies wünschen. Werden Frauen dazu angehalten, in ihrem eigenen Rhythmus zu pressen und bei den Presswehen eine für Sie angenehme Position einzunehmen, dann verringert sich sowohl das Risiko eines Dammrisses als auch die Notwendigkeit eines Dammschnitts. Vor kurzem konnten australische Forscher belegen, dass Ärzte fünfmal so viele Dammschnitte vornehmen wie Hebammen, was die Vermutung nahelegt, dass weniger oft medizinisch eingegriffen werden muss, wenn man eine Geburt in der für sie idealen Geschwindigkeit ablaufen lässt.

Kaiserschnitt-Geburt

Bei einem Kaiserschnitt wird das Baby durch einen chirurgischen Eingriff auf die Welt geholt, dabei öffnet der Arzt Unterbauch und Uterus der Gebärenden. In den Vereinigten Staaten wird eines von vier Kindern per Kaiserschnitt entbunden, obwohl die meisten Mediziner der Meinung sind, dass die Rate eher eins zu sieben sein sollte, sofern keine Risikoschwangerschaft vorliegt. Der Begriff »Kaiserschnitt« rührt von der Annahme her, dass Julius Caesar auf diese Weise das Licht der Welt erblickte.

Wenn eine Frau ihr Kind aus den verschiedensten Gründen nicht sicher vaginal entbinden kann, dann wird ein Kaiserschnitt empfohlen. Ist der Kopf des Kindes zu groß, blockiert die Plazenta den Muttermund oder sind die Wehen nicht stark genug, ist ein Kaiserschnitt möglicherweise die beste Methode. Die Kaiserschnittrate ist von Land zu Land sehr unterschiedlich. Früher vertrat man zudem die Ansicht, dass eine Frau nach der ersten Kaiserschnittgeburt immer auf diese Weise entbinden müsse. Mittlerweile ist jedoch hinreichend nachgewiesen, dass 60 bis 80 Prozent aller Frauen, die ein Kind per Kaiserschnitt auf die Welt brachten, danach durchaus in der Lage sind, wieder sicher vaginal zu gebären. Eine Vaginalgeburt bringt viele Vorteile mit sich: Sie müssen nicht so lange in der Klinik bleiben, erholen sich schneller, haben ein geringeres Infektionsrisiko, und die Wahrscheinlichkeit, dass Sie eine Bluttransfusion benötigen, ist geringer.

Sollte sich trotz bester Absichten und Anstrengungen herausstellen, dass ein Kaiserschnitt nötig ist, dann wird der Eingriff entweder mit einer Spinal- oder Periduralanästhesie (PDA) durchgeführt, so sind Sie bei der Geburt Ihres Kindes bei Bewusstsein. Handelt es sich um einen Notfalleingriff, dann bekommen Sie vielleicht eine Allgemeinnarkose verabreicht und schlafen. Eine Krankenschwester rasiert zunächst Ihren Unterleib und den oberen Schambereich und Sie bekommen einen Katheter in die Armvene gelegt, der Sie mit Flüssigkeit und den nötigen Medikamenten versorgt. Möglicherweise führt man Ihnen auch einen Katheter in die Harnröhre ein, damit Ihre Blase leer bleibt.

Sobald Sie auf den Eingriff vorbereitet sind, werden Sie in den Operationssaal gebracht, wo Ihr Unterleib mit einer antiseptischen Lösung gereinigt und mit sterilen Tüchern bedeckt wird. Der Chirurg nimmt dann einen Einschnitt am Unterbauch vor. Vielleicht spüren Sie dabei einen leichten Druck und vernehmen einige ungewöhnliche Geräusche, doch Schmerzen werden Sie nicht haben. Dann wird Ihr Baby aus Ihrem Körper herausgeholt – es erblickt nun das Licht der Welt. Von der Bauchöffnung bis zur Geburt des Kindes dauert es normalerweise zehn Minuten. Nach spätestens 45 Minuten hat der Arzt die Wunde wieder geschlossen.

Wenn Sie per Kaiserschnitt entbinden, fragen Sie den Arzt, ob er den Vorhang zwischen Ihnen und dem Operationsteam etwas beiseite schieben kann, damit Sie sehen können, wie Ihr Kind auf die Welt geholt wird. Auf diese Weise fühlen Sie sich dem Geschehen und Ihrem Baby näher. Nach der Entbindung werden Mund und Nase des Kindes abgesaugt, dann legt man es zur ersten Untersuchung auf einen Wärmetisch. Ihr Partner kann bei diesem Vorgang dabei sein. So vorbereitet, wird Ihr Baby in eine Decke gehüllt und Ihnen einige Minuten in den Arm gelegt. Während danach die Plazenta entfernt und die Wunde geschlossen wird, wird Ihr Kind in einem Wärmebett oder in einem anderen Raum weiter beobachtet. Ihr Partner kann während der Untersuchungen bei Ihrem Neugeborenen bleiben. Sobald der Eingriff abgeschlossen ist, werden Sie aus dem OP in einen anderen Raum gebracht, um sich etwas zu erholen.

Machen Sie sich mit der Möglichkeit vertraut, dass vielleicht ein Kaiserschnitt nötig ist, und überlegen Sie, wie Sie diese Erfahrung so positiv wie möglich gestalten. Sie haben sich nicht nur einer Operation zu unterziehen, Sie bringen dabei Ihr Kind zur Welt. Wenn Sie sich freiwillig zu einem Kaiserschnitt entschließen, dann überlegen Sie sich ein ganz besonderes Ritual für den Morgen der Geburt. Umgeben Sie sich und Ihren Partner mit Kerzen und stellen Sie zwischen Ihrem Partner und sich sowie Ihrem Baby an diesem denkwürdigen Tag eine Verbindung her.

Bereiten Sie Ihr Kind mit einem Gedicht oder ein paar Worten auf seine Ankunft vor. Hüllen Sie sich in der Nacht vor dem Eingriff in eine der Babydecken, sodass sie morgens nach Ihnen riecht. Nehmen Sie die Decke mit ins Krankenhaus und lassen Sie Ihr Baby gleich nach der Geburt in diese Decke hüllen. Vielleicht kann Ihr Partner Fotos von dem Neugeborenen machen und darum bitten, dass man Ihnen Ihr Kind so bald wie möglich bringt.

Das Wichtigste für Sie nach einem Kaiserschnitt ist, genügend Menschen um sich zu haben, die Sie unterstützen. Umgeben Sie sich in der Klinik und zu Hause mit Menschen, die Sie ein wenig versorgen. Die meisten Frauen bleiben zwischen zwei und vier Tagen im Krankenhaus und brauchen einige Wochen, bis sie sich ganz von dem Eingriff erholt haben. Ihr Baby möchte sich mit Ihnen verbunden fühlen, Ihre Stimme hören und Sie am Geruch erkennen. Nehmen Sie es also nah zu sich, sobald Sie sich etwas erholt haben.

Das Wunder der Geburt in Worte kleiden

Die Zeit der Niederkunft ist eine Zeit der Stärke und Hingabe, von Anfang und Ende, von archaischen Gefühlen und ganz Neuem. Die Geschichte von der Geburt Ihres Kindes spiegelt die Geschichten aller Frauen seit Menschengedenken wider, und doch ist sie einzigartig. Verfolgen Sie die erstaunlichste Erfahrung Ihres Lebens ganz bewusst mit. Weiter vorne haben wir Sie bereits ermutigt, nach der Geburt Ihre Erfahrungen in Worte zu fassen. Nun wollen wir dieses Kapitel mit der Geschichte einer typischen Entbindung abschließen.

Nach stundenlangen Wehen nehmen die Kontraktionen nun an Stärke zu. Auch die Empfindungen, die meinen Körper wie Wellen durchfluten, werden stärker. Zwischen den einzelnen Wehen bleiben jetzt nur noch ein paar Minuten Pause zum Verschnaufen. Ich fange an zu denken: »Das ist wirklich hart, vielleicht schaffe ich es gar nicht.«

Ich atme wieder im Rhythmus einer Wehe und spüre, wie mein Körper sich gegen den Körper meines Partners lehnt. Ich blicke ihm in die Augen und sehe, dass er ganz mit mir fühlt. Und dann sage ich mir selbst: »Ich schaffe das.« Ich probiere unterschiedliche Stellungen aus und konzentriere mich ganz auf die Vorgänge in meinem Inneren. Ich höre auf meinen Körper und lasse mich in die Empfindungen fallen. Die Schmerzen werden stärker und ich beginne wie der zu zweifeln und denke mir im Stillen: »Das ist härter, als ich mir je vorstellen konnte ... ich schaffe es einfach nicht.«

Mein Partner hält mich in seinen Händen und ich höre, wie die Hebamme sagt: »Ich weiß, es ist schwer, aber Sie machen das toll. Alles ist in Ordnung und Ihr Körper macht genau das Richtige.«

Ich vertiefe mich wieder in mein Inneres; jede Wehe bringt mich über die Grenzen dessen, was ich bisher für mich als unerträglich gehalten hätte. Durch das Atmen und Stöhnen öffnet sich mein Körper immer weiter. Ich fange an zu schreien und stöhne, wie es eben so aus mir herauskommt.

Die Empfindungen überwältigen mich. Ich würde am liebsten aufgeben. Mein unterer Rücken tut so weh. Mein Partner drückt mit seiner Hand gegen meinen Rücken, das hilft, die Schmerzen zu lindern. Jetzt will ich auch schon anfangen zu pressen. Ich entspanne mich und fange an, nach unten zu drücken. Ich fühle mich zum Pressen regelrecht gezwungen. Bei jeder Presswehe spüre ich, wie mein Baby tiefer in mein Becken sinkt.

Nach einer Weile streicht mir die Hebamme sanft übers Haar und sagt: »Jetzt nur noch ganz leicht pressen. Das Köpfchen ist schon zu sehen. Fassen Sie hinunter und spüren Sie es selbst. Sie müssen nur noch ein paar Mal pressen, dann ist es da.«

Ich kann den Kopf meines Kindes an der Schwelle zur Geburt wirklich spüren. Noch einmal pressen und es gleitet in die Welt hinaus. Ich halte mein Baby zum ersten Mal im Arm. Als ich ihm so in die Augen sehe, denke ich bei mir: »Das ist wirklich das Erstaunlichste, was ich je getan habe. Ich habe dieses bezaubernde Baby auf die Welt gebracht!«

Aufmerksames Handeln

- Machen Sie sich mit den verschiedenen Geburtsphasen und der Geburt vertraut. Wenn Sie die Landkarte kennen, erhöht das die Wahrscheinlichkeit, dass Sie auf dem für Sie besten Weg an Ihr Ziel gelangen.
- Machen Sie regelmäßig Ihre Atemübungen, damit Sie während der Wehen auf eine breite Palette an Techniken zum Zentrieren zurückgreifen können.
- Probieren Sie verschiedene Massage-, Druck- und Atemübungen mit Ihrem Geburtspartner aus. So lernen Sie, darauf zu vertrauen, dass er Ihnen im Bedarfsfall helfen kann.

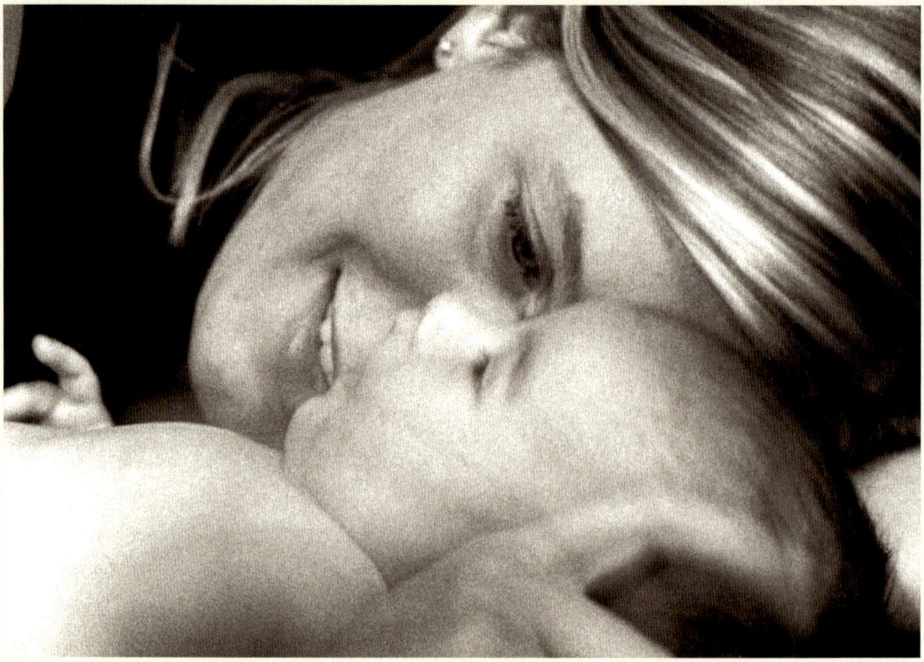

Du bist allgegenwärtig, durchdringst unser Sein.
Bist allwissend, ewig, ohne Ziel.
Bist größer als der Größte, kleiner als der Kleinste.
Du beginnst deine Reise als Quäntchen Intelligenz.
Nahrung, Bilder, Erinnerungen und Wünsche
verwandeln sich in Zellen, Augen, Ohren und Fleisch.
Du lässt dich einfach fallen
und erschaffst dich immer wieder aufs Neue.
Du bist der Liebende und der Geliebte,
der Betrachter und die Szenerie,
der Schöpfer und die Schöpfung.
Sieh auf dieses Kind aus dem Mutterleib der Schöpfung.
Durch den Samen des Mannes und den Mutterleib der Frau
kehrst du immer wieder zu uns zurück
und tanzt deinen kosmischen Tanz weiter und weiter.

DEEPAK CHOPRA

KAPITEL 8

Was Mutter und Kind nährt

* * *

Die Geburt Ihres Kindes ist ein magischer Anfang. Sie als Mutter waren die Hauptbeteiligte an einem Schöpfungsprozess, durch den sich neues Leben manifestieren konnte. Die nächsten Tage, Monate und Jahre werden Sie damit verbringen, Ihr Baby zu nähren, damit es sein volles Potenzial als menschliches Wesen so gut wie möglich entwickeln kann.

Ein Kind auszutragen und zu gebären zählt zu den erstaunlichsten und intensivsten Erfahrungen des Lebens. Nach Schwangerschaft und Geburt ist es ganz natürlich, dass man eine Mischung aus Freude und Erschöpfung verspürt. Bitte nehmen Sie sich die Zeit und schalten Sie ganz bewusst einen Gang zurück. Sie tun sich selbst, Ihrem Partner und Ihrem Kind einen großen Gefallen damit. Schaffen Sie sich in den nächsten Wochen Freiraum, um so viel wie möglich zu entspannen, zu meditieren und zu schlafen, so können sich Ihr Tagesrhythmus und der Ihres Neugeborenen aufeinander einstellen. Damit das auch gelingt, müssen Sie zumindest zeitweise darauf verzichten, alles in Ihrem Leben unter Kontrolle zu haben. An erster Stelle steht nun, dass Sie eine Beziehung zu Ihrem Kind aufbauen und selbst wieder zu Kräften kommen.

Erlauben Sie sich, Haushalt und Besorgungen für eine Weile hintanzustellen. Die ersten Wochen nach der Geburt vergehen ohnehin unglaublich schnell. Machen Sie, wo immer es geht, langsam. Schaffen Sie um sich und Ihr Kind einen Hort des Friedens. Nehmen Sie sich Zeit, schließen Sie die Augen und atmen Sie. Versuchen Sie nicht, schon den nächsten Schritt zu machen, solange Sie nicht den ausgekostet haben, der gerade ansteht. Hören Sie entspannende Musik und versprühen und verdampfen Sie angenehme Aromen. Organisieren Sie Helfer, die Ihnen beim Kochen, Saubermachen und Einkaufen zur Hand gehen, sodass Sie Ihre ganze Energie darauf verwenden können, für sich selbst und für Ihr Kind zu sorgen. Auch Ihr Körper braucht jetzt Zeit, um sich an die dramatischen physiologischen Veränderungen in der Zeit nach der Geburt zu gewöhnen. Ehren Sie Ihren Körper, indem Sie ihm die notwendige Zeit zum Heilen geben.

So stärken Sie das Band der Liebe

Eltern und ihre Neugeborenen sollten auf jeden Fall zusammen sein. Die Intimität zwischen einer Mutter und ihrem Kind während der neun Monate im Mutterleib verlangt nach einer Fortsetzung durch Stillen, Knuddeln, Wiegen, Halten und Tragen. Zu den ursprünglichsten Bedürfnissen eines Babys gehört es, sich körperlich mit den Personen verbunden zu fühlen, die sich um es kümmern. Sie wollen dieses intime Band der Liebe – den Körperkontakt – schon bald nach der Geburt spüren. Väter und Partner können diese Vertrautheit schon von den ersten Lebensminuten an mit ihnen teilen.

Auf der ganzen Welt und in den meisten Kulturen wurden und werden Baby, Mutter und Vater unmittelbar nach der Geburt nach allen Regeln der Kunst genährt und verwöhnt. Die ganze Familie und das Umfeld schützen und unterstützen die Kernfamilie. Freunde und Familienmitglieder bringen Mahlzeiten vorbei und kümmern sich um die wichtigsten Aufgaben im Haushalt, sodass die frisch gebackenen Eltern genug Zeit und Raum haben, um zu ihrem Neugeborenen eine Beziehung aufzubauen. Eine der Herausforderungen für unsere moderne westliche Gesellschaft besteht darin, aus der Isolation herauszutreten, die unser entwurzelter Lebensstil verursachen kann. Besprechen Sie rechtzeitig vor der Geburt, welche Familienmitglieder und Freunde Sie in den ersten Wochen nach der Entbindung tatkräftig unterstützen können. Nach der ayurvedischen Lehre befindet sich die Mutter in den ersten sechs Wochen nach der Geburt in einer kritischen Phase. Wer sich nach dem Kraftakt von Schwangerschaft und Geburt eine ausreichende Erholungsphase gönnt, verhindert Imbalancen, die später im Leben zu gesundheitlichen Problemen führen können.

Die Zeit unmittelbar nach der Geburt

Nach der Entbindung ist es für Sie vor allem wichtig, sich zu erholen und wieder zu Kräften zu kommen. Trinken Sie ausreichend Wasser, frischen Saft oder Kräutertee. Wenn Sie Appetit haben, nehmen Sie leicht verdauliche Speisen wie Suppe oder warmen Getreidebrei zu sich. Bei größerem Hunger essen Sie einfache, nahrhafte Kost, wie Gemüse und Eintöpfe. Massieren Sie Ihren Bauch jeden Tag sanft mit warmem Öl. Gönnen Sie sich mit Ihrem Kind und Partner zusammen so viel Ruhe wie möglich. Schlafen Sie in den ersten paar Tagen in der Klinik oder zu Hause immer dann, wenn auch Ihr Kind schläft. Laufen Sie in der ersten Woche ruhig Tag und Nacht im Schlafanzug oder Bademantel herum. Sie werden bestimmt versucht sein, irgendwelche Dinge zu erledigen, während Ihr Baby schläft, wir möchten Sie jedoch dazu anregen, sich jetzt genug Zeit und Ruhe zu gönnen.

Verbringen Sie vor allem in der ersten Zeit nach der Geburt regelmäßig ein paar Minuten damit, Ihre Eindrücke von der Geburt auf Band aufzunehmen oder niederzuschreiben, denn jetzt sind Ihnen die Geschehnisse noch frisch im Gedächtnis. Versuchen Sie dies auch die nächsten Wochen und Monate fortzuführen, und dokumentieren Sie Ihre Erlebnisse. In ein paar Monaten und Jahren wird Ihnen die Lektüre große Freude bereiten, und auch Ihr Kind wird später mit Interesse lesen, wie Sie die ersten Wochen, Monate und die Jahre mit ihm empfunden haben.

Die ersten Wochen nach der Entbindung

Nach den intensiven Erfahrungen bei der Geburt und den ersten paar Tagen danach freuen Sie sich wahrscheinlich auf eine ruhige Zeit mit Ihrem Kind. Am besten verbringen Sie in den ersten Wochen viel Zeit zu Hause und kommen erst einmal wieder zu Kräften. Jemand aus Ihrem Umfeld sollte Sie auch über die ersten Tage nach der Geburt hinaus nähren und unterstützen, damit Sie Ihre ganze Aufmerksamkeit dem Baby widmen können. Auch jetzt sollten Sie sich immer wieder ausruhen. Meditieren Sie so viel wie möglich. Wenn Sie nachts auf sind, um Ihr Neugeborenes zu stillen oder ihm das Fläschchen zu geben, dann machen Sie in dieser Zeit eine Atemübung oder meditieren Sie, damit Ihr Körper auch bei wachem Geist zur Ruhe kommt.

Machen Sie es sich zur Gewohnheit, sich selbst und Ihr Kind jeden Tag mit warmem Öl zu massieren. Sich selbst sollten Sie an Kopf und Bauch besonders gründlich behandeln, wie Sie Ihr Baby massieren können, ist auf Seite 179 ff. ausführlich beschrieben. Schonen Sie auch jetzt noch Ihren Verdauungstrakt und bevorzugen Sie einfache, nahrhafte und leicht verdauliche Lebensmittel wie Suppen, gedämpftes Gemüse, Eintöpfe und frisch gebackenes Brot. Denken Sie daran, genug zu trinken, ganz besonders dann, wenn Sie Ihr Kind stillen. Neben viel Wasser (am besten mit wenig Kohlensäure) sollten Sie frische Fruchtsäfte und heißen Kräutertee zu sich nehmen. Achten Sie weiterhin auf die Klänge, Bilder und Gerüche in Ihrer Umgebung, setzen Sie sich und Ihr Kind nur nährenden Sinneseindrücken aus und vermeiden Sie alles Schädliche.

Körperliche Beschwerden nach der Entbindung

In den Tagen und Wochen nach der Geburt muss sich der Körper von den Strapazen der Geburt erholen, und er stellt sich wieder auf den Zustand vor der Schwangerschaft um. Die durch die Schwangerschaft veränderten Organe bilden sich zurück, insbesondere die Gebärmutter. Dieser Zeitraum – das »Wochenbett« – dauert etwa sechs bis acht Wochen und ist mit unangenehmen Begleiterscheinungen verbunden, die Sie mit einfachen Mitteln gut behandeln können.

Erste Hilfe für das Dammgewebe

Nach einer Vaginalgeburt fühlt sich der Bereich rund um den Damm wund an und tut weh. Das Gewebe wurde durch Abschürfungen, Stiche, Risse oder Blutergüsse traumatisiert. Schwellungen und Unbehagen können Sie durch das Auflegen von kühlen Kräuterkompressen lindern.

Eisgekühlte Kräuterkompressen können Sie leicht selbst herstellen: Überbrühen Sie Kamilleblüten, Hamamelisblätter oder frisch geriebenen Ingwer mit heißem Wasser. Nach fünf bis zehn Minuten seihen Sie den Aufguss ab und lassen ihn abkühlen. Dann geben Sie einige Esslöffel flüssige Aloe Vera dazu und tränken lange Damenbinden in der Mixtur. Diese packen Sie jeweils einzeln in Plastiktüten und frieren sie ein. Bei Bedarf legen Sie eine eiskalte Binde auf. Am besten bereiten Sie die Kompressen schon einige Wochen vor dem errechneten Geburtstermin vor, damit Sie sie griffbereit haben.

Die Echte Kamille wirkt beruhigend auf das irritierte Gewebe. Sie können den abgekühlten Aufguss auch direkt mit einem sauberen Baumwolltuch oder Waschlappen auf die betreffende Stelle auftragen. Hamamelis hilft bei der Behandlung weniger starker Hautirritationen und Entzündungen. In der Apotheke gibt es eine ganze Reihe von Präparaten mit Hamamelisextrakten, die Sie ebenfalls für Dammkompressen verwenden können. Hamamelissalben sind besonders praktisch, Sie können sie einfach auftragen. Hamamelis hilft auch bei geschwollenen und schmerzenden Hämorrhoiden.

Zum Beruhigen der Dammregion tupfen Sie den Bereich nach jedem Wasserlassen mit weichem Toilettenpapier sanft ab und tragen das Gel eines frisch abgeschnittenen Aloe-Vera-Blattes oder Aloe-Vera-Gel aus der Tube direkt auf die betroffenen Stellen auf. Aloe Vera lindert Schmerzen und schützt die gereizte oder entzündete Stelle vor Infektionen.

Blutungen

Nach der Entbindung haben Sie etwa sechs Wochen lang einen blutigen Ausfluss, den Wochenfluss (Lochien). In der ersten Woche gleicht der Ausfluss dem Menstruationsblut, innerhalb der nächsten Wochen nimmt er dann zusehends ab. Der Uterus braucht sechs bis acht Wochen, um seine normale Größe wiederzuerlangen, in dieser Zeit heilt auch die Stelle, an der die Plazenta lag. Übernehmen Sie sich in diesen ersten Wochen nicht, damit Ihr Körper sich regenerieren kann. Verwenden Sie in dieser Zeit Binden und keine Tampons.

Nachwehen

Innerhalb der ersten beiden Tage nach der Entbindung können Nachwehen auftreten, da der Uterus langsam wieder seine alte Größe annimmt. Frauen, die bereits Schwangerschaften hinter sich haben, sind davon tendenziell öfter betroffen, da die Gebärmutter bei ihnen etwas länger braucht, um wieder ihre ursprüngliche Form zu erlangen. Die Kontraktionen treten normalerweise während des Stillens auf, denn das Hormon Oxytocin, das den Milchfluss anregt, stimuliert auch den Uterus. Sollten die Empfindungen unangenehm stark werden, können Sie die Beschwerden mit der folgenden Übung lindern:

ÜBUNG: NACHWEHEN »WEGATMEN«

Sobald Sie eine Kontraktion spüren, schließen Sie die Augen und atmen langsam tief ein. Beim Ausatmen stellen Sie sich vor, wie sich Ihr Körper vom Kopf bis zu den Zehen entspannt. Nach einigen Atemzügen richten Sie Ihre Aufmerksamkeit auf den Bauch. Nehmen Sie wahr, wie der Unterbauch sich hebt und senkt. Beim nächsten Atemzug lenken Sie Ihr Bewusstsein in den Unterleib. Spüren Sie Ihrem Atem nach, wenn er diesen heiligen Raum in Ihnen durchfließt – das ist der Ort, von dem aus Ihr Baby gerade erst in die Welt hineingeboren wurde. Erkennen Sie die Arbeit und Weisheit Ihrer Gebärmutter an, die sie beim Nähren und Gebären Ihres Kindes unter Beweis gestellt hat. Ehren Sie sie jetzt für die weitere Arbeit, die sie leisten muss, um wieder ihre normale Größe anzunehmen.

Hämorrhoiden

Hämorrhoiden kommen bei frisch gebackenen Müttern häufig vor, sie können ziemlich unangenehm und lästig sein. Oft entstehen sie in der Schwangerschaft, da das zunehmende Gewicht der Gebärmutter den Beckenboden belastet, und der Druck der Presswehen macht die Sache noch schlimmer. Meist verschwinden die Hämorrhoiden einige Wochen nach der Geburt wieder, manchmal hat man allerdings länger mit ihnen zu tun.

Versuchen Sie, beim Stuhlgang keinen Druck auszuüben, bei Verstopfung greifen Sie auf sanfte Hausmittel wie Backpflaumen, Leinsamen oder Weizenkleie zurück. Achten Sie auf ausreichend Ballaststoffe in Ihrer Nahrung in Form von frischem Obst, Gemüse und Vollkornprodukten. Mit den folgenden Mitteln und Methoden können Sie Hämorrhoidenbeschwerden lindern.

- Tragen Sie direkt auf die Hämorrhoiden Aloe-Vera-Gel auf, das lindert Schmerz und Schwellungen. Verwenden Sie entweder das Gel von einem frisch abgeschnittenen Blatt oder ein Produkt aus dem Reformhaus oder der Apotheke.
- Flohsamen nehmen die Menschen schon seit der Antike, um den Stuhl geschmeidig zu machen. Der Samen ist reich an Schleimstoffen und quillt unter der Einwirkung von Flüssigkeit auf das Zehnfache seiner ursprünglichen Größe auf. In der Apotheke erhalten Sie verschiedene Produkte, lassen Sie sich beraten. Wichtig: Bei der Einnahme von Flohsamen müssen Sie unbedingt viel trinken, damit genug Flüssigkeit zum Quellen vorhanden ist.
- Süßholzwurzel kann zur Kurzzeitbehandlung von Hämorrhoiden eingesetzt werden. Süßholz wirkt entzündungshemmend und wird traditionell zum Beruhigen des Verdauungstraktes verwendet. Übermäßig eingenommen, kann es allerdings zu erhöhtem Blutdruck und einem veränderten Elektrolytwert im Blut führen. Trinken Sie nicht länger als vier bis sechs Wochen lang täglich eine Tasse Tee, zubereitet aus einem Teelöffel klein geschnittener Süßholzwurzel.
- Kalte Hamameliskompressen wirken entzündungshemmend und schmerzlindernd. Dazu tränken Sie Gazekompressen in einer Hamamelislösung, geben sie in den Kühlschrank und legen sie nach dem Stuhlgang oder auch zwischendurch auf den Anus.
- Nehmen Sie ein warmes Sitzbad. Dabei kommen nur Beine, Po, Hüften und Unterbauch mit dem warmen Wasser in Berührung. Dem Badewasser können Sie verschiedene Kräuter zusetzen, beispielsweise Calendula (Ringelblume), Laven-

del, Rosmarin, Kamille, Eibisch und Buchenrinde. Auch Haferschrot oder Haferflocken eignen sich als Badezusatz. Verwenden Sie etwa eine Tasse Kräuter, die Sie in einen Mullbeutel füllen, den Sie zubinden und ins Badewasser hängen. Baden Sie 15 bis 20 Minuten.

Kegelübungen zur Stärkung des Beckenbodens

In den 1940er-Jahren entwickelte Dr. Arnold Kegel diese Beckenbodenübungen, die in Kapitel 4 auf Seite 88 ausführlich beschrieben wurden. Damit stärken Sie die Muskeln der Dammgegend, und auch der Muskeltonus wird wieder wie früher. Sie helfen außerdem bei der Behandlung von Gewebetraumata in Form von Stichen oder Rissen. Anfangs fällt es Ihnen vielleicht schwer, die Muskeln länger als nur ein paar Sekunden anzuspannen, doch wenn Sie diese Übungen täglich 50- bis 100-mal machen, dann gewinnt die Muskulatur rund um den Damm wieder ihre alte Stärke. Dies ist wichtig, denn diese Muskeln stützen die inneren Organe und bewahren Sie jetzt und auch später im Leben vor Harninkontinenz.

Das Auf und Ab der Emotionen

In den ersten Tagen nach der Entbindung erleben Sie möglicherweise eine Achterbahnfahrt der Gefühle. Wenn Sie Ihrem Kind in die Augen schauen, haben Sie vielleicht tiefe Glücksgefühle, doch schon in der nächsten Minute sind Sie zu Tode betrübt. Sie müssen im selben Moment lachen und weinen, ohne zu wissen, warum. Plötzliche Stimmungsschwankungen treten nach der Geburt häufig auf, sie werden von den vielen biochemischen und hormonellen Veränderungen in Ihrem Körper nach der Niederkunft verursacht. Hinzu kommt, dass Sie höchstwahrscheinlich aufgrund der unregelmäßigen Schlafenszeiten Ihres Kindes ständig müde sind. Sie durchleben gerade die unangenehme, aber typische Phase emotionaler Turbulenzen, die als »Babyblues« bekannt ist. Normalerweise ist diese Phase innerhalb von zehn bis 14 Tagen nach der Geburt vorbei. Die folgenden Mittel und Methoden helfen, dass die Gefühlsschwankungen weniger heftig sind.

- Ruhen Sie sich so oft wie möglich aus. Schlafen Sie, wenn Ihr Baby schläft, oder machen Sie ein Nickerchen, wenn Ihre älteren Kinder dies tun.
- Meditieren Sie jeden Tag – Sie können dies während des Stillens tun.

- Lassen Sie keine Mahlzeit aus – nehmen Sie täglich ausreichend frische und nahrhafte Kost zu sich.
- Bewegen Sie sich, sobald das aus medizinischer Sicht erlaubt ist. Beginnen Sie mit kurzen Spaziergängen und steigern Sie Ihre Aktivität langsam.
- Nehmen Sie Hilfe aus Ihrem Familien- und Freundeskreis an.
- Besprechen Sie Ihre Sorgen mit Ihrem Ehemann oder Partner, mit engen Freunden oder Ihrem Arzt.
- Führen Sie regelmäßig Tagebuch über Ihre Gedanken und Gefühle.

Wochenbettdepression

Immerhin 80 Prozent aller frisch gebackenen Mütter überkommt nach der Entbindung für kurze Zeit der Babyblues. Bei etwa zehn Prozent der Frauen ist das Stimmungstief wesentlich ausgeprägter und intensiver und kann sogar dazu führen, dass eine Mutter nicht mehr für ihr Kind sorgt. Hier hat man es mit echten Depressionen zu tun, die sehr ernst genommen werden müssen. Frauen, die schon früher unter Depressionen litten, sind nach der Geburt anfälliger dafür, allerdings kann jede Frau unabhängig von ihrem Alter oder der Anzahl vorhergehender Schwangerschaften davon betroffen sein.

Eine Wochenbettdepression zeigt sich vielleicht erst einige Tage oder Wochen nach der Niederkunft. Dabei kann die Frau von Gefühlen wie Trauer, Verwirrung und Erschöpfung derart überwältigt sein, dass sie sich nicht einmal mehr in der Lage fühlt, die grundlegendsten Dinge im Haushalt zu erledigen oder produktiv zu arbeiten. Vielleicht verliert sie die Freude an Dingen, die ihr vorher Spaß gemacht haben, und ist immer wieder von Ängsten geplagt. Oft verändern sich Schlaf- und Essgewohnheiten. In extremen Fällen verspürt die Frau vielleicht sogar den Impuls, sich selbst oder ihrem Neugeborenen Schaden zuzufügen. Sie schämt sich natürlich für diese Gefühle, was die Selbstvorwürfe und den Schmerz nur noch vergrößert. Oft zögert sie deshalb, ärztliche Hilfe in Anspruch zu nehmen.

Mangelnde Hilfe von anderen und der Anspruch, eine perfekte Mutter zu sein, erhöhen das Risiko einer Wochenbettdepression zusätzlich. Auch Komplikationen während der Schwangerschaft oder eine Frühgeburt können Depressionen begünstigen. Sie sind unabhängig davon, wie sich das Kind entwickelt.

Das Wichtigste im Falle von außergewöhnlich starken Traurigkeitsgefühlen ist es, zu erkennen, dass Sie professionelle Hilfe brauchen und verdienen. Selbst die liebevollsten, fürsorglichsten Menschen leiden ab und zu an Depressionen. Wer dieses Problem hat, ist deswegen kein schlechter Mensch. Es bedeutet nicht, dass Sie Ihr Kind nicht lieben, und es besagt auch nicht, dass Sie für etwas Getanes oder Unterlassenes bestraft werden sollen. Es bedeutet ganz einfach, dass in Ihrem Körper auf physiologischer und biochemischer Ebene ein Ungleichgewicht herrscht, das der Behandlung bedarf. Zu Ihrem und zum Wohle Ihres Babys sollten Sie Unterstützung einfordern, um diese Situation zu überwinden. Sie brauchen professionelle Hilfe, sobald eines der folgenden Symptome zwei Wochen nach der Geburt noch nicht abgeklungen ist:

- Ständige Erschöpfung
- Zunehmende Gefühle von Traurigkeit, Schuld oder Hilflosigkeit
- Schwindendes Interesse an Ihrem Baby
- Die Unfähigkeit, für sich selbst zu sorgen
- Intensive Wutgefühle und der Gedanke, sich selbst oder seinem Kind Schaden zuzufügen

Bei einer Wochenbettdepression helfen Beratungsgespräche und gegebenenfalls auch Antidepressiva. Wenn sich Ihre Stimmung wieder aufhellt, trägt eine gesunde Lebensführung dazu bei, dass Sie wieder ein Gefühl für sich selbst entwickeln und die Erfahrung genießen, Ihr Kind zu bemuttern.

Über das Stillen

Ihre Muttermilch ist genau auf die Bedürfnisse Ihres Kindes abgestimmt. Sie ist gesünder als alles andere, mit dem Sie Ihr Baby sonst noch füttern könnten. Muttermilch versorgt Ihr Kind nicht nur mit allen wichtigen Nährstoffen, sie enthält auch Bestandteile, die seine Immunabwehr stärken. Sie fördert die Entstehung einer gesunden Darmflora und senkt sein Risiko, an Allergien und Asthma zu erkranken. Die Verdauungsenzyme im Magen Ihres Babys spalten einige Bestandteile der Muttermilch auf. Andere Substanzen wiederum bieten ein Höchstmaß an Schutz, an das keine Fläschchennahrung herankommt.

In den ersten Tagen nach der Entbindung produzieren Ihre Milchdrüsen Kolostrum. Das ist eine gelbe, konzentrierte Flüssigkeit, die vor Antikörpern zur Infektionsabwehr nur so strotzt. Diese Antikörper heften sich an die Nasen-, Mund-, Hals- und Magenschleimhäute Ihres Kindes und schützen es vor verschiedensten Viren und Bakterien. Außerdem enthält Kolostrum Enzyme für eine geregelte Verdauung, Wachstumsförderer zum Vermehren gesunder Darmbakterien und Proteine zum Regulieren des Eisenhaushalts. Kolostrum hat auch eine leicht abführende Wirkung, was Ihrem Kind die ersten Darmentleerungen erleichtert, bei denen es das so genannte Kindspech (Meconium) ausscheidet. Am dritten oder vierten Tag nach der Entbindung entsteht dann die »reife Muttermilch«. Die Milch in der Zeit des Wechsels wird als Übergangsmilch bezeichnet. Der Anteil an Immunglobulinen und Proteinen nimmt in der Übergangsphase ab, während der Laktose-, Fett- und Kaloriengehalt der Milch steigt. Die Veränderungen vollziehen sich über einen Zeitraum von etwa zwei Wochen.

Die Zusammensetzung der reifen Muttermilch verändert sich im Laufe eines jeden Stillvorgangs. Zu Beginn der Stillmahlzeit trinkt Ihr Baby die so genannte Vormilch, sie enthält viel Wasser und wenig Fett. Der nachfolgende Anteil, die so genannte Nachmilch, ist fettreicher und enthält weniger Flüssigkeit. Die reife Muttermilch enthält einen hohen Anteil an langkettigen Fettsäuren, die wichtig für eine gesunde Entwicklung des Gehirns sind, sowie Karnitin, das den Energiestoffwechsel fördert. Wenn Sie Ihr Baby immer so lange trinken lassen, wie es möchte, stellen Sie sicher, dass es genügend Flüssigkeit und Kalorien für eine gesunde Entwicklung zu sich nimmt.

Kräuter, die den Milchfluss fördern

Wenn Sie das Gefühl oder Angst haben, dass Ihre Milch nicht ausreicht, sollten Sie nicht gleich mit dem Zufüttern beginnen. Auch wenn ihre Wirkung nicht wissenschaftlich erwiesen ist, gibt es eine ganze Reihe von natürlichen Mitteln, die traditionell und mit Erfolg eingesetzt werden, um den Milchfluss der Mutter anzuregen. Ihre Hebamme oder Stillberaterin kann Ihnen hierzu Tipps geben.

- Bockshornklee wird am häufigsten empfohlen, um den Milchfluss zu steigern. Er ist in Form von Tabletten, Tinkturen und Tees erhältlich. Er senkt nachgewiesenermaßen den Blutzuckerwert, deshalb sollten Sie regelmäßig und über den ganzen Tag verteilt essen, wenn Sie Bockshornklee nehmen. Bei hoher Dosierung kann die Muttermilch (und auch Ihr Baby) nach Ahornsirup riechen.
- Alfalfa ist ein Kraut, das den Körper eigentlich erfrischt und verjüngt, doch es ist auch dafür bekannt, den Milchfluss anzuregen. Es ist von Natur aus reich an den Vitaminen A, D, E und K.

- Fenchel, Anis und Zimt sollen ebenfalls den Milchfluss anregen. Möglicherweise setzen sie der Milch interessante Geschmacks- und Geruchskomponenten zu, was dazu führt, dass Ihr Kind kräftiger saugt und so die Milchproduktion anregt. Die Gewürze beruhigen auch den Verdauungstrakt, was für Mutter und Kind von Nutzen sein kann.
- Das Ayurveda-Kraut Shatavari (Wilder Spargel) ist ein Verwandter des gewöhnlichen Spargelgewächses. Shatavari sagt man eine regenerierende Wirkung speziell bei Frauen nach. Es soll auch den Milchfluss anregen, was bei Forschungen an Kühen nachgewiesen wurde. Probieren Sie das Mittel einfach aus und sehen Sie selbst, wie es sich auswirkt.

Ayurvedische Weisheiten über das Stillen

Nach der ayurvedischen Lehre ist Muttermilch ein *Upadhatu* oder »höherwertiges Nebenprodukt« vom *Rasa* einer Frau. *Rasa* heißt übersetzt so viel wie Plasma, Lebenskraft oder Essenz. Damit die Muttermilch das Kind nährt, muss auch das Rasa einer Frau angemessen genährt werden.

Um sicherzugehen, dass Ihre »Lebenskraft« ausreichend gestärkt ist, sollten Sie sich abwechslungsreich und ausgewogen ernähren, also ausreichend Eiweiß, Kohlenhydrate, Fett, Vitamine, Mineralien und Ballaststoffe zu sich nehmen. Achten Sie einfach auf Ihren Appetit und ernähren Sie sich mit Lebensmitteln aus allen sechs Geschmacksrichtungen (siehe Seite 54-58). So können Sie darauf vertrauen, dass Ihre Nahrung alles enthält, was der Körper braucht. Wir raten Ihnen, auch in der Stillphase zusätzlich ein hoch konzentriertes Multivitamin- oder Multimineralpräparat zu sich zu nehmen. So stellen Sie sicher, dass Sie mit allen lebenswichtigen Nährstoffen versorgt sind. Trinken Sie außerdem ausreichend frisches Wasser und Säfte, ernährungsphysiologisch wertlose Getränke wie Limonaden, Kaffee und Alkohol sollten Sie dagegen meiden.

Wenn Sie beim Stillen ein gutes Gefühl haben und dieser natürlichen Ernährung Ihres Babys vertrauen, regt das auch den Milchfluss an. Meditieren, ein ruhiger Ort und Visualisierungen, wie die Nahrung problemlos von Ihnen zu Ihrem Kind fließt, können mit dazu beitragen, dass Sie das Stillen als entspannend erleben. Wenn Sie Bedenken haben, ob Sie genug Milch für Ihr Neugeborenes haben, dann bitten Sie eine Stillberaterin oder Ihre Hebamme um Hilfe. Mit ein klein wenig Anleitung und Übung lösen sich die meisten Sorgen in Luft auf und Sie können es genießen, Ihr Baby zu stillen.

Die richtigen Essenszeiten

Machen Sie die Stillzeiten ganz bewusst zu einer intimen und liebenden Erfahrung. Ob Sie nun stillen oder Ihrem Kind das Fläschchen geben: Nehmen Sie Ihr Baby zärtlich in den Arm und schmiegen Sie sein Bäuchlein beim Füttern sanft an Ihren Bauch. Schauen Sie ihm in die Augen und senden Sie der Seele, die eben erst auf die Welt gekommen ist und Ihrer Obhut anvertraut wurde, Liebe und Wertschätzung. Beim Füttern konzentrieren Sie sich ganz auf den Vorgang, indem Sie die Augen schließen und langsam atmen. Spüren Sie, wie Ihre Arme Ihr Kind halten und umarmen. Achten Sie darauf, wie Ihr Bauch seinen Körper beim Ein- und Ausatmen berührt. Spüren Sie, wie es sich an Sie schmiegt. Fühlen Sie sein Köpfchen, das in Ihren Armen liegt, und wie seine winzigen Hände Sie berühren. Erleben Sie, wie Ihre nährende Liebe Ihr Kind beim Stillen durchströmt.

Wenn die Brust spannt

Wenn die Brust spannt, füttern Sie Ihr Kind über eine gewisse Zeit einfach häufiger als gewohnt. Nehmen Sie beim Stillen unterschiedliche Positionen ein, damit die Milch aus allen Bereichen der Brust abfließen kann. Legen Sie vor der Stillmahlzeit warme Kompressen und danach kalte Kompressen auf, oder duschen Sie die Brust mehrmals täglich warm ab. Massieren Sie Ihre Brust sanft, indem Sie von außen in Richtung Brustwarzen streichen. Achten Sie darauf, einen gut passenden Büstenhalter zu tragen, und belasten Sie Ihre Brust auch nicht übermäßig durch das Tragen schwerer (Hand-)Taschen.

Bringen all diese Maßnahmen keine Erleichterung und sind Ihre Brüste ungewöhnlich wund oder haben Sie Fieber, dann gehen Sie bitte zum Arzt. Verschreibt er Ihnen ein Antibiotikum, dann vergewissern Sie sich, dass auch stillende Mütter es einnehmen dürfen. Besser werden die Symptome auch durch Behandlung mit Ingwer, Kamille oder Ringelblumenextrakt.

So stärken Eltern ihre Lebenskraft

Sich um Ihr Kind zu kümmern ermöglicht es Ihnen, die Welt neu zu entdecken. Wer die Welt mit den Augen eines Kindes betrachtet, erkennt vielleicht, wie reich unser Leben an Zeichen und Wundern ist. Um wieder in die wundersame Welt aus längst vergangenen Kindheitstagen einzutauchen, nehmen Sie sich am besten jeden Tag etwas Zeit und umgeben sich mit den fünf Elementen in der Natur – Erde, Luft, Feuer, Wasser und All. Die folgenden Vorschläge nähren Ihr Neugeborenes und auch Ihr inneres Kind.

- Wenn es das Wetter erlaubt, gehen Sie jeden Tag mindestens zehn Minuten barfuß in der Natur spazieren. Richten Sie Ihre Aufmerksamkeit auf Ihre Füße, mit der Absicht, die Nahrung von Mutter Erde in sich aufzunehmen.
- Gehen Sie an natürlichen Gewässern spazieren, und erlauben Sie, dass der kühlende, reinigende Fluss des Wassers Ihr ganzes Wesen durchströmt.
- Lassen Sie die Sonne mit ihrem Licht und ihrer Wärme auf Sie niederstrahlen. Beobachten Sie die Energie und Kraft der Sonne, die Quelle allen Lebens.
- Gehen Sie in einer Gegend mit viel Grün spazieren, und atmen Sie tief die reine Luft der Pflanzen ein. Am besten spüren Sie die Lebenskraft der Pflanzen bei Tagesanbruch und in der Abenddämmerung.
- Betrachten Sie den Sternenhimmel. Erlauben Sie Ihrem Bewusstsein, sich in den Himmel auszudehnen; erlauben Sie dem Kosmos, Ihr Bewusstsein zu erfüllen.
- Bevorzugen Sie frische Kost wie Obst, Gemüse und Getreide aus regionalem Anbau, die die Lebenskräfte aller fünf Elemente in sich vereint. Ihre Mahlzeiten sollten liebevoll zubereitet sein.

Dem Beginn des Lebens wohnt ein Zauber inne

Mit der Geburt Ihres Kindes beginnt eine ganz neue Geschichte. Jene neun Schwangerschaftsmonate, in denen Sie für das Kind in Ihrem Leib gesorgt haben, waren die Wegbereiter eines Anfangs, dem ein Zauber innewohnt. Achten Sie darauf, dass Sie Ihrem Kind auch in den nächsten Monaten jene Liebe und Unterstützung zuteil werden lassen, die es schon im Mutterleib spürte. Dieses neue Leben wurde Ihrer Obhut anvertraut, damit Sie seine körperlichen, emotionalen und geistigen Bedürfnisse befriedigen. Gehen Sie sicher, dass Sie alle Sinne Ihres Kindes nähren. Erfreuen Sie es mit inspirierenden Klängen, zärtlichen Berührungen, interessanten und schönen visuellen Stimuli, nährenden Geschmackseindrücken und angenehmen Aromen. Zusammen mit Ihrer Liebe und Pflege bilden diese nährenden Klänge, Empfindungen, Bilder, Geschmacks- und Geruchseindrücke die Hauptbestandteile eines gesunden Lebens in Fülle und Freude.

Das Bewusstsein Ihres Babys

Dr. Peter Wolf, Facharzt für Kinderpsychiatrie aus Boston, und der niederländische Psychologe Heinz Prechtl haben in Studien nachgewiesen, dass Neugeborene sechs verschiedene Bewusstseinszustände haben. Wer davon weiß, kann sein Kind besser verstehen und erkennt die unterschiedlichen Bedürfnisse seines Kindes zu verschiedenen Zeiten. Die sechs Bewusstseinszustände sind ruhige Wachsamkeit, aktive Wachsamkeit, Schläfrigkeit, ruhiger Schlaf, aktiver Schlaf und Schreien.

Im Zustand *ruhiger Wachsamkeit* ist Ihr Baby ansprechbar und richtet sein Augenmerk auf Sie, sobald Sie mit ihm reden. Seine Körperhaltung ist entspannt und sein Blick wachsam. In diesem Stadium ist Ihr Kind sehr empfänglich, deshalb ist es wichtig, in dieser Phase die Eltern-Kind-Bindung zu vertiefen.

Im Zustand *aktiver Wachsamkeit* kommt es zu rhythmischen Körperbewegungen, es wird angenommen, dass sich Ihr Kind auf diese Weise mit Ihnen austauschen will, wenn Sie mit ihm sprechen. In dieser Phase ist es an den Dingen in seiner Umgebung interessiert, weniger allerdings am Augenkontakt mit Ihnen.

Beim Aufwachen oder Einschlafen befindet sich Ihr Kind im *Zustand der Schläfrigkeit*. Es öffnet und schließt vielleicht seine Augen, fokussiert dabei jedoch nichts Spezielles. Beim Eindösen werden die Augenlider immer schwerer, vielleicht beobachten Sie sogar, wie es die Augen nach oben rollt, obwohl es die Lider noch nicht ganz geschlossen hat. Jetzt ist es im Zustand zwischen Wachen und Schlafen.

Während der Phase des *ruhigen Schlafes* sind Gesicht und Körper Ihres Kindes entspannt und es bewegt sich kaum. Es schlummert friedlich und seufzt möglicherweise ab und zu.

Der *aktive Schlaf* des Babys würde bei Erwachsenen der REM-Phase entsprechen. In dieser Zeit schläft der Säugling tief und fest, ist aber körperlich aktiv. Vielleicht dreht und wendet er sich, zieht Grimassen und nuckelt immer wieder an den Fingern. In dieser Phase kann es gut sein, dass Ihr Kind sich während des Schlafens eng an Sie schmiegt, um es schön warm zu haben.

Durch *Schreien* will Ihr Kind Ihnen mitteilen, dass es etwas braucht. Vielleicht ist es hungrig, friert oder will getröstet werden. Gewöhnlich können Sie es durch Füttern beruhigen, indem Sie es in den Arm nehmen und mit ihm kuscheln. Schreien ist für Ihr Baby eine Form der Kommunikation. Es will Ihnen damit vielleicht sagen, dass es sich nicht wohl fühlt, oder einfach nur wissen, dass Sie in seiner Nähe sind. Wenn Sie liebevoll auf das Schreien reagieren, wird es lernen, darauf zu vertrauen, dass Sie sich um die Befriedigung seiner Bedürfnisse kümmern.

Wie Ihr Baby kommuniziert

Säuglinge können auf vielerlei Art mit Ihnen und der Welt kommunizieren. Sie schreien, quengeln, drehen sich hin und her, treten, hören zu, starren, verändern den Gesichtsausdruck, schauen Ihnen in die Augen und lächeln. Sie lernen mit der Zeit immer besser, Ihnen durch Bewegungen und Laute mitzuteilen, was sie gerade brauchen. Fast mutet es so an, als spräche Ihr Kind mit Ihnen. Dabei lernt es durch Betrachten und Nachahmen Ihres Gesichtsausdruckes, sich mit Ihnen auszutauschen. Es führt den Dialog mit Ihnen fort, indem es den Körper synchron zum Tonfall Ihrer Stimme bewegt.

Es gibt immer einen Grund dafür, wenn Ihr Kind schreit. Es möchte vielleicht gefüttert, geknuddelt oder getröstet werden oder braucht frische Windeln. Vielleicht versucht es, Ihnen zu sagen, dass es Hilfe beim Einschlafen benötigt. In den ersten Monaten werden Sie lernen, das Schreien Ihres Kindes richtig zu deuten. Danach fällt es Ihnen immer leichter, seinen einzigartigen Charakter zu verstehen, und die Art, in der es mit Ihnen kommuniziert.

Das Kind im Bett der Eltern

Die Beziehung zu Ihrem Baby können Sie auf vielerlei Art stärken, so lassen einige Eltern ihr Kind bei sich im Bett schlafen. In vielen Kulturen rund um den Globus schlafen die Babys in den ersten Lebensmonaten oder sogar -jahren im Bett der Eltern. Es hat sich herausgestellt, dass dies den Herzschlag des Kindes stabilisiert und die Säuglinge weniger oft schreien. Die Mütter haben es leichter, ihre Kinder häufig zu stillen, und es gibt auch Anhaltspunkte dafür, dass das gemeinsame Schlafen das Risiko eines plötzlichen Kindstodes senkt.

Zu diesem Thema gibt es allerdings sehr unterschiedliche Ansichten. Die amerikanische Verbraucherschutzbehörde Consumer Products Safety Commission weist beispielsweise darauf hin, dass jedes Jahr immer wieder Babys und Kleinkinder tödlich verunglücken, weil sie in den Betten der Erwachsenen schlafen. Meist verfängt sich das Kind in so einem Fall mit dem Kopf in einem Teil des Betts; es wurden allerdings auch schon Fälle bekannt, in denen Kinder erstickten, weil sich Erwachsene auf sie rollten.

Jüngste Studien ergaben, dass immer mehr Eltern in Amerika mit ihren Babys ein Bett teilen. Der Prozentsatz stieg von 5,5 Prozent im Jahr 1993 auf 12,8 Prozent im Jahr 2000. Mütter und Babys, die zusammen in einem Bett schlafen, weisen dabei synchrone Bewegungen und Atemrhythmen auf. Solche Mütter sind auch aufmerksamer und betten ihre Kinder häufiger um. Außerdem küssen und berühren sie ihre Babys fünfmal häufiger als Mütter, deren Nachwuchs in einem anderen Zimmer schläft. Wenn Sie den Wunsch verspüren, Ihrem Kind nahe zu sein, und es deshalb in Ihrem Bett schlafen lassen, dann tun Sie das, aber ergreifen Sie alle nötigen Maßnahmen, damit nicht aus Versehen ein Unfall passiert. Halten Sie Kissen vom Gesicht Ihres Kindes fern und entfernen Sie alle Bettteile, in denen es sich möglicherweise verfangen könnte.

So nähren Sie Ihr Baby über seine Sinne

Über seine Sinne lernt Ihr Kind die Welt kennen. So wie Sie darauf achten, dass es über den Mund gesunde Nahrung aufnimmt, sollten Sie auch die anderen Sinne ansprechen, indem Sie Ihr Baby mit nährenden Klängen, Empfindungen, Bildern und Gerüchen umgeben. Sprechen Sie mit Ihrem Kind, lesen und singen Sie ihm etwas vor, verbringen Sie Zeit mit ihm in der Natur. Was Sie und Ihr Baby dort hören, sehen und riechen, nährt Sie beide.

Nährende Klänge

Über Monate hinweg hat Ihr Baby Ihren Herzschlag und Ihre Stimme im Mutterleib gehört. Es hat sich an diese beruhigenden Rhythmen und Schwingungen gewöhnt. Halten Sie es deshalb an Ihre Brust, damit es Ihren Herzschlag hören kann. Auch liebevolles Sprechen beruhigt und tröstet Ihr Kind.

Sie werden mit Ihrem Kind ganz automatisch in einer höheren Tonlage sprechen, weil es darauf eher anspricht. Wie die meisten Erwachsenen lieben es Säuglinge, wenn man sie anschaut, während man mit ihnen spricht. Zahlreiche Studien belegen, dass Ihr Kind Ihre Stimme allen anderen weiblichen Stimmen und die Stimme seines Vaters allen anderen männlichen Stimmen vorzieht.

Wer sein Kind vielen verschiedenen nährenden Klängen und Geräuschen aussetzt, fördert damit seine neurologische Entwicklung. Spielen Sie ihm Musik aus den unterschiedlichsten Stilrichtungen vor. Singen Sie, lesen Sie ihm Gedichte oder Geschichten vor. Gehen Sie regelmäßig mit ihm spazieren, damit es sich am Urgesang der Natur erfreuen kann – an zwitschernden Vögeln, dem Plätschern eines

Baches oder dem Rauschen des Windes durch die Blätter der Bäume. Schon bald wird es auf die vielen verschiedenen Geräusche, Töne und Silben, die es wahrnimmt, auf seine ganz eigene Weise reagieren.

Nährende Berührungen

Viele Studien belegen, dass Babys und Kleinkinder für ihre gesunde körperliche und emotionale Entwicklung regelmäßig liebevolle Berührungen brauchen. Tragen Sie Ihr Kind deshalb so oft wie möglich ganz nah bei sich. Die Wärme und Nähe Ihres Körpers nähren es ganz automatisch. Gestalten Sie den Übergang vom Mutterleib in die Welt für Ihr Kind so stressfrei wie möglich.

Die Haut ist das größte sensorische Organ des Körpers. Dutzende von Studien haben gezeigt, dass Babys, die in den Genuss zärtlicher Berührungen kommen, ein stabileres Nervensystem und eine gesteigerte Immunabwehr haben und dass ihr Verdauungssystem besser funktioniert. Wissenschaftler der University Miami fanden heraus, dass Frühgeborene auf der Intensivstation schneller zunahmen und früher aus der Klinik entlassen wurden, wenn sie täglich massiert wurden. Mit Massagen kann man Koliken lindern, den Kreislauf anregen, den Schlaf fördern, das Immunsystem stärken und die liebevolle Beziehung zwischen Eltern und Kind stärken. Wenn Sie Ihr Baby jeden Tag massieren, ist das eine wunderbare Art, um eine liebvolle Verbindung zu ihm aufzubauen.

Bei der Massage Ihres Baby sollten Sie sich ganz auf Ihre Intuition verlassen, um herauszufinden, was ihm gut tut. Ihre liebende Absicht zählt mehr als jede noch so ausgefeilte Technik. Probieren Sie verschiedene Streich(el)bewegungen zum Massieren der unterschiedlichen Körperteile aus. Hören Sie auf zu massieren, wenn Ihr Kind unruhig wird, denn Neugeborene mögen das Massieren anfangs nur für kurze Zeit. Gehen Sie langsam vor und genießen Sie dieses Ritual.

Die folgenden Schritte sind nur als grobe Richtlinie für die erste Massage Ihres Kindes zu verstehen. Sie müssen keinesfalls das ganze Programm abspulen, sondern können auch jeden Tag nur einen Körperteil massieren. Achten Sie genau auf die Reaktionen Ihres Kindes und lassen Sie sich von Ihrer Intuition leiten.

Vorbereitung: Richten Sie sich einen sicheren und behaglichen Ort so richtig bequem zum Massieren ein. Die Raumtemperatur sollte angenehm warm sein, denn der Körper Ihres Kindes lernt erst, seine Temperatur zu regulieren. Decken Sie nur jenen Körperteil auf, den Sie gerade massieren. Verwenden Sie ausschließlich naturbelassene, zum Verzehr geeignete Öle wie Sesam-, Mandel- oder Sonnenblumenöl. Stellen Sie zu Beginn Augenkontakt zu Ihrem Kind her und vergewissern Sie sich, dass jetzt die richtige Zeit für eine Massage ist. Halten Sie auch während der Massage Blickkontakt, sprechen Sie mit ihm oder singen Sie ihm etwas vor. Neugeborene ziehen ihre Arme und Beine oft nah an den Körper heran. Vermeiden Sie es, an den Gliedmaßen zu ziehen. Streichen Sie stattdessen ganz sanft über die angezogenen Ärmchen und Beinchen. Das Wichtigste beim Massieren ist, dass Sie und Ihr Kind die Massage genießen.

Füße und Beine: Oft ist es am leichtesten, wenn Sie mit den Füßen und Beinen beginnen, denn das sind offenbar die unempfindlichsten Körperstellen eines Säuglings. Günstig ist es, Ihr Kind beim Windelwechseln zu massieren, vor dem An- oder Umziehen und vor oder nach dem Baden. Verwenden Sie dabei entweder Ihre Finger oder die gesamte Handfläche. Decken Sie eines der Beinchen auf, und erwärmen Sie einige Tropfen Öl in Ihren Händen. Massieren Sie dann sanft mit kreisenden Bewegungen die Hüfte und den oberen Teil des Oberschenkels. Streichen Sie den Oberschenkel auf und ab und dann kreisförmig ums Knie. Die Waden streichen Sie wieder auf und ab und gelangen so zum Fuß. Massieren Sie den Fußrücken von den Zehen zum Sprungbein hoch und dann kreisförmig die Fußsohle. Massieren Sie das winzige Sprungbein und die Sprunggelenksknochen, danach die kleinen Zehen. Wenn das Baby die Zehen anzieht, dann lassen Sie sie angezogen und massieren einfach mit kreisenden Bewegungen um sie herum. Ist Ihr Kind ruhig und genießt es die Massage, dann fahren Sie mit dem anderen Bein fort. Wird es unruhig, dann massieren Sie das andere Beinchen einfach bei nächster Gelegenheit. Etwa mit sechs bis acht Wochen beginnt ein Säugling, lange Massagestriche von der Hüfte bis hinunter bis zu den Zehen zu genießen.

Po: Die Pobacken lassen sich am einfachsten beim Windelwechseln behandeln. Wenn Ihr Kind es mag, dann können Sie seinen Po auch nach den Beinen massieren. Machen Sie den Po frei, geben Sie einige Tropfen warmes Öl in Ihre Hand und massieren Sie je eine Pobacke mit kreisenden Bewegungen. Zum Massieren des ganzen Hinterteils halten Sie Ihr Kind mit einer Hand an Ihre Brust und nehmen die andere Hand zum kreisförmigen Massieren des unteren Pos.

Bauch: Das Massieren des Bauches hilft, Blähungen und Koliken zu lindern. Entblößen Sie den Bauch Ihres Babys und geben Sie einige Tropfen Öl in Ihre Hände. Beginnen Sie auf der rechten Seite des Babybäuchleins und massieren Sie in kleinen, kreisenden Bewegungen vom Nabel aus spiralförmig nach außen. Bringen Sie kein Öl direkt auf die abheilende Nabelschnur. Massieren Sie in immer größeren Kreisen, bis Sie den gesamten Unterleib abdecken.

Brust: Sie geben wieder einige Tropfen warmes Öl in Ihre Hände und legen Ihrem Kind dann die Finger beider Hände auf die Brust. Nun gleiten Sie seitlich an seinem Oberkörper hinunter und bringen die Hände über dem Bauchnabel zusammen. Bedecken Sie zart Brust und Brustbein, wenn Sie vom Schlüsselbein zum Bauch hinabstreichen. Wiederholen Sie diesen Vorgang einige Male.

Arme: Neugeborene halten ihre Ärmchen oft angewinkelt ganz nah am Körper. Zwingen Sie Ihr Baby nicht, die Oberarme auszustrecken. Streichen Sie lieber um die angewinkelten Gelenke herum. Tragen Sie einige Tropfen Öl mit kreisenden Bewegungen um die Schultern herum auf. Den Oberarm massieren Sie mit Auf- und Abbewegungen. Dann kreisen Sie über die Ellbogen, streichen den Unterarm auf und ab, kreisen um das Handgelenk und streichen sanft jedes Fingerchen aus.

Rücken: Ihr Kind kräftigt seine Rückenmuskeln, indem es sein Köpfchen aufrecht hält und Arme und Beine bewegt. Massieren Sie seinen Rücken, während Sie Ihr Kind aufrecht gegen Ihren Oberkörper halten, oder legen Sie es mit dem Gesicht nach unten über Ihre Beine oder auf eine andere weiche Oberfläche. Sie geben einige Tropfen warmes Öl auf die Hände und gleiten mit den Fingern oder der Handfläche vorsichtig und mit nur leichtem Druck von den Schultern am Rücken entlang bis zu den Pobacken. Wiederholen Sie diese Bewegung einige Male. Dann beginnen Sie am Hals und benutzen einen oder zwei Finger, um mit kleinen, kreisenden Bewegungen jeweils die rechte und linke Seite an der Wirbelsäule entlang bis zum unteren Rücken zu massieren. Wiederholen Sie auch diese Massage vom Hals bis zum Kreuzbein einige Male.

Kopfhaut: Eine sanfte Kopfmassage wirkt beruhigend und wohltuend. Am besten gibt man das Öl direkt auf den Kopf, damit es in die Kopfhaut einziehen kann. Die Bewegungen gleichen dabei jenen beim Haarewaschen. Massieren Sie die Kopfhaut Ihres Kindes mit nur ganz wenig Öl und so, als würden Sie Ihrem Kind die Haare shampoonieren. Gehen Sie besonders behutsam an der Fontanelle und anderen weichen Stellen vor, an denen die Schädelknochen noch nicht ganz zusammengewachsen sind.

Gesicht: Babys reagieren auf Berührungen im Gesicht oft sehr empfindlich. Achten Sie bei Ihrem Kind darauf, ob es die Berührung auch wirklich als angenehm empfindet. Wenn dies anfangs nicht der Fall ist, dann probieren Sie es einfach in ein paar Wochen noch einmal. Scheint es ihm zu gefallen, dann beginnen Sie an den Ohren, das entspannt den gesamten Körper. Dann gehen Sie zur Stirn über und massieren sie mit sanft kreisenden Bewegungen. Von dort arbeiten Sie sich zu den Schläfen vor. Mit einem oder zwei Fingern streichen Sie von der Stirn am äußeren

Gesichtsrand die Kinnlinie bis zum Kinn hinab. Wiederholen Sie diese Bewegung ein paar Mal. Babys kommen mit einem so genannte Rooting-Reflex auf die Welt, dabei wenden sie bei Berührung der Wange automatisch den Kopf in die Richtung des Reizes. Massieren Sie daher in den ersten Lebenswochen die empfindsamen Wangen besser nicht.

Nach Beenden der Massage halten Sie Ihr Kind einige Minuten ganz nah bei sich, bevor Sie es anziehen oder baden. Mit zärtlichen Berührungen zeigen wir den Menschen in unserem Leben ganz klar unsere Liebe. Wenn Sie sich die Zeit nehmen, um Ihr Kind regelmäßig zu massieren, bereiten Sie ihm damit einen wunderbaren Anfang auf Erden.

Nährende Bilder

Babys sehen am besten, was sich 20 bis 25 Zentimeter vor ihren Augen abspielt, und sind besonders fasziniert von menschlichen Gesichtern. Sie erfassen die verschiedenen Gesichtsausdrücke und fangen schon früh an, sie nachzuahmen. Die meisten Babys beginnen mit etwa vier Wochen, Vokale von sich zu geben, und im Alter von sechs Wochen ahmen sie das Lächeln ihres Gegenübers nach. Sie sind immens neugierig auf ihre Welt und scheinen die Sinneseindrücke aus ihrer Umgebung regelrecht zu verschlingen.

Umgeben Sie Ihr Kind mit farbenfrohen, interessanten Formen und Objekten, an denen es sich satt sehen kann. Es lernt ununterbrochen über visuelle Sinneseindrücke, speichert und ordnet sie zu. Ein Baby kann sich zwar anfangs nicht allzu lange auf ein Objekt konzentrieren, doch es lohnt sich, mit ihm die Schönheiten der Natur zu erkunden, die all seine Sinne nährt.

Nährendes für die Nase

In wissenschaftlichen Studien wurde nachgewiesen, dass ein Baby seine Mutter bereits in den ersten Lebenstagen am Geruch erkennt. Gerüche werden im Gehirn im Gefühls- und Erinnerungszentrum verarbeitet. Ist ein Geruch erst einmal mit einer bestimmten Erfahrung verknüpft, kann er daher später jene Gefühle auslösen, die mit der ursprünglichen Erfahrung einhergingen. Dieses Phänomen, bekannt als »neuro-assoziative Konditionierung«, können Sie nutzen, um das Wohlergehen Ihres Babys bewusst zu steigern: Stellen Sie Assoziationen zwischen Wohlgerüchen und angenehmen Erfahrungen her. Versprühen Sie zum Beispiel beim Massieren einen beruhigenden Duft wie Lavendel, Rose, Vetiver oder Vanille. Ihr Kind beginnt dann, dieses Aroma mit einer angenehmen Erfahrung in Zusammenhang zu bringen, sodass in unbehaglichen Situationen der Duft allein schon entspannend wirkt.

Sinn für Humor

Wissenschaftler haben herausgefunden, dass Lachen mit die beste Medizin ist. Studien ergaben, dass herzhaftes Lachen aus dem Bauch heraus das Immunsystem für den Rest des Tages anregt. Deshalb sollten Sie jeden Tag etwas Lustiges mit Ihrem Kind zusammen tun. Am Ende des zweiten Lebensmonats reagiert es schon auf Grimassen oder Guck-Guck-Spiele. Fröhlichsein und sich selbst nicht zu ernst zu nehmen sind gut für Sie und Ihr Baby.

Nahrung für den Nährenden

Wenn Mutter und Vater gute Eltern sein wollen, ist es für sie besonders wichtig, gut für sich selbst zu sorgen. Sobald Sie eine gewisse Regelmäßigkeit in Ihre neue Familie gebracht haben, bitten Sie einen nahen Verwandten oder vertrauenswürdigen Freund darum, kurze Zeit auf Ihr Baby aufzupassen, damit Sie etwas Zeit für sich selbst haben. Für Sie und Ihren Ehemann oder Partner sollte es einen hohen Stellenwert haben, das Band der Liebe zu stärken, aus dem Ihr Kind hervorging. Sie sind nicht egoistisch, wenn Sie sich um sich selbst kümmern. Es ist sogar außerordentlich wichtig, dass Sie Ihr eigenes Gleichgewicht zwischen Körper und Geist bewahren, damit Sie Ihr Neugeborenes mit allem versorgen können, was es braucht, um körperlich, emotional und spirituell zu erblühen.

Aufmerksames Handeln

- Setzen Sie alles daran, die ersten Wochen nach der Entbindung so entspannt wie möglich zu gestalten. Das Allerwichtigste in dieser Zeit ist, eine stabile Eltern-Kind-Bindung herzustellen.
- Pflegen Sie den Dammbereich. Sitzbäder und Kräuterkompressen helfen gegen Schwellungen und Schmerzen.
- Nutzen Sie alle fünf Sinne, um den Kontakt zu Ihrem Baby herzustellen, und schaffen Sie für sich und Ihr Kind eine nährende Umgebung.

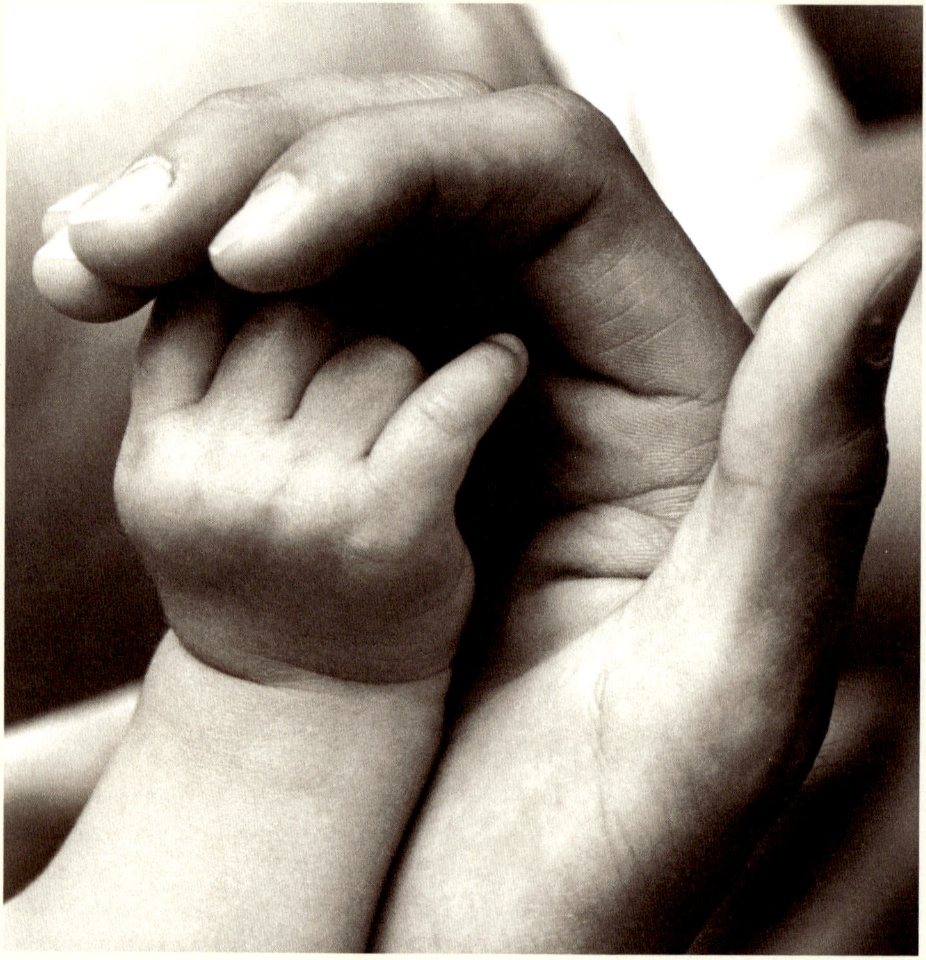

Das ist ein weiser Vater, der sein eigenes Kind kennt.

William Shakespeare

KAPITEL 9

Das Einmaleins der Vaterschaft

* * *

Mit der Geburt Ihres Kindes geben Sie Ihr Erbgut an die nächste Generation weiter. Aus rein genetischer Sicht gilt Ihr Leben als erfolgreich, wenn Sie Ihre DNA weitergegeben haben, doch als Mensch und Vater liegt Ihnen natürlich viel daran, beim Aufziehen Ihres Kindes aktiv mitzuwirken. Mehr als je zuvor sollen und dürfen heute die Väter entscheidend daran mitwirken, ihre Kinder zu gesunden, glücklichen Menschen zu erziehen.

Vielleicht haben Sie Ihren eigenen Vater in Ihrer Kindheit als vorbildlich in seiner Vaterrolle erlebt oder auch nicht. Der bereits verstorbene Dr. Benjamin Spock sagte einst: »Je mehr unterschiedliche Methoden der Kindererziehung die Menschen ausprobiert haben, desto klarer sind sie sich darüber geworden, dass gute Mütter und Väter instinktiv das Richtige für ihre Babys tun, und das ist wirklich das Allerbeste.« Anders gesagt: Wenn Sie auf Ihre innere Stimme hören, sind Sie für Ihre Kinder automatisch gute Eltern.

Sobald Sie erfahren, dass Ihre Frau schwanger ist, beginnt sich Ihr Leben zu verändern. In dem Maße, wie sie ihre Aufmerksamkeit immer mehr nach innen auf das Kind richtet, das in ihr heranwächst, wachsen Sie in Ihre Rolle des Ernährers und Unterstützers hinein. Ihre Frau durchläuft in der Schwangerschaft im Eiltempo körperliche, emotionale und seelische Veränderungen. Das lässt sich mit nichts vergleichen, was die meisten Männer je auf physischer und psychischer Ebene erfahren. Manchmal ist diese Achterbahnfahrt berauschend und manchmal beängstigend, doch seien Sie sicher, dass Generationen von Männern vor Ihnen diese neun Monate überstanden haben.

In den neun Monaten richten Sie Ihren Fokus im Leben auf Ihre Frau und das Kind, das Sie beide erwarten. Wer neues Leben hervorbringt, begegnet auch den Menschen in seinem bisherigen Leben liebevoller und aufmerksamer als bisher. Intensive Gefühle sind dabei in der Anfangsphase eher die Norm als die Ausnahme für beide künftigen Elternteile, machen Sie sich deshalb mit dem Gedanken vertraut, dass Sie während dieser neuen Erfahrung Höhen und Tiefen gemeinsam durchleben. In den vorangegangenen Kapiteln haben wir ausführlich beschrieben, was Schwangerschaft und Geburt für eine Frau bedeuten und wie sie das Leben eines Paares verändern. Im Folgenden konzentrieren wir uns darauf, was Sie als werdender Vater auf körperlicher, emotionaler und seelischer Ebene tun können, um trotz der Veränderungen in Ihrem Leben in Balance zu bleiben.

Sorgen Sie gut für Ihren Körper

Für Sie ist es fast genauso wichtig, auf sich zu achten, wie für die Mutter Ihres künftigen Kindes. Um sich als Eltern gut um Ihr Kind kümmern zu können, braucht es Ausdauer. Und wenn Sie sich um Ihre eigene Gesundheit kümmern, so sind Sie besser in der Lage, Frau und Kind zu unterstützen. Achten Sie daher auf die Grundlagen guter Gesundheit:

- Gute Ernährung
- Regelmäßig Sport treiben
- Stressmanagement
- Gesunder Schlaf

Das A und O der Ernährung

Nehmen Sie nährende Lebensmittel zu sich. Eine ausgewogene Ernährung muss nicht kompliziert sein, doch Sie sollten Ihren Speiseplan so abwechslungsreich wie möglich gestalten, damit Sie alle nötigen Nährstoffe zu sich nehmen, um gesund und vital zu bleiben. Wer bei seinem Essen darauf achtet, dass es alle sechs Geschmacksrichtungen und sieben Farben enthält (siehe Seite 54–58), kann die gesundheitsfördernde Intelligenz der Natur in Gesundheit an Leib und Seele verstoffwechseln. Damit Sie auf der sicheren Seite sind, nehmen Sie am besten zusätzlich ein hoch dosiertes Multivitaminpräparat. Langfristig zahlt sich die Einnahme eines solchen Nahrungsergänzungsmittels auf jeden Fall aus.

Wenn Sie noch kein Meister am Herd sind, ist jetzt ein guter Zeitpunkt, um kochen zu lernen. Sie lernen so, sich selbst zu versorgen, und können auch Ihre Frau besser entlasten. Besorgen Sie sich ein paar Kochbücher und probieren Sie einige gesunde Gerichte aus. Wer viele verschiedene Aufgaben erledigen kann, tut damit der ganzen Familie einen Gefallen.

Halten Sie sich fit

Sie sollten auf jeden Fall körperlich fit bleiben. Sport wirkt sich auf vielen Ebenen positiv aus, angefangen vom Stressabbau, bis hin zu besserem Schlaf. Das Fitnesstraining gehört oft zu den ersten Dingen, die man streicht, wenn Herausforderungen zu meistern sind, dies ist jedoch kurzfristig gedacht. Räumen Sie dem Sport einen hohen Stellenwert ein.

Ein ausgewogenes Sportprogramm basiert auf drei Säulen: Flexibilität, Krafttraining und Herz-Kreislauf-Training. Jeder Bereich fördert das körperliche und emotionale Wohlbefinden. Viele Studien belegen, dass man durch Sport Ängste abbauen kann, die Produktion körpereigener Antidepressiva anregt sowie Ärger und Reizbarkeit reduziert. Sie fühlen sich stärker und fitter und profitieren in den kommenden neun Monaten ganz besonders von einer ausgeglichenen Stimmung, die sportliches Training fördert.

Arbeiten Sie sich ein Fitnessprogramm aus, und halten Sie sich auch daran. Treiben Sie möglichst jeden Tag Sport. Ideal wäre es, an drei Tagen in der Woche zehn Minuten Yoga oder Stretching zu machen, gefolgt von 20 Minuten Krafttraining. An drei andern Tagen machen Sie zehn Minuten Yoga oder Stretching und danach 20 Minuten Herz-Kreislauf-Training. Am siebten Tag gehen Sie gemütlich mit Ihrer Frau spazieren.

Geben Sie dem Stress keine Chance

Es ist für werdende Väter wie für die zukünftige Mutter ganz normal, dass sie gelegentlich Ängste überkommen, wenn ein Kind unterwegs ist. Ihr Leben als Mann und Partner verändert sich nun in einer Weise, die Sie nur sehr beschränkt beeinflussen können. Natürlich bereitet einem auch die finanzielle Verantwortung für ein neues Familienmitglied Sorgen. Wer jedoch lernt, mit Stress konstruktiv umzugehen, trifft die besten Entscheidungen, um im Gleichgewicht zu bleiben.

Nehmen Sie sich jeden Tag Zeit, um Ihren Geist beim Meditieren zur Ruhe zu bringen. Praktizieren Sie eine Methode zum Beruhigen des Geistes, lernen Sie ein Mantra oder hören Sie sich geführte Meditationen oder Fantasiereisen an. Bereits vor 30 Jahren konnte man in Studien nachweisen, dass Menschen, die sich durch regelmäßiges Meditieren in einen Zustand ruhiger Bewusstheit bringen, emotional und körperlich gesünder sind. Bedenken Sie, dass Sie Ihrer Familie am meisten nützen, wenn Sie zentriert sind und in sich ruhen.

Schlafen Sie genug

Ihr Körper braucht Schlaf, um sich zu erholen. Wenn Sie nicht jede Nacht den Schlaf bekommen, den Sie brauchen, dann werden Sie immer müder, was Sie wiederum in herausfordernden Situationen weniger zentriert sein lässt. Wissenschaftliche Forschungen haben ergeben, dass zu wenig Schlaf zu Immunschwäche, höherer Schmerzempfindlichkeit, verminderter Konzentrationsfähigkeit und Gedächtnisleistung führt. Nach der ayurvedischen Lehre ist Schlaf das Kindermädchen der Menschheit und eine der Säulen unserer Gesundheit.

Ideal wäre folgender Tagesablauf: Aufstehen bei Sonnenaufgang, Morgenmeditation, eine halbe Stunde Fitnesstraining, gesundes Mittagessen ohne Eile, Abendmeditation, leichtes Abendessen, Zubettgehen spätestens um 22.30 Uhr. Wenn Ihnen das Einschlafen schwer fällt, weil Ihr Geist nicht zur Ruhe kommt, dann probieren Sie das folgende Programm aus:

- Lassen Sie sich vor dem Zubettgehen ein heißes Bad einlaufen; geben Sie ein paar Tropfen beruhigendes ätherisches Öl wie beispielsweise Lavendel, Sandelholz oder Vanille ins Badewasser. Mischen Sie das Öl mit etwas Milch oder Sahne, damit es sich im Wasser auflöst.
- Während das Wasser einläuft, massieren Sie sich behutsam mit Öl (siehe Massage-Anleitung in Kapitel 2, Seite 42 f.).
- Legen Sie sich nach dem Massieren zehn bis 15 Minuten ins heiße Wasser. Hören Sie ruhige Musik oder genießen Sie ganz einfach die Wärme.
- Trinken Sie nach dem Baden eine Tasse warme Milch mit Muskatnuss und Honig oder Kamillen- bzw. Baldriantee.
- Führen Sie vor dem Schlafengehen einige Minuten lang Tagebuch und laden Sie Ihre Sorgen darin ab, damit sie Ihnen nicht im Kopf umherspuken, nachdem Sie die Augen geschlossen haben.
- Lesen Sie vor dem Einschlafen ein paar Minuten in einem Buch, das den Geist beruhigt. Spannende Romane sollten Sie zu dieser Zeit meiden.
- Sehen Sie im Bett möglichst nicht fern und vermeiden Sie im Bett Arbeiten, die den Geist aktivieren.
- Sobald Sie im Bett liegen, schließen Sie die Augen und konzentrieren Ihre Aufmerksamkeit auf Ihren Körper. Entspannen Sie ganz bewusst alle verkrampften Stellen, indem Sie hineinatmen, und beobachten Sie dann ganz einfach Ihren langsamen, leichten Atem, bis Sie einschlafen.

Wenn Sie still im Bett liegen und ganz ruhig Ihrem Atem folgen, ist die Stoffwechselaktivität Ihres Körpers fast so niedrig, als würden Sie tief und fest schlafen. Auch wenn Ihr Geist noch wach ist, bekommt der Körper bereits die benötigte Ruhe, denn Ihre Gedanken sind entspannt, wenn Sie sich auf den Atem konzentrieren. Seien Sie deshalb nicht besorgt, wenn Sie nicht auf der Stelle einschlafen; weil Sie sich keine Sorgen machen, werden Sie schnell wegnicken.

So gehen Sie mit emotionalen Turbulenzen um

Als angehender Vater müssen Sie akzeptieren, dass Sie einfach nie ganz und gar verstehen werden können, was Ihre schwangere Frau oder Partnerin gerade durchlebt. Ihr Körper verändert sich täglich, und die Schwankungen in ihrem Hormonhaushalt verursachen ein Auf und Ab der Gefühle. Zu diesen körperlichen und biochemischen Veränderungen kommen noch ganz natürliche Ängste über Schwangerschaft, Geburt und Muttersein – kein Wunder, dass es gelegentlich zu einer Art »Gefühlskollaps« kommt. Erweckt Ihre Frau ab und zu den Eindruck, als sei sie nicht jene stabile Persönlichkeit, die Sie kennen, dann seien Sie nicht ungeduldig, sondern zeigen Sie Mitgefühl. Wichtig ist, dass Sie ihre emotionalen Irrungen und Wirrungen nicht persönlich nehmen. Suchen Sie lieber nach Möglichkeiten, um sie zu unterstützen, damit sie wieder ins Lot kommt.

Ihre Frau will und braucht Ihre bedingungslose Liebe und Zuwendung, um die physischen und emotionalen Veränderungen der Schwangerschaft besser zu verkraften. Das heißt für Sie auch, dass Sie feste Vorstellungen aufgeben, wie Ihre Frau zu denken oder fühlen hätte. Einen Sachverhalt auf intellektueller Ebene zu analysieren hilft einer Schwangeren normalerweise nicht sonderlich dabei, mit ihren Gefühlsschwankungen besser zurechtzukommen. Die Zeit der Schwangerschaft bietet die Chance, zum wahren Krieger auf dem spirituellen Pfad zu werden, der flexibel ist, aber nicht schwach, der geduldig ist, aber nicht nachlässig, der akzeptiert, aber nicht resigniert.

Ist Ihre Frau aufgebracht, dann denken Sie daran, dass ihr Schmerz daher rührt, dass eines ihrer Bedürfnisse nicht befriedigt wurde. Ob sie ihre Bedürfnisse nun auf bewusste Weise mitteilt oder nicht: Versuchen Sie herauszufinden, welche Forderung dieser Emotion zugrunde liegt. Manchmal sind Sie in der Lage, ihre Bedürfnisse zu befriedigen, ein andermal klappt es vielleicht nicht. Je mehr Sie jedoch bei sich bleiben, desto eher sind Sie fähig, ihr zu helfen, sich wieder zu fangen. Von niemandem wird Perfektion erwartet – weder von Ihnen noch von Ihrer Partnerin. Seien Sie einfach bemüht um kreative Lösungen, um den unausweichlichen Herausforderungen dieser Zeit zu begegnen.

Gehen Sie noch einmal die Grundlagen gewaltfreier Kommunikation aus Kapitel 6 durch (siehe Seite 112 ff.). Im Idealfall können beide Partner ihre Beobachtungen und Gefühle von Urteilen und Interpretationen bewusst unterscheiden, doch in Zeiten emotionalen Aufruhrs kann man leicht in ein Muster zurückfallen, das den anderen für die eigenen Gefühle verantwortlich macht. Widerstehen Sie der Versuchung, sich in emotionale Kämpfe zu verstricken. Finden Sie lieber heraus, was das eigentliche Problem ist. Akzeptieren Sie die Gefühle, die diese Situation auslöste, ergründen Sie das nicht befriedigte Bedürfnis und schlagen Sie eine Verhaltensweise vor, welche diesem Bedürfnis gerecht wird.

Ihre Aufgabe als Mann ist es, Ihre Frau zu unterstützen und ihr so viel Sicherheit und Stabilität wie möglich zu geben. Schließlich wissen Sie, dass Sie Ihrem ungeborenen Kind damit den größten Gefallen tun. Ehe Sie sich also in Konflikte und Auseinandersetzungen verstricken, bedenken Sie bitte, dass Ihr ungeborenes Kind all diesen starken, unangenehmen Gefühlen hilflos ausgesetzt ist. Sie würden doch auch keine hitzige Diskussion mit einem Neugeborenen führen – geben Sie also Ihr Bestes und vermeiden Sie Streit mit Ihrer Frau.

Sollte eine unerwartete Stresssituation allen Bemühungen zum Trotz in einen emotional belastenden Streit ausarten, dann versuchen Sie, die starken Gefühle gleich aufzulösen und den Konflikt so schnell wie möglich aus der Welt zu schaffen. Sobald Sie spüren, dass Sie emotional geladen und nicht mehr zentriert sind, wenden Sie die sieben Schritte der emotionalen Klärung an (siehe Seite 118 ff.), um sich wieder zu fangen. Im Folgenden sehen wir uns anhand eines typischen Fallbeispiels an, wie das funktioniert.

Fallbeispiel: gewaltfreie Kommunikation

Stellen Sie sich vor, Sie hatten einen anstrengenden Arbeitstag. Auf dem Nachhauseweg geraten Sie in einen Stau und kommen 20 Minuten später als geplant nach Hause. Unglücklicherweise hatten Sie vergessen, dass Ihre Frau abends einen Yogakurs für Schwangere besuchen wollte. Sie sollten rechtzeitig zu Hause sein, um auf Ihren dreijährigen Sohn aufzupassen. Jetzt versäumt Ihre Frau vielleicht die Yogastunde. Sie ist gereizt und wirft Ihnen vor, wie egoistisch und verantwortungslos Sie doch seien.

Diese Situation kann den einen oder anderen Ausgang nehmen. So wäre es für Sie bestimmt ein Leichtes, den Frust über den eigenen stressigen Arbeitstag und den Verkehrsstau auf dem Nachhauseweg an Ihrer Frau auszulassen. Doch wenn Sie auf eine derart reaktive Weise antworten, führt das nur zu noch mehr verletzten Gefühlen auf beiden Seiten und zögert sehr wahrscheinlich den Zeitpunkt der Versöhnung nur weiter hinaus. Diese Handlungsweise ist also weder für Sie noch für Ihre Frau und Ihr ungeborenes Kind gut.

Wir möchten Ihnen eine andere Taktik vorschlagen. Bevor Sie Ihren psychologischen Abwehrmechanismus aktivieren, erkennen Sie einfach an, dass Ihre Frau starke Gefühle von Frustration, Enttäuschung, Gereiztheit und Ärger durchlebt, weil Sie nicht zur vereinbarten Zeit nach Hause gekommen sind. Sie hat das Bedürfnis, in die Yogastunde zu gehen, und jetzt ist die Befriedigung dieses Bedürfnisses in Gefahr. Nun reagieren Sie nicht auf die Reaktion Ihrer Frau, sondern sagen ganz einfach: »Es tut mir wirklich Leid, dass ich zu spät komme. Ich habe nicht genug Zeit für diesen fürchterlichen Verkehr eingeplant. Ich verspreche, dass ich von nun an früher von der Arbeit losfahre, wenn du zum Yoga gehen willst. Mach dich doch jetzt gleich auf den Weg, und wir sprechen später noch einmal darüber.«

Es ist absolut legitim, dass Ihre Frau und auch Sie sich in so einer Situation ärgern. Aber für Ihre Frau ist es jetzt wichtig, keinen Streit zu beginnen. Sobald sie unterwegs zu ihrem Kurs ist, setzen Sie sich ein paar Minuten hin und stimmen sich auf Ihre Körperempfindungen ein. Erlauben Sie sich, die starken Emotionen zu spüren, die Ihr Körper erzeugte, und atmen Sie in diese hinein. Versuchen Sie, Ihre Gefühle zu identifizieren, ohne eine negative Sprache zu verwenden, die Sie in der Opferrolle beschreibt. Werden Sie dann aktiv, um den Druck abzulassen, den die Gefühle in Ihrem Körper erzeugt haben: Setzen Sie Ihren Dreijährigen in einen Jogging-Sportwagen und laufen Sie 20 Minuten, oder legen Sie rockige Musik auf und räumen Sie das Haus auf.

Bis Ihre Frau vom Unterricht zurückkommt, sind Sie in einer wesentlich besseren Gemütsverfassung, und Sie können den Vorfall besprechen, ohne dabei einen Streit vom Zaun zu brechen. Ihre Verpflichtung zu einem gewaltfreien Leben ist gut für Sie, Ihre Partnerin und Ihr künftiges Kind. Die Entwicklung gesunder Verhaltensmuster hilft Ihnen auch, wenn Ihre Familie noch weiter wächst. Ihre Kinder werden ebenfalls einen ganz bestimmten Kommunikationsstil lernen, noch lange bevor sie dies auf intellektueller Ebene analysieren können. Helfen Sie ihnen dabei, schon ganz früh gesunde Muster zu entwickeln, sodass sie das ganze Leben über fähig sind, ihre emotionalen Bedürfnisse zu befriedigen.

Spirituelles Erwachen

Nach der ayurvedischen Lehre haben Menschen im Leben vier Grundbedürfnisse: *Artha, Kama, Dharma und Moksha*. Als künftiger Vater sind Sie motiviert und haben die Chance, jedem dieser Bedürfnisse gerecht zu werden.

Artha bedeutet »Dinge«. Jeder Mensch hat das Bedürfnis, Dinge zu besitzen, und freut sich an materiellem Wohlstand. Wer Kinder hat, für den ist es ganz normal, sich ein komfortables Heim zu wünschen, ein sicheres Auto und entsprechende finanzielle Mittel, um für seine Kinder sorgen zu können. Wer allerdings seine gesamte Energie darauf verwendet, Reichtümer zu erwerben, der verfügt vielleicht über ein dickeres Bankkonto, andere wichtige Lebensbereiche bleiben dagegen auf der Strecke. Gehen Sie verantwortungsbewusst mit Ihren Ressourcen um, und streben Sie nach Fülle. Materieller Wohlstand sollte Sie allerdings nie von Ihrer Familie entfremden. Niemand bereut in seiner Todesstunde, dass er nicht früher zur Arbeit gegangen oder länger im Büro geblieben ist.

Kama bezieht sich auf die Liebe in all ihren Ausdrucksformen, einschließlich der sinnlichen Liebe. Zu unseren grundlegenden Bedürfnissen als Menschen zählt es, intime Beziehungen zu anderen aufzunehmen. Nährende Beziehungen sind wichtig für ein gesundes, erfülltes Leben. Eines der grundlegenden Themen dieses Buches ist, Sie darin zu ermutigen, dem Aufbau nährender Beziehungen in Ihrer Familie höchste Priorität einzuräumen. Führen Sie ein Leben in Liebe, und erziehen Sie auch Ihre Kinder in diesem Sinne. Es zählt zu Ihren wichtigsten Aufgaben, deren Potenzial zu einem gesunden, glücklichen Leben zu fördern.

Dharma bedeutet, im Einklang mit den Naturgesetzen zu leben. Nach dem Gesetz des Dharma kommt jeder Menschen mit ganz bestimmten einzigartigen Talenten auf die Welt. Wer diese Talente entwickelt, trägt damit zum Wohle der Gemeinschaft bei und kreiert so Artha, also die materielle Fülle, um gut davon leben zu können. Zu den wichtigsten Aufgaben der Eltern gehört es, die speziellen Talente ihrer Kinder zu fördern. Lassen Sie also Ihre Kinder an so vielen Erfahrungen wie möglich teilhaben und achten Sie auf Tätigkeiten, zu denen sie sich ganz automatisch hingezogen fühlen oder in denen sie besonders gut sind. Ist Ihr Kind in einem Bereich besonders begabt, dann ermutigen und unterstützen Sie es darin, und drängen ihm nicht Ihre Meinung darüber auf, wie es sein Leben zu gestalten habe. Wer in seinem Dharma ist, verliert gern den Bezug zur Zeit. Zeitlose Bewusstheit ist eines der besten Anzeichen dafür, dass ein Mensch im Einklang mit seiner Seelenaufgabe lebt – das gilt auch schon für Kinder.

Moksha schließlich heißt »Befreiung«. Der Weisheit des Ayurveda zufolge besteht das Lebensziel letztlich darin, die Seele zu befreien, indem man seinen inneren Bezugspunkt vom Ego zum Geist verlegt. Moksha bedeutet, dass Ihre eigene Identität sich immer mehr ausdehnt, sodass Sie sich immer weniger mit Ihrem Land, Ihrer Religion, Ihrem ethnischen Hintergrund oder Ihrem Beruf identifizieren und immer mehr zu einem empfindungsfähigen spirituellen Wesen heranreifen. Wer seine Identität vom Örtlichen auf das Nicht-Örtliche ausdehnt, steigert damit automatisch auch seine Fähigkeit zum Mitgefühl. Ihre Handlungen entwickeln sich immer mehr hin zum Spirituellen, und es ist Ihnen nicht mehr möglich, einem anderen Wesen Schaden zuzufügen. Synchronizität und die spontane Erfüllung Ihrer Wünsche stellen sich nun immer häufiger ein, und Ihre bloße Gegenwart löst bei den Menschen um Sie herum Frieden, Harmonie, Lachen und Liebe aus. Wer seine Kinder diese spirituellen Grundlagen lehrt, schafft damit die beste Basis für eine lebenswerte Zukunft.

Stehen Sie Ihrer Frau zur Seite

In den meisten Situationen befürworten wir eine gleichberechtigte Partnerschaft. In der Schwangerschaft geht diese Gleichung jedoch nicht mehr auf, sondern verschiebt sich zugunsten der Bedürfnisse Ihrer Frau, während Sie in dieser Zeit zurückstecken. Wir möchten Sie dazu ermutigen, ganz und gar für Ihre Frau da zu sein – und zwar von jenem Moment an, wenn sie Ihnen sagt, dass sie ein Kind erwartet, bis einige Monate nach der Geburt. Nehmen Sie sich diese Zeit, auch wenn dies bedeutet, dass Sie Ihre eigenen Bedürfnisse für eine Weile hintanstellen. In der Schwangerschaft gibt es einige wichtige Ereignisse, bei denen Ihre Frau dringend Ihre Unterstützung benötigt. Seien Sie bereit, sie zu begleiten, Dabeisein ist in diesen Fällen alles. Bedrängen Sie sie jedoch nicht, wenn sie manche Dinge auf ihre Art oder alleine erledigen möchte. Zu den Terminen, bei denen sie sich wahrscheinlich Ihren Beistand wünscht, gehören auf jeden Fall:

- Das Durchführen des Schwangerschaftstests
- Die ersten Besuche beim Frauenarzt
- Sämtliche Ultraschall-Untersuchungen
- Sämtliche außerplanmäßigen Besuche beim Frauenarzt
- Alle Geburtsvorbereitungskurse

- Besichtigung von Klinik oder Geburtshaus
- Sämtliche medizinischen Tests
- Besuche beim Frauenarzt zur Besprechung von Testergebnissen
- Die Geburt

Nehmen Sie so gut wie möglich im Verlauf der Schwangerschaft und an der Geburt teil. Ihre Anwesenheit in wichtigen Augenblicken stärkt die Verbindung zu Ihrer Frau und Ihrem ungeborenen Kind. Solche Ereignisse sind äußerst wichtig und kostbar; wenn Sie sie verpassen, verpassen Sie auch eine wertvolle Chance, die Entwicklung und Geburt Ihres Babys mitzubekommen. Wir versprechen Ihnen: Sie werden es niemals bereuen, sich die Zeit genommen zu haben, um diesen wunderbaren Weg der Menschwerdung mitzuverfolgen.

Ein paar Regeln für werdende Väter

Ihr Heim soll ein Hort des Friedens und der Harmonie sein. Wir haben deshalb zu einigen typischen Situationen Verhaltensweisen ausgearbeitet, die einem künftigen Vater helfen, grundsätzlich und in schwierigen Situationen den Frieden zu bewahren. Denken Sie daran, dass Ihre Frau oder Partnerin in der Schwangerschaft etwas anders reagiert als vorher. Jeder Mensch verhält sich unter dem Einfluss von Stress anders. Stress tritt häufig in Zeiten schneller Veränderung auf, und es gibt nur wenige Lebensphasen, in denen so häufig Stress entsteht, wie in den neun Monaten der Schwangerschaft.

- Vermeiden Sie es, Ihre Besorgnis über die sich verändernde Figur Ihrer Frau zum Ausdruck zu bringen. Sparen Sie sich Bemerkungen wie: »Denkst du, du solltest wirklich so viel Gewicht zulegen?« Vertrauen Sie einfach darauf, dass der Körper Ihrer Frau alle wichtigen und nötigen Veränderungen durchläuft, damit neues Leben in ihm entstehen kann. Ihre Frau wird nach der Entbindung schon wieder die Figur bekommen, mit der Sie sie in Erinnerung haben bzw. sie wird dann eben den Körper einer Frau haben, die ein Kind geboren hat. Erfreuen Sie sich an ihrer Sinnlichkeit, und lassen Sie keine Gelegenheit aus, um Ihre Wertschätzung über ihren schönen schwangeren Körper zum Ausdruck zu bringen.
- Äußert sich Ihre Frau besorgt über das Aussehen ihres Körpers, dann bauen Sie sie moralisch auf und sagen Sie ihr auf keinen Fall, dass Sie sich insgeheim eben-

falls schon Gedanken gemacht hätten. Wenn Sie laut fragt, ob die Dehnungsstreifen wohl wieder verschwinden, dann beruhigen Sie sie einfach dahingehend, dass sie nach der Entbindung schon wieder vergehen werden. Wenn sie Angst hat, dass Bauch oder Brüste sich durch die Schwangerschaft dauerhaft verändern, dann sagen Sie ihr, dass ihr Körper nach der Geburt bestimmt zum richtigen Zeitpunkt wieder in Form ist. Sagen Sie nicht: »Ich hab mich das auch schon gefragt«, wenn Ihnen der Frieden in Ihrem Haushalt am Herzen liegt. Bedenken Sie, dass Ihre wichtigste Aufgabe in dieser Zeit darin besteht, die Sorgen Ihrer Frau zu mindern und nicht zu mehren.

- Seien Sie darauf vorbereitet, dass das Bedürfnis Ihrer Frau nach körperlicher Liebe stark schwanken wird. Viele Frauen haben im ersten Schwangerschaftsdrittel aufgrund verschiedener körperlicher und emotionaler Faktoren nur wenig Lust auf Sex. Wenn Ihrer Frau jeden Morgen übel ist, dann verwundert es nicht, wenn ihr Interesse an leidenschaftlichen Liebesspielen erst mal auf Eis gelegt ist. Im zweiten Schwangerschaftsdrittel verspüren Frauen oft wieder denselben sexuellen Appetit wie früher. Die Sexualorgane sind nun besonders stark durchblutet, was sie für sinnliche Genüsse besonders empfänglich macht. Probieren Sie unterschiedliche Stellungen aus, die keinen unangenehmen Druck auf ihren anschwellenden Leib ausüben. Im letzten Schwangerschaftsdrittel schwindet womöglich die Begeisterung Ihrer Partnerin für die körperliche Liebe wieder. Das Kind in ihrem Leib wächst und wächst, was immer anstrengender wird. Außerdem ist es schwierig für sie, sich in ihrem Körper wohl zu fühlen. Natürlich ist es auch in diesem Stadium noch möglich, Freude am Sex zu haben, Sie müssen jetzt nur besonders sensibel und kreativ sein. Selbst wenn Sie nicht miteinander schlafen, so können Sie dennoch zärtlich und liebevoll miteinander umgehen. Es gibt viele Möglichkeiten, einander sexuellen Genuss zu bereiten, seien Sie kreativ. Lassen Sie Ihre Frau die Führungsrolle übernehmen oder fragen Sie sie, was für sie angenehm ist, und nehmen Sie ihre verminderte Libido einfach nicht persönlich.
- Wenn Sie eine Wahl zu treffen haben, dann behalten Sie immer die Möglichkeit im Hinterkopf, dass nicht alles genauso läuft, wie Sie es gerne hätten. Haben Sie einen Termin zur Vorsorgeuntersuchung, dann planen Sie ausreichend Zeit ein, damit Sie nicht wegen unvorhergesehener Verzögerungen zu spät kommen. Planen Sie auch genug Zeit bis zum nächsten Geschäftstermin ein, damit Sie nicht unter Druck geraten, falls der Arztbesuch länger dauert als erwartet. Vier Wochen vor dem errechneten Geburtstermin sollten Sie keine Geschäftsreisen

mehr antreten. Ihr Arbeitgeber und Ihre Kollegen werden dafür Verständnis haben. Tun Sie alles, um Ihre Frau nicht noch zusätzlich zu beunruhigen. Wenn Sie Ihre Frau wissen lassen, dass es für Sie jetzt am wichtigsten ist, ganz und gar für sie da zu sein, dann vermeiden Sie damit unnötige Konflikte.

- Reden Sie mit einer vertrauenswürdigen Person über Ängste und Nöte, die Sie mit Ihrer Frau nicht besprechen wollen, und gestehen Sie es sich zu, dass Sie solche Gefühle haben. Vielleicht können Sie mit Ihrem Vater, Ihrem Bruder oder Ihrem besten Freund sprechen. Bauen Sie ruhig selbst eine Beziehung zum behandelnden Arzt Ihrer Frau auf, und fragen Sie ihn alles, was Sie auf dem Herzen haben. Wenn Sie erfahren, dass Ihre Sorgen und Befürchtungen ganz normal sind und sich leicht aus der Welt schaffen lassen, dann bleiben Sie viel eher zentriert und nützen Ihrer Frau und Ihrem ungeborenen Kind somit am meisten.

Der erste Eindruck

Keine Freude im Leben kann größer sein als die, wenn man sein Kind zum ersten Mal sieht. Das Väter bei der Geburt anwesend sind, ist schon längere Zeit selbstverständlich, und inzwischen bürgert es sich in den Kliniken auch immer mehr ein, dass die Väter ihre Kinder unmittelbar nach der Geburt in die Arme nehmen dürfen. Nachdem Ihre Frau das Baby in ihre Arme geschlossen hat, dürfen Sie vielleicht die Nabelschnur durchtrennen.

Wenn Sie während der Wehen und der Entbindung Fotos gemacht haben, dann bitten Sie in den letzten Augenblicken, bevor Ihr Kind das Licht der Welt erblickt, jemanden darum, die Kamera zu halten, damit Sie sich ganz auf den entscheidenden Moment konzentrieren können. Das Leben kann uns ganz schön herausfordern, doch wenn Sie Ihr Baby gleich zu Beginn seines Lebens in den Armen halten, entschädigt Sie dieser heilige Moment für alle Mühen.

Nach der Geburt, wenn die Plazenta ausgestoßen wird oder ein Dammschnitt versorgt wird, bietet sich für Sie eine gute Gelegenheit, um Ihr Neugeborenes kennen zu lernen. Oft befindet sich das Kind in einem Zustand ruhiger Wachsamkeit und ist deshalb sehr empfänglich. Sprechen Sie mit ihm, heißen Sie es in Ihrer Familie und in Ihrem Herzen willkommen. Sie schlagen jetzt das erste Kapitel einer lebenslangen Liebesgeschichte auf. Sie sind der Kindsvater. Das ist eine der wichtigsten und möglicherweise lohnendsten Rollen, die Sie je spielen werden. Kosten Sie diese Rolle vom ersten magischen Moment an voll aus.

Aufmerksames Handeln – für den Vater

- Sorgen Sie für sich auf körperlicher, geistiger und seelischer Ebene, dann sind Sie für Ihre Frau und Ihr Neugeborenes eine viel größere Stütze.
- Lassen Sie die unausweichlichen emotionalen und physischen Veränderungen geschehen, die Ihre Partnerin während der Schwangerschaft durchlebt. Achten Sie darauf, wie Sie Ihre Frau unterstützen können.
- Suchen Sie Hilfe bei vertrauenswürdigen Menschen, wenn Sie sich erschöpft, überwältigt oder überfordert fühlen.

* * *

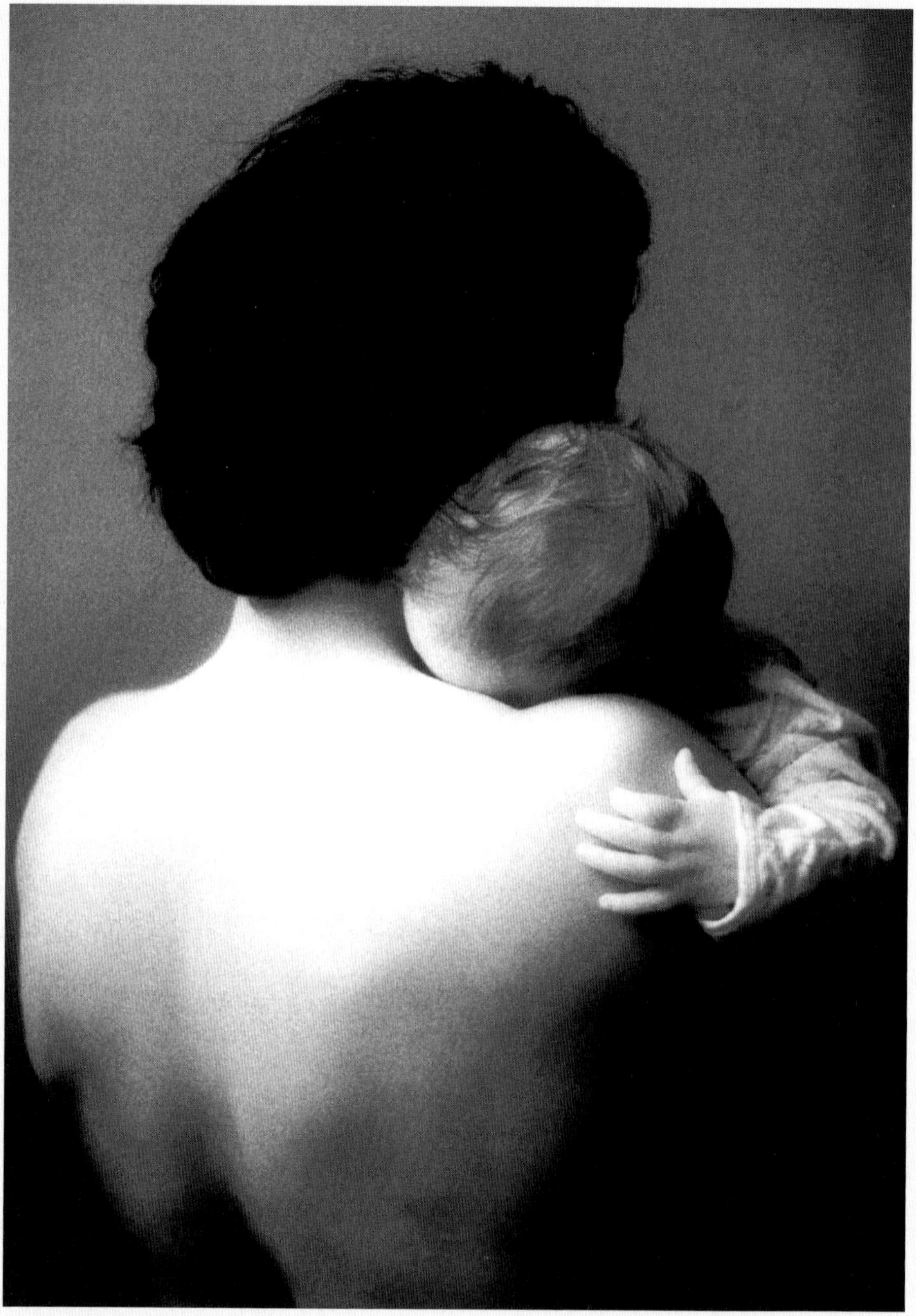

SCHLUSSGEDANKE

Mit jedem Kind heilen wir die Welt ein bisschen mehr

* * *

In diesem Buch haben wir Ihnen zahlreiche praktische Hinweise gegeben, wie man die Lebenskraft des Körpers vom Augenblick der Empfängnis an bewusst fördern kann. Wir hoffen, dass Sie diese Vorgehensweisen in die Tat umsetzen, sodass Ihre neue Familie ein Hort des Friedens, der Harmonie und Liebe wird, was auch andere in Ihrem Umfeld motiviert, Ihrem Beispiel zu folgen.

Für uns ist das Verfassen dieses Buches mit einem tieferen Sinn und Zweck verbunden. Jahrzehnte unseres Lebens haben wir damit verbracht, die alten Weisheitstraditionen auf der ganzen Welt zu studieren. Am meisten hat uns die großartige ayurvedische Heiltradition beeinflusst, derzufolge ein menschliches Wesen die Evolution des Universums auf kreativste Weise verkörpert. Wir sind die Instrumente, die das Universum ausgewählt hat, um Bewusstsein zu erfahren. Erblickt ein neues Kind das Licht der Welt, so entscheidet sich das Universum damit, sich selbst aus einer neuen Perspektive zu betrachten. Vielleicht sind Sie der Auffassung, dass Sie die Welt über Ihre Sinnesorgane wahrnehmen. Doch die tiefgründigere Wahrheit dahinter ist doch die, dass Sie ein Teil der universellen Intelligenz sind, der sich selbst über seine sieben Sinne wahrnimmt. In den Upanishaden steht geschrieben: »Yatha pinde, tatha brahmande«, was übersetzt so viel heißt wie:

Wie das Atom, so das Universum.
Wie der Mikrokosmos, so der Makrokosmos.
Wie der menschliche Körper, so der kosmische Körper.
Wie der menschliche Geist, so der kosmische Geist.

Wir durchlaufen momentan eine wichtige Phase in der Evolutionsgeschichte. Der Jagdinstinkt in uns ist immer noch aktiv und dominiert sogar häufig unser Verhalten. Gleichzeitig verspüren wir auch den Wunsch, an der kreativen Interaktion der

Elemente und Kräfte im Kosmos teilzuhaben. Dieser Impuls soll uns dazu ermutigen, den nächsten Schritt in der Evolution der Menschheit zu vollziehen. Die Entscheidung liegt nun ganz bei uns. Als Jäger können wir den Planeten weiter verwüsten, andere Arten im Netz des Lebens auslöschen und damit letztlich auch unseren eigenen Untergang riskieren. Als Schöpfer dagegen können wir an der nächsten Ausdrucksform kosmischer Intelligenz in der Evolutionsgeschichte teilhaben.

Die Welt, die wir »da draußen« sehen, ist unsere eigene Schöpfung. Wenn wir Kriege geführt haben, dann deshalb, weil wir zugestimmt haben, Gewalt als Mittel zum Beenden von Meinungsverschiedenheiten einzusetzen. Ökologische Verwüstung, Kriminalität, ökonomische Ungleichheit, Grausamkeit gegenüber Tieren und Gewalt in all ihren Formen sind die Folge menschlicher Wahlmöglichkeiten. Der Same dieser destruktiven Impulse ist in jedem von uns eingepflanzt, was sich in kollektiven Ausdrucksformen niederschlägt, die sich auf nationaler und internationaler Ebene in Form von Terroranschlägen, Tyrannei und Umweltverschmutzung zeigt.

Doch wir dürfen nicht vergessen, dass selbst der schlimmste Terrorist, Tyrann oder Umweltverschmutzer einmal ein Kind war. Jedes Kind kommt auf der Welt als Geschenk des Universums an. Weisheitslehrer der hinduistischen Vedanta-Tradition vertreten die Auffassung, dass Tod und Geburt miteinander verbundene kreative Ausdrucksformen der Seele darstellen. Gelangt der physische Körper an einen Punkt, an dem er die ihm innewohnende Weisheit seiner Seele nicht mehr kreativ zum Ausdruck bringen kann, zieht sich die Seele in den nichtörtlichen Bereichen jenseits der Grenzen von Zeit und Raum zurück. Nach einer Zeit des Rückzugs macht die Seele einen Quantensprung in Sachen Kreativität und entscheidet sich zur Wiedergeburt, um ihre latenten Potenziale zu leben, die sie über Äonen von Erfahrungen bereits entwickeln konnte.

Alles, was eine neue Seele für ihre Entfaltung braucht, ist Liebe. Durch nährende Liebe findet die Seele den Weg zur nächsten kreativen Ausdrucksform. Wird diese nährende Liebe nicht gewährt, führt ein Ungleichgewicht zwischen den Kräften der Kreativität und der Trägheit zu verwundeten Individuen und einem verwundeten Planeten. Wir hoffen, dass Sie sich die in unserem Buch dargelegten Prinzipien zu Eigen machen und sich aus tiefstem Herzen dazu verpflichten, Ihr eigenes Leben in Balance zu bringen und auch für Ihr Kind und Ihre Familie eine Atmosphäre nährender Liebe schaffen.

Wir hoffen auch, dass Sie den engen Zusammenhang erkennen zwischen Ihrer Familie, der Menschheitsfamilie und dem ganzen Planeten. Die Zukunft unseres Planeten hängt davon ab, wie unsere Kinder als Erwachsene sind. Deshalb liegt es in unserer Verantwortung, ihnen die göttliche Intelligenz nahe zu bringen und mit ihnen zu teilen, denn sie ist Quelle und Brunnen allen Lebens. Kahlil Gibran schreibt in *Der Prophet:*

> EURE KINDER SIND NICHT EURE KINDER.
> SIE SIND DIE SÖHNE UND TÖCHTER DER SEHNSUCHT DES LEBENS NACH SICH SELBST.

Die Seelen unserer Kinder stellen das Potenzial der Welt von morgen dar. Unsere Erde ist nicht nur ein launischer Auswuchs des riesigen Weltenmeeres, sondern eine kosmische Manifestation göttlicher Intelligenz. Durch Quantensprünge im Bewusstsein drückt sie sich selbst immer wieder in ganz neuen Realitäten aus. Unsere Aufgabe als Eltern besteht nicht darin, in diesen kreativen Prozess einzugreifen, sondern ihn zu unterstützen, indem wir unsere Kinder auf körperlicher, geistiger und seelischer Ebene nähren. Wie sagte der große indische Dichter und Literaturnobelpreisträger Rabindranath Tagore einst so schön: »Jedes Kind bringt die Botschaft mit auf die Welt, dass Gott sich von den Menschen noch nicht hat entmutigen lassen.« Wir bitten Sie, die Schöpfung darin zu unterstützen, eine Welt voll Frieden und Harmonie, Lachen und Liebe zu erschaffen, in der es sich für unsere geliebten Kinder zu leben lohnt.

* * *

Glossar

Affirmation: Bejahung, Zustimmung. Eine positiv gehaltene Aussage, die als kurzer Satz formuliert und immer wieder wiederholt wird, um sich selbst über das Unterbewusstsein zu beeinflussen.

Apgar-Index: Ein Messwert, der den Gesundheitsgrad des Babys eine und fünf Minuten nach der Geburt einschätzt.

Aromatherapie: Blumen- und Pflanzenessenzen werden zur Steigerung des körperlichen Wohlbefindens eingesetzt.

Atembewusstheit: Eine Methode zur bewussten Atemlenkung.

Ausdünnung: Öffnen des Muntermundes in der Wehenphase.

Bewusstheit: Ununterbrochenes Gewahrsein aller physischen und psychischen Vorgänge.

Blutiger Schleim: Ein bluntuntermischter schleimiger Ausfluss, auch »Schleimpfropf« genannt; ein Hinweis dafür, dass die Wehen unmittelbar bevorstehen.

Bonding: Die natürliche Zuneigung, die sich zwischen Eltern und Kind entwickelt.

Braxton-Hicks-Kontraktionen: Nicht stärker werdende Kontraktionen, die sich wie Menstruationskrämpfe anfühlen.

Cephalopelvische Disproportion (CPD): Schädel-Becken-Missverhältnis. Ein relatives Ungleichgewicht zwischen dem Kopf des Kindes und dem mütterlichen Becken; dies bedeutet, dass der Kopf zu groß ist, um den Geburtskanal zu passieren.

Cervix: Halsförmige Öffnung der Gebärmutter, auch Gebärmutterhals genannt.

Damm (Perineum): Bereich rund um Vagina und Rektum.

Damm-Massage: Der Vaginalbereich wird vor der Entbindung durch Einölen und Dehnen geschmeidig gemacht.

Entfaltung: Der Gebärmutterhals wird weicher und dünnt sich aus.

Periduralanästhesie (PDA): Lokalanästhesie, die in den Periduralraum im unteren Rücken injiziert wird.

Episiotomie (Dammschnitt): Einschnitt am hinteren Teil der Vaginalöffnung zur chirurgischen Vergrößerung des Geburtskanals.

Erleichterungsmaßnahmen: Alle Maßnahmen, die einer werdenden Mutter die Wehen erleichtern.

Fetaler Distress: Schnellere oder langsamere Herztöne des Fetus, die anzeigen, dass das Kind nicht genug Sauerstoff bekommt.

Fontanelle: Die weichen, knochenfreien Bereiche auf dem Schädel eines Neugeborenen, die später zusammenwachsen.

Fruchtwasser: Die Flüssigkeit in der Fruchtblase, die das Baby im Mutterleib umgibt.

Herpes simplex: Eine vom Herpesvirus ausgelöste Infektionskrankheit.

Kaiserschnitt: Chirurgischer Eingriff, bei dem das Kind durch Öffnen von Bauchdecke und Uterus entbunden wird.

Katheter: Ein Schlauch zum Injizieren oder Ableiten von Flüssigkeiten, wie z. B. ein Harnröhrenkatheter oder ein Periduralkatheter.

Kegelübungen: Übungen, um die Muskeln des Beckenbodens fit zu halten und zu kräftigen.

Kolik: Unterleibskrämpfe, verursacht durch Gasbildung in Dünn- und Dickdarm.

Kolostrum: Die erste Milch, die die Brustdrüsen nach der Entbindung absondern.

Kontraktion: Ein Muskel verkürzt sich und wird dicker.

Lebenskraft: Die biologische Energie, die die Körperfunktionen aufrechterhält.

Lochien: Wochenfluss; blutiger, gewebehaltiger Vaginalausfluss nach der Geburt.

Mantra: Klang, der den Geist beruhigt.

Mantrameditation: Meditationsmethode, bei der man den Atemfluss beobachtet, was den Geist zur Ruhe kommen lässt.

Membranriss: Die Fruchtblase, in der der Fetus im Fruchtwasser schwimmt, reißt.

Nabelschnur: Schnur, die das Baby mit der Plazenta verbindet.

Narkosemittel: Medikament, das den Schmerz durch Stimulieren der Opiatrezeptoren im Gehirn lindert.

Natürliche Geburt: Geburt ohne den Einsatz von Medikamenten oder andere medizinische Eingriffe.

Nestbauzwang: Plötzlicher Energieschub oder Wunsch, sich auf die Ankunft des Babys vorzubereiten; kommt manchmal im Frühstadium der Wehen vor.

Neti-Kanne: Kleines Gefäß aus Keramik oder Kunststoff, das man mit warmem Salzwasser füllt, um überschüssigen Schleim aus den Nasennebenhöhlen zu entfernen.

Paradigma: Ein Modell oder Vorbild; eine Art, die Dinge zu betrachten.

Pitocin: Ein synthetisches Hormon, das intravenös verabreicht wird, um die Wehen einzuleiten oder zu beschleunigen.

Plazenta: Jenes schwammartige, blutreiche Organ an der Innenwand des Uterus, das für die Ernährung des Babys zuständig ist.

Pressreflex: Eine Reaktion auf den Druck, den das Baby auf den Beckenboden ausübt; die Mutter verspürt dadurch spontan das Verlangen zu pressen.

Presswehen: Der Kopf des Kindes tritt aus der Vaginal-Öffnung hervor.

Prolaps: Heraustreten oder Sinken eines inneren Organs.

Steißlage: Das Baby liegt mit Füßen oder Po nach unten.

Trimester: Zeitspanne von drei Monaten innerhalb einer Schwangerschaft.

Tropf: Intravenöse Infusion, die einer Frau in den Wehen verabreicht wird, um eine ausreichende Flüssigkeitszufuhr sicherzustellen.

Uterusmassage: Sanfte Unterleibsmassage für Frauen nach der Entbindung

Vakuumextraktion: Die Hebamme setzt eine Saugglocke am Kopf des Kindes an, um es auf die Welt zu holen.

Wehen:

Eröffnungsphase: Die Zeitspanne vom Einsetzen der Wehen bis zur vollständigen Ausdünnung des Gebärmutterhalses;

Austreibungsphase: Die Zeitspanne von der vollständigen Öffnung des Muttermundes bis zur Entbindung;

Nachgeburtsphase: Die Zeitspanne nach der Entbindung bis zum Ausstoß der Plazenta.

Wehenabstand: Zeit vom Beginn einer Kontraktion bis zum Beginn der nächsten.

Wehen-Köfferchen: Eine für die Geburt gepackte Tasche mit Dingen, die die Geburtsumgebung behaglicher machen.

Wehenstopp: Situation, in der die Wehen nicht ausreichen, um das Baby auf die Welt zu bringen.

Willkommensritual: Ein liebevolles Ritual, das die Eltern unmittelbar nach der Geburt ihres Kindes abhalten, um seine Ankunft auf Erden zu ehren.

Zange: Zwei löffelförmige Instrumente, mit denen die Hebamme den Kindskopf seitlich umklammert, um so den Geburtsvorgang zu erleichtern.

* * *

Literatur

Bower, T. G. R.: *Development in Infancy.* Freeman, San Francisco 1974

Chopra, Deepak; Simon, David; Backer, Leanne: *The Chopra Center Cookbook.* John Wiley & Sons, New York 2002

Chopra, Deepak: *Jung bleiben - ein Leben lang.* Knaur, München 2003

Chopra, Deepak: *Die Körperseele.* Knaur, München 2001

Chopra, Deepak: *Das Tor zum vollkommenen Glück.* Knaur, München 2004

Chopra, Deepal: *Seelenverwandte.* Knaur, München 2003

Freedman, Françoise B.: *Yoga in der Schwangerschaft.* Dorling Kindersley, Starnberg bei München 2004

Heber, David: *Die Farben-Diät.* Goldmann, München 2003

Marshall, Connie: *From Here to Materinity.* Marshall Educational Health Solutions, Minden, Nevada 1994

Miller, Dr., Light; Miller, Bryan: *Ayurveda und Aromatherapie.* Windpferd, Aitrang 2000

Murkoff, Heidi E.; Eisenberg, Arlene; Hathaway, Sandee E.: *Ein Baby kommt.* Verlag Gesundheit, Berlin 2002

Nilsson, Lennart; Hamberger, Lars: *Ein Kind entsteht.* Mosaik bei Goldmann, München 2003

Rosenberg, Marshall B.: *Gewaltfreie Kommunikation.* Junfermann, Paderborn 2004

Samuels, Mike; Samuels, Nancy: *The New Well Pregnancy Book.* Fireside, New York 1996

Verny, M. D., Thomas; Kelly, John: *Das Seelenleben des Ungeborenen.* Ullstein, Berlin 1983

Stadelmann, Ingeborg: *Die Hebammensprechstunde.* Eigenverlag 2004

Weber, Monika: *Natürlich heilen in der Schwangerschaft.* Knaur, München 2004

Tsiaras, Alexander; Werth, Berry: *Wunder des Lebens.* Knaur, München 2003

* * *

Register

Affirmationen 149 f.
Akupressur 95, 153
Akupunktur 153
Alkohol 66
Aminosäuren 60 f.
Ängste 108, 136
Ängste des Vaters 186, 196
Ängsten ins Gesicht blicken 125 f.
Apgar-Index 155
Aromen 47 f.
Atemübungen 136 ff.
Ätherische Öle 47 ff.
Austreibungsphase 130
Ayurveda 10, 38, 54, 173, 192
Babyblues 169 f.
Beckenbodentraining 88 f., 169
Bedürfnisbefriedigung 115 ff.
Bedürfnisse 110 f.
Bedürfnisse formulieren 116
Befruchtung 18, 29
Befürchtungen > Ängste
Berührungstechniken 140 ff.
Beschwerden in der Schwangerschaft 91
Betäubungsmittel 156
Bewusstsein 19, 27 f., 50, 64, 73 f.
Bewusstsein des Babys 176
Bewusstseinsübung 31 f.
Blähungen 96 f.
Blastozyste 19, 21
Botenstoffe > Hormone
Chromosomen 17
CTG > Kardiotokograph
Damm, Pflege 166
Dammmassage 44
Dammriss 44, 132, 156 f.
Dammschnitt 157 f.
DNA 17
Ego-Grenzen 115, 118
Einleitung der Geburt 152
Eiweiß > Protein
Eizelle 18 f.
Eltern-Kind-Bindung 176
Embryo, Entwicklung 29 f.
Emotionen > Gefühle
Endorphine 129, 149
Entbindung > Geburtsverlauf
Entspannung 78, 136, 141
Entwicklung des Embryos 29 f.
Ernährung 47, 53 ff., 64
Ernährung nach der Geburt 164
Ernährung nach Farben 58
Ernährung, gesunde 57 ff.
Eröffnungsphase 129
Essen, bewusstes 64 ff.
Fettsäuren, essenzielle 62
Fetus, Entwicklung 29 f.
Fruchtblase 129
Geburt 123 ff., 132
Geburtseinleitung 152
Geburtsstellungen 147 ff.
Geburtstermin 150
Geburtsverlauf 123 ff.
Geburtsvorbereitung 126 ff., 136
Gefühle 38, 110, 113
Gefühle klären 118
Gefühle, ambivalente 107 ff.
Gefühlswortschatz 114
Gelüste 66
Geruchssinn 47 f.
Geruchssinn, Entwicklung 26 f.
Geschmacksrichtungen im Ayurveda 54
Geschmackssinn 46
Geschmackssinn, Entwicklung 26
Gewichtszunahme 59 f.
Glückshormone 36, 41
Grundbedürfnisse des Menschen 192
Hämorrhoiden 97 f., 168
Harnwegsinfektionen 102 f.
Hebamme 91
Hormone 36, 45, 149 f.
Hörsinn, Entwicklung 22 f.
Kaiserschnitt 158 ff.
Kampf-oder-Flucht-Reaktion 69
Kardiotokograph (CTG) 152 f.
Kegelübungen 88 f.
Kindspech 172
Koffein 66
Kolostrum 171 f.
Kommunikation 107 ff., 112 f., 190 f.
Kommunikation mit dem Baby 177

Kommunikation, gewaltfreie 112, 114, 117
Kommunikationstechniken 120
Konflikte klären 190 f.
Light Touch Technique 141 f.
Magenverstimmung 96
Mantra 75 ff.
Mantrameditation 75
Massage 41 ff., 141 ff.
Massage des Babys 179
Massageöle 42
Meditation 72 ff.
Meditationserfahrungen 76
Meditationstechniken 74
Milchfluss anregen 173 f.
Mineralstoffbedarf 63 f.
Minimassage 43
Morgenübelkeit 92 ff.
Mozarteffekt 38
Musik in der Schwangerschaft 38 ff.
Mutter-Kind-Bindung 150
Muttermilch 171 f.
Muttermund 129 ff.
Nabelschnur 133
Nachgeburt 133
Nachgeburtsphase 133
Nachwehen 167
Nährstoffe 55, 63 f.
Nährwerte 59
Naturheilmittel 91 ff.
Naturklänge 39
Nikotin 66
Oxytocin 130, 144, 149 ff., 154
Paarbeziehung 107 ff., 183, 189, 193 ff.
Partner bei der Geburt 145
PDA > Periduralanästhesie
Periduralanästhesie (PDA) 152, 156 f., 158
Pitocin 153 ff., 155
Plazenta 133
Presswehen 132
Prostaglandin 154 f.
Protein 60 f.
Rückenschmerzen 100 f.
Rücksichtnahme 189 ff.
Samenzelle 17 f.
Schlaflosigkeit 98
Schlafprobleme 188
Schmerzmittel 149
Schwangerschaftsbeschwerden 91
Schwangerschaftshormon (HCG) 21
Schwangerschafts-Tagebuch 11 ff.
Schwangerschaftstest 21
Sehvermögen, Entwicklung 25 f.
Selbstmassage 42
Sex in der Schwangerschaft 195
Sinneseindrücke 45
Sinneserfahrungen 14 f.
Sinneserfahrungen des Babys 178 ff.
Sinnesorgane, Entwicklung 21 ff.
Sinneswahrnehmung, Übung 37
Sodbrennen 96 f.
Sorgen > Ängste
Speiseöl 62
Spermazelle (Samenzelle) 18
Spinalanästhesie 158
Stillen 171 ff.
Stimmungsschwankungen 101, 169 f.
Streit 118 f.
Stress 69, 71, 78
Stressabbau 72, 187
Stresshormone 36, 69, 73, 136
Stressreaktion 69 ff.
Stressvermeidung 71
Tagebuch 164
Tastsinn, Entwicklung 24 f.
Übelkeit 92 ff.
Vaterrolle 185
Verstopfung 96 f.
Visualisieren 14 f.
Vitamin- und Mineralstoffbedarf 62 f.
Vitamine 94
Vitaminpräparate 63 f.
Wadenkrämpfe 99 f.
Warnsignale 103
Wassereinlagerungen 102
Wehen 128 ff., 143 ff.
Wehenköfferchen 143
Wehenphasen 128 ff.
Wehentätigkeit 152
Wochenbett 166
Wochenbettbeschwerden 166
Wochenbettdepression 170 f.
Wochenfluss 167
Yoga für Schwangere 78 ff.
Yogaübungen 79 ff.
Zangengeburt 155

Bibliografische Information: Die Deutsche Bibliothek
Die Deutsche Bibliothek verzeichnet diese Publikation in der Deutschen Nationalbibliografie; detaillierte bibliografische Daten sind im Internet über http://dnb.ddb.de abrufbar.

Wichtiger Hinweis
Die im Buch veröffentlichten Ratschläge wurden mit größter Sorgfalt von Verfassern und Verlag erarbeitet und geprüft. Eine Garantie kann jedoch nicht übernommen werden. Ebenso ist eine Haftung der Verfasser bzw. des Verlages und seiner Beauftragten für Personen-, Sach- oder Vermögensschäden ausgeschlossen.

Das Werk einschließlich aller seiner Teile ist urheberrechtlich geschützt. Jede Verwertung außerhalb des Urhebergesetzes ist ohne Zustimmung des Verlages unzulässig und strafbar. Dies gilt insbesondere für Vervielfältigungen, Übersetzungen und die Einspeicherung in elektronischen Systemen. Bei der Anwendung in Beratungsgesprächen, im Unterricht und in Kursen ist auf dieses Buch hinzuweisen.

Bildnachweis
Umschlagfoto: Premium/Ibid
Fotos: Image100 S. 16,S. 34; mauritius images/Nonstock Inc. S. 52/Reik S. 106/E. Gebhardt S. 122/Phototake S. 162; Photodisc S. 90; Picture Press/Graphistock/Marcia Lippman S. 198; Premium/Ibid S. 6, S. 68; Zefa/J. Mc Loughlin S. 184.

© 2005 by Deepak Chopra, M.D., and David Simon, M.D.; Titel der Originalausgabe: Magical Beginnings, Enchanted Lives; Originalverlag: Three Rivers Press, New York

© 2005 der deutschsprachigen Ausgabe bei Knaur Ratgeber Verlage.
Ein Unternehmen der Droemerschen Verlagsanstalt Th. Knaur Nachf. GmbH & Co. KG, München; alle Rechte vorbehalten

Projektleitung: Caroline Colsman
Redaktion: Annette Gillich, Essen
Bildredaktion: Sylvie Busche (Ltg.),
Margit Schulzke
Herstellung: Dagmar Guhl
Layout, Umschlagkonzeption und Satz:
Dorothee Griesbeck, Die Buchmacher, München
Illustration des Cover- und Vorsatzpapiers:
Alois Griesbeck
Reproduktion: Repro Ludwig, Zell am See
Druck: Appl OHG, Wemding
Printed in Germany

ISBN 13: 978-3-426-64256-6
ISBN 10: 3-426-64256-5

5 4 3 2 1

Bitte besuchen Sie uns im Internet:
www.knaur-ratgeber.de